Kliniktaschenbücher

M. Daunderer

Vergiftungen

Erste-Hilfe-Maßnahmen

Vierte, neubearbeitete Auflage

Mit einem Verzeichnis der Gifte

Springer-Verlag Berlin Heidelberg New York
London Paris Tokyo Hong Kong

Dr. med. Dr. med. habil. Max Daunderer
Internist, Habilitiert als Klinischer Toxikologe
Ltd. Arzt des Tox-Centers München
Kreuzeckstr. 9, D-8023 Großhesselohe
(Tel. 089/794397)

Notruf Leitstelle Tel. 089/777777

ISBN 3-540-50502-4 Springer-Verlag Berlin Heidelberg New York
ISBN 0-387-50502-4 Springer-Verlag New York Berlin Heidelberg

ISBN 3-540-11093-3 3. Auflage Springer-Verlag Berlin Heidelberg New York
ISBN 0-387-11093-3 3rd Edition Springer-Verlag New York Heidelberg Berlin
(Vormals Kliniktaschenbücher Daunderer, Weger: Vergiftungen)

Cip-Titelaufnahme der Deutschen Bibliothek
Daunderer, Max: Vergiftungen : Erste-Hilfe-Massnahmen ; mit einem Verzeichnis der Gifte / M. Daunderer.
- 4., neubearb. Aufl. - Berlin ; Heidelberg ; New York ; London ; Paris ; Tokyo : Springer, 1989
(Kliniktaschenbücher)
ISBN 3-540-50502-4 (Berlin ...)
ISBN 0-387-50502-4 (New York ...)

Dieses Werk ist urheberrechtlich geschützt. Die dadurch begründeten Rechte, insbesondere die der Übersetzung, des Nachdrucks, des Vortrags, der Entnahme von Abbildungen und Tabellen, der Funksendung, der Mikroverfilmung oder der Vervielfältigung auf anderen Wegen und der Speicherung in Datenverarbeitungsanlagen, bleiben, auch bei nur auszugsweiser Verwertung, vorbehalten. Eine Vervielfältigung dieses Werkes oder von Teilen dieses Werkes ist auch im Einzelfall nur in den Grenzen der gesetzlichen Bestimmungen des Urheberrechtsgesetzes der Bundesrepublik Deutschlandj vom 9. September 1965 in der Fassung vom 24. Juni 1985 zulässig. Sie ist grundsätzlich vergütungspflichtig. Zuwiderhandlungen unterliegen den Strafbestimmungen des Urheberrechtsgesetzes.

© Springer-Verlag Berlin Heidelberg 1975, 1978, 1982, 1989
Printed in Germany

Die Wiedergabe von Gebrauchsnamen, Handelsnamen, Warenbezeichnungen usw. in diesem Werk berechtigt auch ohne besondere Kennzeichnung nicht zu der Annahme, daß solche Namen im Sinne der Warenzeichen- und Markenschutz-Gesetzgebung als frei zu betrachten wären und daher von jedermann benutzt werden dürften.

Produkthaftung: Für Angaben über Dosierungsanweisungen und Applikationsformen kann vom Verlag keine Gewähr übernommen werden. Derartige Angaben müssen vom jeweiligen Anwender im Einzelfall anhand anderer Literaturstellen auf ihre Richtigkeit überprüft werden.

Satz-, Druck- und Bindearbeiten: Appl, Wemding
2127/3145-543210 - Gedruckt auf säurefreiem Papier

Vorwort zur vierten Auflage

Schwere Umweltschäden wie das Baumsterben, das Sterben der Nord- und Ostsee, eine hohe Empfänglichkeit für Viren oder Pilze (Soor) und eine sehr hohe Krebsrate in der Bevölkerung belegen unseren leichtfertigen Umgang mit Giften, die auch in sehr geringen Dosen (Konzentrationen) über einen längeren Zeitraum hinweg (Einwirkzeit) den Menschen, die Tiere und die Pflanzen schädigen.

Durch die Tatsachen, daß hierfür Giftmengen unter einem Tausendstel bis einem Milliardstel Gramm ursächlich verantwortlich sind, erkennen wir, wie wichtig der Nachweis des vermuteten Giftes ist.

Auch die Organschäden bedürfen intensiver moderner medizinischer Testverfahren. So ist die Infektanfälligkeit von Holschutzmittelgeschädigten durch eine Störung der Lymphozytenpopulationen ähnlich wie bei AIDS feststellbar und die Nervensymptomatik wie Kopfschmerzen, Gedächtnisstörungen und Depression korreliert mit Organschäden des Frontalhirns, wie sie sich in einem speziellen Hirnszintigramm (SPECT) nachweisen lassen.

Aufgabe der „klinischen Toxikologie" ist es, bei Verdacht auf eine Vergiftung den vermuteten Vergiftungserscheinungen das möglicherweise verursachende Gift zuzuordnen und durch die Untersuchung des richtigen Asservates eine Giftaufnahme zu bestätigen oder zu widerlegen.

Bei einer stattgefundenen Vergiftung ist es notwendig, den Giftkontakt sofort zu unterbrechen, das aufgenommene Gift zu entfernen und gestörte Organfunktionen medikamentös zu unterstützen. Je genauer eine Vergiftung diagnostiziert und beobachtet ist, desto größer ist die Wahrscheinlichkeit, daß durch die anschließende

Mitteilung ein erneuter Unfall verhindert wird. Je größer die Kenntnisse über mögliche Gifteinwirkungen sind, desto größer ist die Wahrscheinlichkeit, daß sie vermieden werden.

Erst durch die Erkenntnisse der großen Gefahren einer Krebsentstehung durch Passivrauchen gelang es, Nichtraucher zu einem Schutz vor einer Raucheratmosphäre zu mobilisieren.

Die Schäden durch den Zigarettenrauch mit über 150 000 direkt und nochmals 100 000 indirekt daran Verstorbenen jährlich in der BRD sind die eigentlich tragischsten Vergiftungsfälle. Nicht einmal der 25. Teil dieser Zahl stirbt an akuten Vergiftungen (deren Kontingent zu 98% aus Suiziden besteht).

In der Bundesrepublik können alltäglich 6–7 Millionen Chemikalien zu einer Vergiftung führen.

Über die häufigsten und wichtigsten Gifte gibt dieses Büchlein Auskunft. Der umfangreiche allgemeine Teil dient der Suche und Einordnung der Gifte.

Ein Teil der hier wiedergegebenen Tabellen und Therapieschemata stammt aus den Handbüchern „Klinische Toxilologie" und „Giftliste" (mit Dr. L. Roth).

Aufgabe dieses Büchleins ist, in einem akuten Vergiftungsfall möglichst rasch die wichtigste zur Erstbehandlung notwendige Information zu liefern und damit die Behandlungsaussichten des Vergifteten entscheidend zu verbessern.

Für jegliche Verbesserungsvorschläge ist der Autor besonders dankbar.

München, Mai 1989   Max Daunderer

Inhaltsverzeichnis

Leitschema zur Behandlung von Vergiftungen 1

ABC beim Vergiftungsnotfall 4

A Atemwege freihalten 5
B Beatmen 6
C Circulation aufrechterhalten 6
D Diagnostik 12
   1 Giftanamnese 12
   2 Giftauskunft 12
   3 Asservierung 29
   4 Untersuchung 29
   5 Hinweis – Symptome 30
   6 Chemisch-physikalische Schnellteste 57
   7 Klinisch-toxikologische Laboranalytik 61
E Entgiftung 65
F Fürsorge für den Patienten 76
G Gegengifte und Therapeutika 81
   Gegengifte – Notarzt 89
   Gegengifte im Notarztkoffer 92
   Gegengifte – Hausarzt 94
   Gegengifte – veraltet 95

Therapieschemata 96

Ätzmittelingestionen 96
Alkohol 98
   Chronischer Alkoholismus 99

Brandgase 100
Chemikalienvergiftungen 102
  Chemikalien-Kennzeichnung 103
Drogen – Symptomatik bei Entzug und Intoxikation 104
  Schlafmittelentzug 106
Formaldehydanamnese 107
Gasvergiftung 108
Haushalts- und Hobbymittelvergiftungen 109
Injektions-, Infusionszwischenfall 110
Postoperative Antidote 111
Metallvergiftungen 112
  Gegengifte 113
  Arsenanamnese 114
  Bleianamnese 115
  Blei – Therapieschema 116
  Quecksilberanamnese 117
Nahrungsmittelvergiftungen 119
Pflanzenbehandlungsmittel (Alkylphosphate – Carbamate) .. 120
Radioaktive Entgiftung 121
Tiere 122
Umweltgifte 124
  Organschäden 124
  Schwermetalle 125
  Mülldeponie – Diagnostik der chronischen Schädigung .. 126

Verzeichnis der Gifte (alphabetisch) 127

Leitschema zur Behandlung von Vergiftungen

Das klare, einheitliche Therapieschema für alle Vergiftungen – illustriert im sog. Leitschema (s. S. 2 und 3) – vermeidet die anfängliche Ratlosigkeit und lehrt die Notwendigkeit, stets auf die Vitaltherapie (Elementarhilfe) zu achten und dann die wichtigsten Maßnahmen für die Vergiftungstherapie durchzuführen.

Durch frühzeitige Vitaltherapie – insbesondere vor dem Transport – kann manche Reanimation erspart werden!

Vitaltherapie:
- A = Atemwege freihalten
- B = Beatmen
- C = Circulation aufrechterhalten

Vergiftungstherapie:
- D = Diagnostik/Asservierung (Zusammen- bzw. Sicherstellen von Beweisen für das Vorhandensein einer Vergiftung)
- E = Entgiften
- F = Fürsorge/Transport
- G = Gegengifte

Merksätze:

- Bei jedem Verdacht auf eine Vergiftung wird solange die vermutete Vergiftung behandelt, bis das Gegenteil bewiesen wurde.
- Die Ursache jeder veränderten Bewußtseinslage, wie Erregung, abnorme Müdigkeit, Apathie, kann eine Vergiftung sein.

Leitschema zur Behandlung von Vergiftungen

```
         B
       ╱   ╲
      ╱ Vital- ╲
     ╱ therapie ╲
    A ────────── C


    D
    │
Vergiftungs-
  therapie
    │
    G
```

Atemwege freihalten:

Hausarzt:
- Zahnprothesen
- Erbrochenes entfernen
- Seitenlage, Guedel-Tubus
- Rettung aus Gasmilieu

Notarzt:
- Intubation
- Sekretabsaugung

Klinik:
- Bronchoskopische Lungenspülung

Gegengifte:

Hausarzt:
- Medizinalkohle: verschluckte Gifte
- Dexamethason-Spray: eingeatmete Gifte
- PEG 400: Hautgifte

Notarzt:
- Chibro-Kerakain, Isogutt: Augengifte
- Atropin (5–50–500 mg): Alkylphosphate
- Natriumthiosulfat, evtl. 4-DMAP: Brandgase, Blausäure, Zyanide
- Calciumglukonat: Flußsäure
- DMPS: Schwermetalle
- 4-DMAP: Schwefelwasserstoff

Klinik:
- Physostigmin: Psychopharmaka, Atropin, Alkohol
- Toluidinblau: Methämoglobinbildner
- Berliner Blau: Thallium

Beatmen:

Hausarzt:
- Frischluft (Mund-), Beutelbeatmung

Notarzt:
- Sauerstoffbeatmung

Klinik:
- PEEP-Beatmung

Circulation aufrechterhalten:

Hausarzt:
- Puls – Herzstillstand
- Schock – Ruhe, Wärme, warme Getränke
- Krämpfe – Taschentuch zwischen Zähne

Notarzt:
- Venenzugang (zentraler)
- Plasma(expander-)Infusion
- Natriumbikarbonat-Infusion

Klinik:
- Herzschrittmacher

Diagnostik:

Hausarzt:
- Alter, Geschlecht
- Gift (asservieren!)
- Menge, Einnahmezeitpunkt, Eintrittspforte, Symptome, Erstmaßnahmen (Laien)

Notarzt:
- Leitsymptome
- Gasspürgerät (Ausatemluft)

Klinik:
- Schnelltests
- quant. Giftnachweis
- Ausschluß anderer Gifte

Fürsorge:

Hausarzt:
- Grunderkrankungen
- Begleiterkrankungen
- Überwachung (Selbstmörder)
- Krankenwagen
- Warnung vor Gift (Polizei?)
- Giftbeseitigung (Feuerwehr?)
- Mitvergiftete (Gesundheitsamt?)

Notarzt:
- Komplikationen
- BG-Meldung mit Giftnachweis

Klinik:
- Konsilärzte (Psychiater)
- Spätfolgen

Entgiftung:

Hausarzt:
- Haut und Augen mit Wasser spülen
- Ätzmittel: viel Wasser trinken lassen
- Chemikalien: Wasser trinken und erbrechen lassen

Notarzt:
- Magenspülung nur bei Alkylphosphaten (E 605), Herzgiften, Metallsalzen (Arsen) und Cyaniden

Klinik:
- Routinemagenspülung
- Dialysen
- forcierte Abatmung
- forcierte Diarrhoe

Recht

Recht:

Hausarzt:
- telefon. Laieninformation (entscheidet über das Überleben)
- Giftreste (gewerbl. Vergiftungen oder Mordversuch?)
- Selbstgefährdete verwahren

Notarzt:
- Tod = unnatürlich (Polizei verständigen)
- strikte ärztliche Schweigepflicht

Klinik:
- Geschäftsführung ohne Auftrag bei Bewußtlosen

ABC beim Vergiftungsnotfall

Merksätze:

- Man gehe immer in nachstehender Reihenfolge vor und beauftrage auch seinen Mithelfer, bei der Behandlung einer Vergiftung oder bei Verdacht auf eine Vergiftung diese Reihenfolge zu beachten.
- Jeder Verdacht auf eine Vergiftung wird so lange wie eine Vergiftung behandelt, bis das Gegenteil bewiesen ist.
- Die Ursache jeder veränderten Bewußtseinslage, wie z.B. Erregung, abnorme Müdigkeit, Schläfrigkeit, Apathie, kann eine Vergiftung sein.
- Zu Beginn einer Vergiftung läßt sich meist das Vollbild (Schock, Organstörungen) nicht abschätzen. Man geht daher von dem ungünstigsten Falle (z.B. bezüglich der aufgenommenen Dosis) aus und verfährt so lange dementsprechend, bis das Gegenteil bewiesen ist, was oft erst in der Klinik oder im Krankenhaus (Labor, Giftnachweis) möglich ist.
- Ein besonderes Problem ist immer wieder der therapeutische Einsatz im Verhältnis zur wahrscheinlichen Vergiftung. Wenn ein Kind z.B. nur etwas Schmutz, Blumenerde, Antibabypille oder ähnliche „ungiftige" Stoffe zu sich genommen hat, sollte dies kein Anlaß sein, das ganze Register vom ‚Erbrechen lassen' bis ‚Magenspülung' durchzuführen.
- Eine nicht ernst genug genommene Vergiftung und dadurch entsprechend mangelhafte oder nicht durchgeführte therapeutische Behandlung könnten später für die Helfer juristische Maßnahmen zur Folge haben. Die Entscheidung hat allein der behandelnde Arzt zu fällen.

- Erst nach Befolgen der ersten 7 Schritte (A–G) soll der Vergiftete zur Weiterbehandlung in die Klinik gebracht werden.

A Atemwege freihalten

A 1 Atemwege
Bewußtlosen Zahnprothesen und Fremdkörper aus dem Mund entfernen.
Bewußtlosen, die *erbrochen* haben, Mund mit einem taschentuchumwickelten Finger von Erbrochenem freimachen bzw. mit einem Absauggerät absaugen. Endotracheales Absaugen nach Aspiration von Mageninhalt. Endotracheale Intubation durch den Notarzt.

A 2 Seitenlage
Bewußtlose werden in *stabile Seitenlage* gebracht, wobei der Kopf tiefer als der Oberkörper liegen und dabei überstreckt werden sollte, damit nicht Erbrochenes oder der Zungengrund die Atemwege verlegen kann.
Bewußtlosen sollte möglichst ein (angefeuchteter) Guedel-Tubus in die Mundhöhle eingelegt werden, damit der zurückfallende Zungengrund die Atemwege nicht verlegen und zur Erstickung führen kann.
Beim Einlegen zeigt der Boden des Tubus zunächst (konkav) auf den oberen Gaumenbogen und wird bei Erreichen des Zäpfchens gedreht, so daß er sich der Zunge anlegt.

A 3 Rettung aus Gasmilieu
Zur Rettung von bewußtlosen Vergifteten aus *gasverseuchten* oder verrauchten Räumen möglichst vorher Brandschutzkleidung (Wolle statt Kunststoff) und Atemschutzmaske anlegen und anseilen, die Sicherungen herausdrehen (Explosionsgefahr), sofort Fenster aufreißen oder einschlagen, kein Licht machen und den Vergifteten rasch aus dem Raum entfernen. Bei Bränden zum Schutz vor giftigem Rauch und zur besseren Orientierung mit dem Kopf nahe am Boden (30 cm) kriechen.
Bei Bergung aus Gruben und Silos unbedingt vorheriges Anlegen von schwerem Atemschutz beim Retter und anseilen.

Kontaminierte Kleidung sofort entfernen, Haut mit warmem Wasser duschen oder PEG 400 (G 33) auftragen, Augen spülen.

B Beatmen

B1 Frischluft
Sofort Frischluft, besser mit Sauerstoff angereicherte Luft, zuführen.

B2 Künstliche Beatmung
Bei Patienten mit blauen Lippen sofort mit der künstlichen Beatmung beginnen, am besten mit einem Beatmungsbeutel; nur im Notfall durch Mund-zu-Nase-Beatmung. Der Retter vermeidet einen Kontakt mit der Ausatmungsluft des Vergifteten.
Die Beatmungsfrequenz beträgt bei Erwachsenen 12mal pro Minute, bei Kindern 30mal pro Minute.
Am Ende des Beatmungsbeutels kann eine Sauerstoffleitung angeschlossen werden, falls mit sauerstoff-angereicherter Luft beatmet werden soll. Richtige Maskengröße wählen!
Der Arzt wird Bewußtlose *intubieren* und bei geblockter Manschette mit dem Atembeutel beatmen.
In der Klinik wird die Beatmung maschinell, z. B. mit PEEP durchgeführt.

C Circulation aufrechterhalten

C1 Herz-Lungen-Wiederbelebung
Sowohl toxisch als auch anoxisch können Herzrhythmusstörungen auftreten. Bradykarde Herzrhythmusstörungen werden mit Atropin (G 6) oder Orciprenalin (G 2), tachykarde Herzrhythmusstörungen werden mit Lidocain (G 61) oder Phenytoin (G 71) therapiert.

Ein Herzstillstand liegt vor bei:
a) plötzlicher Bewußtlosigkeit
b) weiten, lichtstarren Pupillen
c) Fehlen des Pulses (am Hals oder in der Schenkelbeuge)
d) Schnappatmung, dann Atemstillstand

Herzmassage und Beatmung werden von einem oder von zwei Helfern durchgeführt.
Den Erfolg der Herzdruckmassage stellt man durch folgendes fest:
a) tastbarer Puls
b) Reagieren der Pupillen auf Licht
c) Wiederauftreten spontaner Atembewegungen

Intratracheal oder i.v. Injektion von Adrenalin (G 56) bis 0,5 mg.

C2 Schock
Zeichen des Schocks:
a) aschgraue, kalte Arme und Beine
b) kaum tastbarer, schneller Puls (über 100 Schläge pro Minute)
c) Schlecht meßbarer Blutdruck (unter 100 mm/Hg)
d) oberflächliche, schnelle Atmung
e) Ausbleiben einer ausreichenden Urinproduktion (unter 20 ml pro Std.)

Der Vergiftete kann im Schock sterben, daher stets dem Schock vorbeugen durch Laienmaßnahmen:
a) Ruhe
b) Wärme (Unterlage, Zudecke)
c) flache Lagerung (Beine hoch, Kopf tief = Körpereigene „Bluttransfusion")
d) warme Getränke (Tee, Kaffee)

Schocktherapie (Arzt):
a) Als Therapievoraussetzung wird vom Arzt meist ein zentraler Zugang, z.B. über eine Subclavia-Anonyma-Punktion gelegt.
b) Beim *hypovolämischen,* dem häufigsten Schock bei Vergiftungen, erfolgen sofortige Infusionen ausreichender Mengen von Gelatine- oder HES-Lösungen (Plasmaexpander). Bei Vergiftungen wird wegen Urineindickung möglichst wenig Dextran infundiert. Keine peripheren Kreislaufmittel, die die Nierendurchblutung drosseln wie Adrenalin- oder Noradrenalinderivate, sondern anschließend Infusion von Dopamin (G 19).
c) Beim schweren *anaphylaktischen* Schock kann die initiale Injektion von Adrenalin (0,05 bis 0,1 mg langsam i.v., G 56) indiziert

Bewußtlose Vergiftete

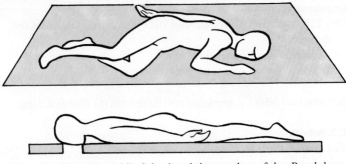

Abb. 1. Vergifteten in stabile Seitenlage bringen oder auf den Bauch legen bei der Möglichkeit des Erbrechens

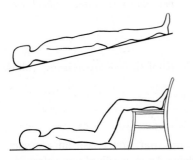

Abb. 2. Beine-hoch-Lagerung bei Schock

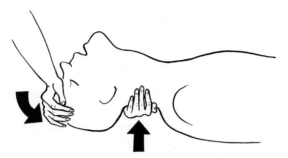

Abb. 3. Hinterkopf möglichst weit nach hinten, zusammengerollte Decke unter den Nacken legen

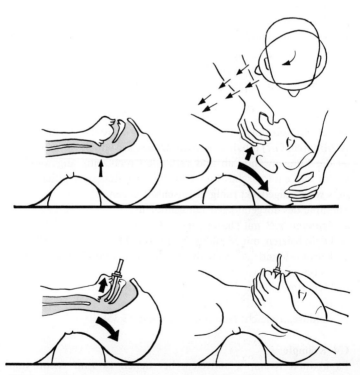

Abb. 4. Richtige Lagerung zur Beatmung eines Vergifteten

sein; die Dosis kann in Abständen von 1–2 min. wiederholt werden.
d) Beim *kardiogenen* Schock kann Dopamin (G 19) im Dauertropf gegeben werden (Dosierung: 4 gamma/kg/min, d. h. 50 mg in 500 ml Laevulose).
e) Es folgt die Bekämpfung der *Azidose* mit Bikarbonatdosen entsprechend wiederholten arteriellen Blutgasanalysen oder im Notfall vorübergehend dem Urin pH (über 7) (G 35).
f) Bei Spastik im Bronchialtrakt Theophyllin (G 20) oder Orciprenalin (G 2).

C3 Lungenödem, toxisches

Die eingeatmeten oder beim Erbrechen in die Luftröhre gelangten ätzenden Substanzen können zu einem toxischen Lungenödem führen. Hier kann trotz späterer Behandlung der Tod eintreten. Frühzeichen sind: Hustenreiz, Kratzen im Hals, Atembeschwerden, Unruhe. Nach einer beschwerdefreien Zeit von einigen Stunden bis 48 Stunden kann das Vollbild mit Hämoptoe (Bluthusten), Zyanose (blauen Lippen), Aspiration (Erstickung) oder Herzversagen auftreten.

Vorbeugend sollte in jedem geringsten Verdachtsfall sofort ein Dexamethasonspray (Auxiloson Dosier-Aerosol 5 Hübe alle 10 Minuten, G 7) inhaliert werden. Dieses kristalline Kortison dichtet die Lungenwände ab und verhindert rechtzeitig angewandt in jedem Fall ein toxisches Lungenödem. Der Reizgasvergiftete sollte stets warm zugedeckt ruhig in Frischluft liegen.

Therapie des ausgebildeten Lungenödems:
a) Sedieren, z. B. mit Diazepam i. v. (G 60)
b) Digitalisieren, mit Metildigoxin i. v. (G 28)
c) Kortikosteroide: Dexamethason-Spray lokal (G 7) und Triamcinolonacetonid i. v. (G 53)
d) Hypertonie: Furosemid (G 30) oder Nitroglycerin (G 52)
e) Intubation, PEEP-Beatmung
f) Azidoseausgleich: Natriumbikarbonat (G 35)

C4 Krämpfe

Es können Krämpfe auftreten, bei denen es zum Atem- (und Herz)stillstand kommen kann oder bei denen sich der Vergiftete verletzen kann. Ein Taschentuch (Guedel-Tubus) zwischen den Zahnreihen und eine laufende Beobachtung des Vergifteten bewahrt diesen vor Schäden. Ein Arzt kann bei Krämpfen i.v. Diazepam (G 60), Thiopental (G 46), Phenytoin (G 71) oder Suxamethonium (G 54) spritzen, intubieren und beatmen.

C5 Hirnödemtherapie (anoxisch)
HES 10% (G 70) „Trockenlegen" bei der Infusionstherapie (niedriger ZVD),
zusätzlich Dexamethason (G 53) gegen das zytotoxische Hirnödem.

C6 Allergie
Expositionsstop. Beim schweren *anaphylaktischen Schock* kann die initiale Injektion von Adrenalin (0,05 bis 0,1 mg langsam i.v., G 56) indiziert sein; die Dosis kann in Abständen von 1-2 min. wiederholt werden. Anschließend Plasma(ersatz) (G 39), Natriumbikarbonat (G 35), Sedativum und Antiallergikum Doxepin (G 4), lokal Flumetason (G 31). Dexamethasonspray (G 7) bei Glottis- oder Lungenödem.

C7 Leberschädigung
Frühzeichen sind die Erhöhung der Gamma-GT, der GPT, des Bilirubins, Absinken des Quickwertes und der Gerinnungsfaktoren (AT III). Prophylaktisch hochprozentige Lactulose (G 27) als Abführmittel und zur Verhinderung des Wachstums ammoniakbildender (und damit lebertoxischer) Bakterien (2 Eßl. zweistündlich in zeitlichem Abstand von 2 Std. zur Kohle) geben.
Frühest mögliche Gabe von Paromomycin (G 62), Substitution von AT III (G 66) und Heparinisierung. Kurzfristige Kontrolle der Leberwerte und Gerinnungsfaktoren.

C8 Nierenschäden
Neben einer schockbedingten kann eine toxische Nierenschädigung eintreten. Diagnostik durch Eiweiß im Urin, Azidose, Erhöhung von Kreatinin, Harnstoff, Harnsäure, Absinken des Phosphats.
Therapie durch kontinuierlichen Abgleich des Säure-Basen-Haus-

halts, da die Alkalisierung nierenprotektiv wirkt, Ausgleich eines Elektrolyt- und Wasserdefizits, Fuorsemidgabe (G 30).

D Diagnostik

Die Diagnose einer Vergiftung ergibt sich aus:

D 1 Giftanamnese
Den Vergifteten oder seine Umgebung (Arbeitskollegen) befragen nach folgenden 10, für die Behandlung einer Vergiftung besonders wichtigen Kriterien:
1. Art des Giftes, Hersteller
2. Menge des Giftes (Konzentration)
3. Eintrittspforte (Haut, Mund, Venen, Atmenwege)
4. Dauer der Einwirkung des Giftes (Einnahmezeitpunkt)
5. Alter, Geschlecht (bei Kindern Gewicht)
6. Grund- und Begleitkrankheiten des Vergifteten (Allergie, Asthma, Herzschwäche), Erstmaßnahmen
7. Begleitumstände (Erfrieren bei Alkoholvergiftung, falsche Laienbehandlung), Symptome, Komplikationen
8. Gesamtzahl der Vergifteten (Massenvergiftung)
9. Ursache (Unfall, Mord, Selbstmord, vorsätzliche Giftbeimengung)
10. Täter bzw. Verursacher

D 2 Giftauskunft
Bei unbekannten Giften sofort den Rat der nächsten Giftinformationszentrale einholen, die Tag und Nacht besetzt ist.
Angabe von:
    Alter des Patienten
    Geschlecht des Patienten
    Gift Art   Symptome
        Menge,   Erstmaßnahmen
        Einnahmezeitpunkt   Anrufer (Laie, Arzt, Apotheker)
        Hersteller

Giftauskunft

Bundesrepublik Deutschland

Zentren mit 24-Stunden-Dienst

Medizinische Kliniken

Berlin: Reanimationszentrum der Freien Universität Berlin im Klinikum Charlottenburg, Spandauer Damm 130, 1000 Berlin 19, Durchwahl: (030) 3 03 54 66/3 03 54 36, Zentrale: (030) 3 03 51.

Beratungsstelle für Vergiftungserscheinungen an der Universitätskinderklinik (KAVH), Pulsstr. 3-7, 1000 Berlin 19, Durchwahl: (030) 30 23 022.

Braunschweig: Medizinische Klinik des Städtischen Krankenhauses, Salzdahlumer Straße 90, 3300 Braunschweig, Durchwahl: (0531) 6 22 90, Zentrale: (0531) 68 80.

Bremen: Kliniken der Freien Hansestadt Bremen Zentralkrankenhaus, St.-Jürgen-Straße, Klinikum für Innere Medizin – Intensivstation, St.-Jürgen-Straße, 2800 Bremen 1, Durchwahl: (0421) 4975268, 4973688.

Hamburg: Giftinformationszentrale Hamburg, 1. Medizinische Abteilung des Krankenhauses Barmbeck, Rübenkamp 148, 2000 Hamburg 60, Durchwahl: (040) 6385346/345.

Kiel: Zentralstelle zur Beratung bei Vergiftungsunfällen an der I. Medizinischen Universitätsklinik Kiel, Schittenhelmstraße 12, 2300 Kiel, Durchwahl: (0431) 5974268, Zentrale: (0431) 5971, Pförtner: (0431) 597244/45, Fernschreiber der Landesregierung Innenministerium: 299871 lregd (Kennwort: Vergiftungszentrale).

Koblenz: Städtisches Krankenhaus, Kemperhof, Koblenz, I. Medizinische Klinik, Koblenzer Straße 115, 5400 Koblenz, Durchwahl: (0261) 499648, Erwachsene 499676, Kinder bis 14 Jahre, Zentrale: (0261) 4991, Fernschreiber der Berufsfeuerwehr: 862699 stbkod.

Ludwigshafen: Städtische Krankenanstalten Ludwigshafen, Entgiftungszentrale, I. Medizinische Klinik, Bremserstraße 79, 6700 Ludwigshafen, Durchwahl: (0621) 503431, Zentrale: (0621) 5031, Fernschreiberanschluß der Städt. Berufsfeuerwehr: 0464861 stlud.

Mainz: Zentrum für Entgiftung und Giftinformation, II. Medizinische Klinik und Poliklinik der Universität, Langenbeckstraße 1, 6500 Mainz, Durchwahl: (06131) 232466, Zentrale: (06131) 171.

München: Giftnotruf München, Toxikologische Abteilung der II. Medizinischen Klinik rechts der Isar der Technischen Universität München, Ismaninger Straße 22, 8000 München 80, Durchwahl: (089) 4140 2211, Fernschreiber: 05-24404 klired.

Münster: Medizinische Klinik und Poliklinik, Albert-Schweitzer-Straße 33, 4400 Münster, Durchwahl: (0251) 836245, 836259, Zentrale: (0251) 831. Spezielle toxikologische Fragen: Institut für Pharmakologie und Toxikologie der Westfälischen Wilhelms-Universität (0251) 835510.

Nürnberg: II. Medizinische Klinik des Städtischen Klinikums, Toxikologische Intensivstation, Flurstraße 17, 8500 Nürnberg 90, Durchwahl: (0911) 3982451, Fernschreiber: 6-22903 stnbgd.

Speziell für Vergiftungsunfälle bei Kindern:

Berlin: Beratungsstelle für Vergiftungserscheinungen an der Universitäts-Kinderklinik, KAVH, Pulsstr. 3–7, 1000 Berlin 19, Durchwahl: (030) 3023022, Fernschreiber: 183191 bgi.

Bonn: Universitäts-Kinderklinik und Poliklinik Bonn, Informationszentrale gegen Vergiftungen, Adenauerallee 119, 5300 Bonn, Durchwahl: (0228) 2606-211, Zentrale: (0228) 2606-1, Fernschreiber: 8869546 KLBOD.

Freiburg: Universitäts-Kinderklinik, Freiburg, Informationszentrale für Vergiftungen, Mathildenstraße 1, 7800 Freiburg 1, Durchwahl: (0761) 2704361, Zentrale: (0761) 2701, Pforte: (0761) 2704301.

Göttingen: Universitätskinderklinik und Poliklinik, Humboldtallee 38, 3400 Göttingen, (05 51) 39 62 39/41 (Vermittlung an den diensthabenden Arzt), Zentrale: (05 51) 39 62 10/11, Fernschreiber: unigö 9 67 03.

Homburg/Saar: Universitäts-Kinderklinik, Beratungsstelle für Vergiftungsfälle im Kindesalter, 6650 Homburg/Saar, Durchwahl: (0 68 41) 16 22 57/16 28 46, Zentrale: (0 68 41) 1 60.

Zentren mit noch nicht durchgehendem 24-Stunden-Dienst

Papenburg: Marienhospital, Kinderabteilung, Hauptkanal rechts 75, 2990 Papenburg, Zentrale: (0 49 61) 8 31 (Vermittlung an den diensthabenden Arzt).

Zentren privater Träger

München: Tox Center München e. V., Weinstr. 11, 8000 München 2, (0 89) 29 32 32, 79 43 97.
- Beratung in Giftnotruffällen
- Konsil am Krankenbett in toxikologischen Notfällen
- Beratung der technischen Einsatzleitung bei drohenden oder bestehenden Giftkatastrophen
- Notarztbegleitung von Vergifteten im RTW oder Hubschrauber
- Untersuchung oder Organisation der Untersuchung von Blut, Urin oder anderen Asservaten auf Gifte
- Ambulante Betreuung von akut oder chronisch Vergifteten, auch Drogenabhängigen
- Entwicklung einer computergesteuerten Giftnotrufkartei

Mobile Gegengift Depots

München: Toxikologische Abteilung der II. Medizinischen Klinik rechts der Isar, Ismaninger Straße 22, 8000 München 80, (0 89) 41 40 22 11, 1 12.

Tox Center e.V., Weinstr. 11, 8000 München 2, (089) 293232, 794397.
Oberhausen: Städtische Feuerwehr, Mühlheimer Straße 161, 4200 Oberhausen, (02132) 802018, 112.
Wuppertal: Berufsfeuerwehr Wuppertal, Gathe 6, 5600 Wuppertal 1, (0202) 4941.

Belgien

Brüssel: Centre National de Prévention et de Traitement des Intoxications, Rue J. Stallaert 15, 1060 Bruxelles. Tel.: 02/3454545, 02/6492929, Secret.: 02/3441515.

Bulgarien

Sofia: Centre anti-Poisons: Clinique Toxicologique, bulev. Totlebene, 21. Tel.: 521161, 525011.

Dänemark

Kopenhagen: Giftinformationscentralen, Poisons Information Centre, Rigshospitalet, Blegdamsvej, 9, 2100 Copenhagen Ø. Tel.: 01/386633.

Deutsche Demokratische Republik (DDR)

Berlin: Toxikologischer Beratungsdienst, Institut für Pharmakologie und Toxikologie der Humboldt-Universität, Clara-Zetkinstraße 94, 1080 Berlin. Tel.: 2202410, 2202411 (8-16 Uhr).
Leipzig: Toxikologischer Auskunftsdienst, Härtelstraße 16-18, 7010 Leipzig. Tel.: 616314, 200032 (24 h), 31916 direct (8-16 h) line.
Magdeburg: Toxikologischer Auskunftsdienst, Institut für Pharmakologie und Toxikologie, Leipziger Straße 44, 3010 Magdeburg. Tel.: 616314.

Finnland

Helsinki: Poison Information Center, Children's Hospital, University Central Hospital, Stenbäckinkatu, 11, SF-00290 Helsinki 29. Tel.: 4711/2788.

Frankreich

Paris: Centre National d'Informations, Toxicologiques ASITEST, Hôpital Fernand Widal, 200, rue du Faubourg St-Denis, 75475 Paris Cedex 10. Tel.: 1/203-1471.

Centre Régional anti-Poisons, Hôpital Fernand Widal, 200, rue du Faubourg St-Denis, 75475 Paris Cedex 10. Tel.: 1/205-6329.

Bordeaux: Centre anti-Poisons de Bordeaux, Hôpital Pellegrin, Place Amélie Rabaleon, 33 Bordeaux. Tel.: 56/964080.

Clermont-Ferrand: Centre de Réanimation et SAMU, Centre Hospitalo-Universitaire, Hôpital Saint-Jacques, 4, place Henri-Dunant, 63000 Clermont-Ferrand. Tel.: 73/273333.

Grenoble: Centre Hospitalier Régional et Universitaire de Grenoble, B. P. 217x, 38043 Grenoble. Tel.: 76/424242.

Lille: Centre anti-Poisons et Maladies Professionnelles, Hôpital Calmette, Bd. Prof. Leclercq, 59000 Lille, Tel.: 20/545556.

Lyon: Centre anti-Poisons-Service d'Information Toxicologique, Service de Toxicologie, Clinique et de Médecine Légale (Pr. Roche), Hôpital Edouart Herriot, Pavillon N., Place d'Arsonval, 69374 Lyon Cedex 2. Tel.: 7/8541414.

Marseille: Centre anti-Poisons, Hôpital Salvator, 249, Bd Sainte-Marguerite, 13009 Marseille. Tel.: 91/752525.

Nancy: Centre anti-Poisons, Service de Réanimation, C. H. R., Hôpital Central, Avenue de-Lattre-de-Tassigny 29, 54037 Nancy. Tel.: 28/3323636.

Rennes: Centre anti-Poisons, Centre Hospitalier Régional Hôtel-Dieu, 2, rue de l'Hôtel-Dieu, 35011 Rennes Cedex. Tel.: 99/592222.

Centre de Soins, Toxicologiques. Tel.: 99/591604.

Rouen: Centre anti-Poisons de Rouen, Hôpital Charles Nicolle, 1, rue de Germent, 76038 Rouen Cedex. Tel.: 35/884400.
Strasbourg: Centre anti-Poisons C.H.R., Hospices Civils, 1, place de l'Hôpital, B.P. n° 426/R 5, 67091 Strasbourg Cedex. Tel.: 88/367111, 88/354301.
Toulouse: Centre d'Information Toxicologique, Service d'Assistance Médicale, Urgente (SAMU), Hôpital Purpan, 31052 Toulouse Cedex. Tel.: 61/493333.
Tours: Centre anti-Poisons de Tours, Institut National de Médecine, 2 bis, Bd Tonnele, 37032 Tours Cedex. Tel.: 47/051691.

Großbritannien

London: Poison Reference Service, New Cross Hospital, Avonley Road, London S.E. 14 5ER (England). Tel.: 01-407 7600.
Edinburgh: Scottish Poison Information Bureau, The Royal Infirmary, Edinburgh EH3 9YW (Scotland). Tel.: 031-2292477, Ext. „Poisons Bureau".
Cardiff: Poison Information Center, Cardiff Royal Infirmary, Cardiff CF2 1SZ (Wales). Tel.: 33101.

Griechenland

Athen: Poison Control Center, Children's Hospital, „Aglaia Kyriakoy", University of Athens, Athens. Tel.: 7793777.

Irland

Belfast: Poison Information Service, Royal Victoria Hospital, Grosvenor Road, Belfast BT12 6BJ (Northern Ireland). Tel.: 30503 fragen Sie nach (ask for): „Poison Information Service" Northern Ireland.
Dublin: Poison Information Center, Jervis Street Hospital, Dublin 1. Tel.: Dublin: 01-745588, 01-723355.

Italien

Rom: Centro antiveleni, Università di Roma, Policlinico Umberto I, Viale del Policlinico, 00161 Roma. Tel.: (06) 490663.

Centro antiveleni, Policlinico A. Gemelli, Istituto di Anestesiologia e Rianimazione, Centro di Rianimazione, „Biancarosa Fanfani", Università Cattolica S. Cuore, Largo A. Gemelli 8, 00168 Roma. Tel.: (06) 335656.

Servizio di Tossicologia, Ospedale S. Camillo, Circonvallazione Gianicolense, 87, 00152 Roma. Tel.: 5373934, 5349605 (de 21 à 8 h).

Cesena: Centro Provinciale per la lotta contro gli Avve lenamenti e le Intossicazioni, Ospedale „Maurizio Bufalini", 47023 Cesena. Tel.: (0547) 302266.

Genova: Centro antiveleni, Ospedali Civili di Genova, Ospedale Generale Regionale, „St-Martino", 16132 Genova.

La Spezia: Centro antiveleni, Ospedale Civile della Spezia, „Sant Andrea", Servizio Anestesia e Rianimazione, La Spezia. Tel.: (0187) 511108, 511106.

Mailand: Centro antiveleni, Ospedale Maggiore, „Ca Granda", 20162 Milano. Tel.: (02) 6428556.

Neapel: Centro antiveleni, Ospedale Riuniti, Via Cardarelli, 9, 80100 Napoli.

Turin: Centro antiveleni dell'Università di Torino, Corso Polonia, 14, 10126 Torino. Tel.: (011) 637-637.

Vicenza: Servizio Informazione Tossicologica, Depart. Anestesia e Rianimazione, Ospedale Civile, Vicenza. Tel.: 43300, int. 400.

Jugoslawien

Zagreb: Division of Chirurgical Toxicology Rebro Hospital Zagreb.

Niederlande

Utrecht: Nationaal Vergiftigingen Informatie Centrum, Rijks Instituut voor Volksgezondheid, Antonie van Leeuwenhoekl., n° 9, Postbus 1, Bilthoven, Utrecht. Tel.: 030-742200, 030-742875.

Norwegen

Oslo: Giftkartoteket, Farmakologisk Institutt, Universitet i Oslo, Odontologibygst, Blindern, Oslo 3. Tel.: 2/465127 oder 2/602119 von 8.30 bis 15.30 Uhr sonst Tel.: 461870, Ext. 7628 oder 7799 (24 Std.).

Österreich

Wien: I. Med. Univ.-Klinik, Vergiftungsinformationszentrale, I. Med. Univ.-Klinik, Lazarettgasse 14, 1090 Wien. Tel.: 0222/43-43-43, 0222/43-68-98.

Psychiatrische Universitäts-Klinik, 1090 Wien. Tel.: 0222/4289/2135, 0222/4289/2399.

Polen

Krakau: Klinika Chorob, Zawodowyck, Oddzial Ostrych Zatruc, Ul. Kopernika, 26, 31-501 Krakow. Tel.: 59942.
Lodz: Instytut Medycyny Pracy, Osrodek Informacji, Toksykologicznéj i Leczeni Ostrych Zatruc, W Przemysle Wlokienniczym i Chemicznyum w todzi, ul. Teresy n° 8, Lodz-1, Skrytka Pocztowa 199. Tel.: 79900.

Portugal

Lissabon: S.O.S. Centro Informativo de Intoxicaçoes, Avenida Elias Garcia, 81, Lisboa. Tel.: 761176/767777/763456.

Coimbra: Centro Nacional de Luta contra Venenoŝ (CNCV), Instituto de Medicina Legal, Largo da Sé Noya, Coimbra. Tel.: 20000.

Rumänien

Bukarest: Institut Médico-Légal, Département de Toxicologie, Rue Cauzasi 9, Bucarest. Tel.: 21-3430/22-3631.

Secteur de Toxicologie, Clinique de l'Hôpital d'Urgence, Cale a Floreasca 8, Bucuresti. Tel.: 794065/794080.

Schweden

Stockholm: Giftinformationscentralen, Poison Control Center, Karolinska Sjukhuset, 10401 Stockholm 60. Tel.: 08/338765.

Schweiz

Zürich: Centre Suisse d'Information, Toxicologique, Klosbachstraße 107, 8030 Zürich. Tel.: 1/2515151, 1/2516666.

Spanien

Madrid: Servicio de Informaciòn Toxicologica, Ministerio de Justicia, Instituto Nacional de Toxicologia, Farmacia, 9, Madrid 4. Tel.: 2323366.
Barcelona: Instituto Nacional de Toxicologia, Apartado de Correos, 5.695, Bruch 100-2, Barcelona 2. Tel.: 2585113.
Sevilla: Instituto Nacional de Toxicologia, 863 Sevilla. Tel.: 371233.

Tschechoslowakei

Prag: Poison Information Center, Clinic for Occupational Diseases, Praha 2. Vyšehradska 49. Tel.: 293868, 296744.

Ungarn

Budapest: Hôpital Sandor Koranyi, Département Toxicologique, Alsoerdosor 7, Budapest VII. Tel.: 223-457.

Informationsstellen für Vergiftungen in Nordamerika

Kanada

Nova Scotia

Halifax: Halifax Children's Hospital. Tel.: 422-8441.

Québec

Montréal: Hôpital Sainte-Justine. Tel.: 731-4931.
Montréal Children's Hospital. Tel.: 937-8511.
Québec: Hôpital de l'Enfant-Jésus. Tel.: 529-8711.
Trois-Rivières: Hôpital St-Joseph. Tel.: 374-6211.

Ontario

Hamilton: Hamilton General Hospital. Tel.: 527-0271.
Chedoke General and Children's Hospital. Tel.: 388-0240.
Ottawa: Ottawa Civic Hospital. Tel.: 729-2511.
Ottawa General Hospital. Tel.: 231-2030.
Port Arthur: Port Arthur General Hospital. Tel.: 344-6621.
Toronto: East General and Orthopaedic Hospital. Tel.: 461-8272.
Hospital for Sick Children. Tel.: 366-7242.

Britisch-Kolumbien

Vancouver: Vancouver General, St. Paul's. Tel.: 874-5000, 682-2344.

USA

Alabama

Mobile: Mobile General Hospital St. Anthony and Broad Sts. Tel.: 473-3325.

California

Los Angeles: Children's Hospital of Los Angeles, 4614 Sunset Blvd. Tel.: NO 4-2121.

Oakland: Alameda-Contra Costa Medical Association, 6230 Claremont Ave., Emergency Service, Children's Hospital of the East Bay, 5105 Dover St. Tel.: 652-8171, 654-5383 Ext. 10, Nachts: 652-8171, 654-5600 Ext. 343.

San Francisco: Central Emergency Hospital, 135 Polk. Tel.: HE 1-2800.

Children's Hospital, 3700 California St. Tel.: 221-1200 Ext. 764.

San Jose: Santa Clara County Hospital, 751 S. Bascom Ave. Tel.: 293-0262 Ext. 318 oder 319.

Canal Zone

Balboa Heights: Gorgas Hospital, Box O. Tel.: Balbao 2600.

Connecticut

Bridgeport: Bridgeport Hospital, 267 Grant St. Tel.: 334-0131 Ext. 211.

St. Vincent's Hospital, 2820 Main St. Tel.: 334-1081 Ext. 239.

New Haven: The Hospital of St. Raphael, 27 Elm St. Tel.: 777-6581 Ext. 727.

Yale-New Haven Hospital, 789 Howard Ave. Tel.: 562-1161 Ext. 2301 Nachts: 387-0598.

Delaware

Wilmington: Poison Information Service, 501 W. 14th St. Tel.: 655-3389.

District of Columbia

Washington: Children's Hospital, 13th and W. Sts. Tel.: DU 7-4220 Ext. 250.

Florida

Jacksonville: St. Vincent's Hospital, Barrs St. and St. Johns Ave. Tel.: EV 9-5511 Ext. 315.
Key West: Monroe General Hospital, Stock Island. Tel.: 294-3741.
Miami Beach: Mt. Sinai Hospital, 4300 Alton Road. Tel.: JE 2-3611.
Panama City: Memorial Hospital of Bay County. 600 N. MacArthur Ave. Tel.: 785-7411 Ext. 277.
Tampa: Tampa General Hospital Davis Islands. Tel.: 253-0711 Ext. 175.
West Palm Beach: Good Samaritan Hospital, 1300 N. Dixie Highway. Tel.: 833-1741 Ext. 341.

Georgia

Savannah: Memorial Hospital Waters Ave. at 63rd St. Tel.: 354-2420 Ext. 47 oder 48, Nachts: 355-2650.

Guam

Agana: Guam Memorial Hospital. Tel.: 44-255.

Hawaii

Honolulu: Kauikeolani Children's Hospital, 226 N. Kuakini. Tel.: 513-511.

Illinois

Chicago: Presbyterian St. Lukes Hospital, 1753 West Congress St. Tel.: Se-8-4411 Ext. 2267.

Louisiana

New Orleans: U.S. Public Health Service Hospital, 210 State Street. Tel.: 899-3409.

Maryland

Baltimore: Baltimore City Hospital, 4940 Eastern Avenue. Tel.: 342-5400 Ext. 428.
Johns Hopkins Hospital, 601 N. Broadway. Tel.: 955-5710.

Massachusetts

Boston: Children's Medical Center, 300 Longwood Avenue. Tel.: 232-2120.

Michigan

Detroit: Chilren's Hospital of Michigan, 5224 St. Antoine Street, Registrar's Office. Tel.: 833-1000 Ext. 288 oder 388.
Herman Kiefer Hospital, 1151 Taylor Avenue. Tel.: 872-1540 Ext. 209 oder 415.
Port Huron: Mercy Hospital, 2601 Electric Avenue. Tel.: 985-9531 Ext. 2 oder 8.

Mississippi

University: School of Pharmacy, University Mississippi. Tel.: 234-1522, Nachts: 234-6938 oder 234-3328.

New York

Albany: Albany Medical Center, New Scotland Ave. Tel.: 462-7521.
New York: New York City Dept. of Health, 455 First Avenue. Tel.: 340-4494.
Rochester: Strong Memorial Hospital, 260 Crittenden Blvd. Tel.: 473-4400 Ext. 3319.

Ohio

Cleveland: Cleveland Academy of Medicine, 10525 Carnegie Avenue. Tel.: 231-4455, Nachts: 231-3500.
Columbus: The Children's Hospital, 17th Street at Livingston Park. Tel.: 258-9783.

Toledo: Maumee Valley Hospital, 2025 Arlington Avenue. Tel.: 382-3435.

Oregon

Portland: Oregon Poison Control Registry, P.O. Box 231. Tel.: 226-2161 Ext. 243.

Pennsylvania

Philadelphia: Accident Control Section Philadelphia, Department of Public Health, 500 S. Broad Street. Tel.: WA 2-5523.
Pittsburgh: Children's Hospital, 125 De Soto. Tel.: 681-6669.
St. Johns General Hospital, 3339 McClure Avenue. Tel.: 766-8300 Ext. 228, Nachts: Ext. 207.

Puerto Rico

Ponce: Ponce District Hospital. Tel.: 842-8364.
Rio Piedras: San Juan City Hospital, Apartado B-R. Tel.: 765-9700 Ext. 470, 498.

Rhode Island

Providence: Rhode Island Hospital, 593 Eddy St. Tel.: 331-4300.

South Carolina

Charleston: Medical College Hospital, 55 Doughty Street. Tel.: 723-9411 Ext. 308.

Texas

Corpus Christi: Memorial Hospital Medical Library, 2606 Hospital Bldg. Tel.: TU 4-4511.
Galveston: Medical Branch Hospital, The University of Texas, 8th and Mechanic St. Tel.: SO-5-1011.
Houston: 401 Jesse Jones Library Bldg. Tel.: JA-9-4951, Nachts: MO 8-9525.

Virgin Islands

St. Croix: Charles Harwood Memorial Hospital, Christiansted St. Croix. Tel.: 773-1212.
St. Thomas: Knud-Hansen Memorial Hospital. Tel.: 774-1321 Ext. 266.

Virginia

Norfolk: Office of Chief Medical Examiner, 427 East Charlotte St. Tel.: Tags: 625-1306, Nachts: 625-3251.
Richmond: Medical College of Virginia, 1200 East Broad Street. Tel.: 644-9851.

Washington

Seattle: Children's Orthopedic Hospital, 4800 Sandpoint Way N. E. Tel.: LA 4-4300 Ext. 323.
Tacoma: Mountain View Hospital, 3582 Pacific Avenue. Tel.: GR 4-0561.
Vancouver: St. Joseph's Hospital, 500 East 12th Street. Tel.: 695-4461 Ext. 43.

Informationsstellen für Vergiftungen in Südamerika

Argentinien

Buenos Aires: Centro de Intoxicaciones de la Catedra de Toxicologia de la Facultad de Medicina, Paraguay 2155 8° piso. Tel.: 83-8447.
Centro de Intoxicaciones del Hospital de Ninos, Gallo y Paraguay, Centro de Intoxicaciones del Hospital de Pediatria Pedro de Elizalde Avenida Montes de Oca 50. Tel.: 87-6666.
La Plata: Centro de Intoxicaciones del Hospital de Ninos.

Brasilien

Sao Paulo: Centro de controle de toxicacoës, Clinica Pediatrico Hospital das Clinicas, Caixa postal 8091.

Kolumbien

Bogota: Clinica Guiilermo Uribe Cualla Toxicologia, Carrera II No. 71-49. Tel.: 49-68-14 und 35-17-19.
Cali: Service d'urgence Hôpital Universitaire de Valle.

Informationsstellen für Vergiftungen in Afrika und Asien

Algerien

Algier: Centre de Réanimation – Toxicologie Hôpital Civil d'El-Kettar.
Alger: Centre de Réanimation-Toxicologie, Centre Hospitalo-Universitaire, Mustapha, Alger. Tel.: 663727/29, 661941/42, 665787/88.

Marokko

Casablanca: Centre Hospitalier Averroës. Tel.: 739-51.

Tunesien

Tunis: Centre anti-Poisons, Institut National de Nutrition, Rue Aristide Briand, 11, Tunis. Tel.: 264600.

Iran

Teheran: Poison Control & Protection Center, Ave Sohrevardi (North Farah), Shahin St. No. 76, Teheran. Tel.: 841020, 851030.

Israel

Haifa: Poison Information Center Meda Realim, Rambam Hospital, Haifa. Tel.: 04/529205.

D 3 Asservierung
Beschriften mit Patientennamen, Asservat, Abnahmezeitpunkt, Identitätskennzeichen, Name des Asservierenden.
a) 20 ml Vollblut bei Verschlechterung des Zustandes oder besonderer Fragestellung Kontrollen im Abstand von 2-8 Stunden; vor und nach Dialysen.
b) 20 ml EDTA-Blut
c) bis 200 ml Erbrochenes
d) 200 ml Magenflüssigkeit der ersten und letzten Charge getrennt
e) 200 ml Urin
f) 100 g Stuhl
g) 15 Haare mit Wurzeln
h) Fingernägel, abgeschnittene
i) vorgefundene Giftreste
k) 1000 ml Luftprobe im Luftsack

D 4 Untersuchung

	Gift	Giftaufnahme	Giftwirkung
Verdacht:	**Asservate:**	**Fremdanamnese:**	Ätzschorf, Amaurose
	Tablettenreste	Beobachter	Anisocorie, Anurie,
	Speisereste (Pilze)	Miterkrankter	Augenmuskellähmung,
	Erbrochenes		Augenschmerzen, Bradykardie
	Luftprobe	**Eigenanamnese:**	Brechdurchfall, Dekubitus
	(Unfallort)	Nahrungsmittel	Erregung, Farbsehen
	Stuhl (Lebensmittel,	(Pilze)	Gewichtsverlust, Geruch
	Schwermetalle)	Gewerbliche Gifte	Gesichtsfarbe, Halluzinationen
	Tatortbegehung	Drogen	Herzrhythmusstörungen
	(Polizei, Arzt)	Soziale Situation	Hörstörungen, Hyperpnoe
	Mitvergiftete	(Selbstmord,	Hypersalivation,
	(Vorbefunde)	Mord)	Hyperthermie
	Eigenanamnese		Hypothermie, Ikterus
	Fremdanamnese	**Untersuchungs-**	Konjunktivitis
		befund:	Kopfschmerz, Krämpfe
		Verätzungen	Lungenödem
		Mageninhalt	Magen-Darm-Blutung
		(diagnostische	Miosis, Mydriasis
		MS)	Potenzverlust
		Ausatemluft	Psychose/Parästhesien
		(typ. Geruch)	Ptosis, Risus sardonicus
		Injektionsnarben	Sehstörungen,
		(i. m./i. v.)	Schweißausbruch
		Giftreste in	Schwindel, Strabismus
		Vagina oder	Tachykardie, trockener Mund
		After	Urinbeschaffenheit

Gift	Giftaufnahme	Giftwirkung
Beweis: Toxikologische Untersuchung der Asservate	Toxikol. Untersuchung Mageninhalt (qual.) Blut (quant.) Stuhl (quant.) Urin (qual.) Liquor Ausatemluft	Blutdruck, Puls Ekg, EEG Blut-Urin-Werte Rö-Thorax Rö-Abdomen Sonogramm Konsil Neurologie, HNO, Augen, Gyn. Psychiater

D5 Hinweis – Symptome

Abortiva: Aloe, Apiol, Arnika, Artemisia absinthium, Asarum europaeum, Benzol, Blei, Bryonia alba (schwarzbeerige Zaunrübe), Bryonia dioica (rotbeerige Zaunrübe), Cantharidin, Chinin, Chlorate, Chrysanthemum vulgare, Dicumarolp, Ergotamin, Glyzerin (intrauterin), Juniperus sabinae (Sadebaum), Kaliumpermanganat, Koloquinten, Mentha Pulegium, Muskatnuß (Myristicin), Nitrobenzole, Phosphor, Poleiminze, Pulegon, Quecksilberpräparate, Sabinol, Safran, Salvia officinalis, Schwefelkohlenstoff, Secale cornutum (Mutterkorn), Taxus (Eibe), Tetrachlorkohlenstoff, Thallium, Thuja (Thujon), Triethylenmelamin, Zyanide, Zytostatika

Achylie: Alkohol, Kohlenwasserstoffe, flüssige, Schwefelkohlenstoff, Vitamin D

Akne: ACTH, Brom, Chlor, chlorierte Naphthaline und Diphenyle (PCB), Cortison, Thallium

Akrodynie (infantile): Kalomel u.a. Quecksilber-Präparate

Akrozyanose: Arsen

Akustikusschädigung: Acidum acetylsalicylicum (Aspirin), Aconitum, Bacitracin, Chenopodium, Chinin und Chinidin, Dimethylanilin, Dinitrobenzol, Ethakrinsäure, Halogenkohlenwasserstoffe (Methylbromid, Trichloräthylen usw.), Kanamycin, Kohlenoxyd, Kohlendioxyd, Methylalkohol (chronisch), Neomycin, Pyridin, Quecksilber, Quecksilber-Alkylverbindungen, Salizylate, Schwefelkohlenstoff, Streptomycin (vor allem Dihydro-Streptomycin), Thallium, Trichlorethylen, Viomycin, Zyanide

Alkoholunverträglichkeit (Acetaldehydsyndrom): Butyraldoxim, Cefamandol (Mandokef), Cefoperazon (Cefobis), Cefotiam (Halospor, Spizef), Disulfiram (Antabus), Faltentintling (Coprinus atramentarius), INH (Isonikotinsäureanhydrid), Kalziumzyanamid (Kalkstickstoff), Lamoxactam (Festamoxin, Moxalactam), Metaldehyd (Meta), Methämoglobinbildner 279, Nitrefazol (Altimol), Nitroglykol (= Ethylenglykolnitrat), Schlafmittel, Schopftintling, Thiuram, Thyomoleptika, Tolbutamid, Tranquillantien

Allergie-Zahnarzt: Zwölf der am häufigsten, in der Zahnheilkunde verwendeten allergenen Substanzen: Benzocain, Formaldehyd, Jodoform, Kaliumdichromat, Kolophonium, Merkaptobenzothiazol, Metakrylsäuremethylester, Nickelsulfat, Perubalsam, Tetracain, Phenylmerkurinitrat, metallisches Quecksilber

Amaurose: Absinth, Acetanilid, 8-Aminochinolderivate (Primaquin etc.), Antiparkinsonmittel, Arsenpräparate, Aspidium Filix mas, Broxyquinolin, Chinin und Chinidin, Chloroform, Chloroquin (Resochin), Clioquinol (Vioform), Dinitrobenzol, Dinitrophenol, Ethylalkohol (in Kombination mit Nikotin), Ethylbromid, Filix mas (Wurmfarn), Jod, Kohlenoxyd, Melleril, Methanol, Methylalkohol, Methylbromid, Methylchlorid, Methyljodid, Methylazetat, Morphium (chron.), Natriumjodat (chron.), Nikotin (zus. mit Alkohol), Optochin, 8-Oxychinolinderivate, Quecksilber, Salizylate, Santonin, Sauerstoff (Frühgeburten), Schwefelkohlenstoff, Tetrachlorkohlenstoff (akut), Thallium, Thioridazinum (Melleril), Trichlorethylen, Vitamin A (Papillen-Oedem, „Pseudotumor")

Amenorrhoe, Dysmenorrhoe: Arsen, Benzol, Blei, Drogenabhängigkeit, Kohlenwasserstoffe, chlorierte und nitrierte Derivate, Nitroglyzerin, Schwefelkohlenstoff, Senfgas, Tetrachlorkohlenstoff, Thallium, Trinitrotoluol, Vitamin A, Zytostatika

Analgesie: Alkohol, Benzin, Bromide, Kohlenmonoxid, Methanol, Schlafmittel, Quecksilber.

Anämie, aplastische: Apronalid, Antidiabetika, Antikonvulsiva, Arsen, Arsphenamin, Azetazolamid, Benzol, Chloramphenicol, Chlorbenzole, Chlordan, Dimethylaminoantipyrin, Dioxan, Fluoride, Glykole, Glykolmonomethylether, Gold, Hexachlorcyclohexan (Lindan), Hydantoin, Kaliumperchlorat, Lithiumkarbonat, Lindane, Nitrobenzole, Parathion, Phenylbutazon, Podophyllin, radioaktive Substanzen, Saluretika, Sulfonamide, Terpentin, Tetrachlorkohlenstoff (chron.), Thiamphenicol, Tridion, Trinitrotoluol, Zytostatika

Anämie, hämolytische: Aethylium paraaminobenzoicum, Amanita phalloides, Ameisensäure, Amylnitrit, Arsenwasserstoff, Blei, Bor, Chinin, Chinidin, Chlorate (z.B. Kaliumchlorat), Chrom, Diethylendioxyd, Essigsäure, Filix mas (Wurmfarm), Fluor, Glykole, Hydrochinon, Kresol (Lysol), Kupfersulfat, Methyldopa, Methyl- und Dimethylhydrazin, Nickeltetrakarbonyl, Nitrite, Phenole, Phosgen, Phosphorwasserstoff, Primaquin, Pyrogallol, Schlangengifte, Schwefelkohlenstoff, Seifen und Detergentien, Tenside, Terpentinöl, Tetrachlorethan, Thyrothrycin, Vicia fava (Favismus), Xylenolum (=Kresol)

Anämie, makrozytäre (Perniciosa): Arsen, Benzol, Hydantoin-Derivate, Kohlenoxyd, Lithiumkarbonat, Nitrofurantoin, Mepacrinum chloratum (Atebrin), Primidonum

Anämie, sideroblastische: Arsen, Blei, Tuberculostatica (PAS, INH)

Anhidrose: Chlorethazine, Chlorpromazin, Thallium, Zytostatika

Anisocorie: Alkohol, Schlafmittel (Barbiturate, Methaqualon)

Anosmie: Ammoniak, Amphaetamin-pp., Arsen, Azetaldehyd, Azetanilid, Azetessigsäure, Cadmium, Chromate, Dichlorethylen, Ether, Formaldehyd, Jodoform, Kohlenoxyd (zentrale Wirkung), Kokain, Meskalin, Methylhalogene, Nitrose Gase, Osmiumtetroxyd, Ozon, Phosgen, Quecksilber, Säuredämpfe, Selendioxid, Selenwasserstoff, selenhaltige Medikamente (z.B. geg. Seborrhoe), Schwefeldioxid, Trichlorethylen

Anurie: Arsen, Atropin, Chinin, Ethylenglykol, Formaldehyd, Isopropylalkohol, Morphin, Oxalsäure, Phenol, Phosphor, Quecksilber, Sulfonamide, Terpentin, Tetrachlorkohlenstoff, Trinitrotoluol

Arteriosklerose: Blei, Kohlenoxyd, Nikotin, Schwefelkohlenstoff

Asthma bronchiale: Acidum acetylosalicylicum (Aspirin), Acrolein, Alkylphosphate, Betarezeptorenblocker, Bicycloheptadiendibromid, Chinin, Diazomethan, Dichlordiethylether, Emetinum hydrochloricum (Emetin), Essigsäureanhydrid, Federn (Vogel-), Heparin und Heparinoide, Hölzer, tropische, Insektenstiche (Bienen, Wespen), Jodide, Jodoform, Ipecahuana, Isozyanat, Pelzhaare, Penicillin, Pferdehaare, Phosgen, Phosphortrichlorid, Phosphoroxychlorid, Phosphorpentachlorid, Phosphorpentasulfid, Phosphorhalogenide, Pilocarpingruppe, Platin, Pilze (Schimmel-), Pollen, p-Phenylendiamin, Pyrethrum, Quecksilberpp. org., Rizin, Schwefeldioxyd, Senfgas, „Smog" (verstärkt Asthma), Tetryl, Urosle usw., Wolle

Asthma bronchiale:

Agens	Beruf
Ampicillin	Antibiotikaherstellung
Azo- und Anthrachinonfarben	Chemische Fabriken
Bakterielle Enzyme	Waschmittelherstellung
Rhizinusbohnen	Ölherstellung
Chloramin-T	Antibiotikaherstellung
Chrom, Nickel	Metallverarbeitung
Cortex quillajae	Seifenherstellung
Diphenylmethan-Diisozyanat	Polyurethanschaumherstellung und -verarbeitung
Getreidestaub	Landwirtschaft, Getreidesilo, Mühlen
Gummi	Druckereien
Henna-Farben	Friseure
Insekten	Forschungslabors
Meeresfrüchte	Austernfischer, Verarbeitung
Miako (japanische Speise)	Lebensmittelherstellung
Pankreasenzyme	Pharmazeutische Industrie
Papain	Pharmazeutische Industrie, Fleischverarbeitung
Paraphenylendiamin	Gummiherstellung, Pelzindustrie, Haarfarben
Penicillin	Antibiotikaherstellung
Phenylglyzin	Antibiotikaherstellung
Phthalsäureanhydrid	Epoxidplastik und -farben, Fleischverpackung
Platinsalze	Fotografie, Metallveredlung
Psylliumsamen	Pharmazeutische Industrie
Sojabohnen	Verarbeitung
Spiramycin	Antibiotikaherstellung
Sulfathiazol	Antibiotikaherstellung
Sonnenblumensamen	Verarbeitung und Verpackung
Staub von grünem Kaffee	Kaffee-Röster und -transport
Tabakblätter	Zigarettenherstellung
Trimellitinanhydrid	Epoxidplastik und -farben
tropische Hölzer	Holzverarbeiter
Weizen- und Roggenmehl	Bäcker, Müller

Ataxie mit Tremor: Alkylphosphate, Allyldibromid, Antihistaminika, Barbiturate, Benzin, Bleitetraethyl, Bromide, Chlornitrobenzol, Chlorphenothan (DDT), Chlorpromazinum und Derivate, Cytisin, Dichlorphenoxyazetat (MCPA), Dinitrobenzol, Diphenylhydantoin (Dilantin), Ethylalkohol, Ethylenchlorhydrin, Gelsemin, Giftfische (Tetraodontiae), Hyoscyamin, Hydrazin, Kohlenoxyd, Kokain, Mangan, MCPA, Menthol, Mescalin, Metadämpfe (Metaldehyd), Methylalkohol, Methylbromid, Methylchlorid, Methyljodid, Morphin, Muscarin, Napthalin, Nickeltetrakarbonyl, Nitrochlorbenzol, Paraldehyd, Petrol, Phenetolcarbamid (Dulcin), Phosphorpentachlorid, Piperazin, Pyridin, Quecksilber, Rotenon, Schwefelkohlenstoff, Streptomycin, Thallium, Thiuram, Trichlorethylen, Trimethadionum (Tridion), Zyanwasserstoff

Ataxie: Alkohol, Atropin, Blei, Carbamazepin, Cocain, Gluthetimid, Halluzinogene, Hydantoine, Lithium, Mangan, Methanol, Nicotin, Opiate, Psychopharmaka, Quecksilber, Thallium

Atemstillstand: Alkohol, Barbiturate, Blausäure, Cyanide, Isopropylalkohol, Kohlenmonoxid, Lidocain, Nickel, Opiate, Phenol, Phosphorsäureester (E 605), Procain, Schlafmittel, Streptomycin, Strychnin, Theophyllin

Ätzschorf an der Mundschleimhaut: gelb - Salpetersäure, Pikrinsäure; weiß - Salzsäure, Phenole; schwarz - Schwefelsäure; grün - Nickel; braun - Kaliumpermanganat; blutig - Laugen

Augenmuskellähmung: Botulismus

Augenschmerzen: Bromacetophenon (Tränengas), Lost

Azidose: Aceton, Ammoniumchlorid, Formaldehyd, Metaldehyd, Methylalkohol, Säuren (Salicylsäure), Nierengifte, Schock bei allen Vergiftungen

Basophile Tüpfelung: Arsenwasserstoff, Anilin, Benzol, Blei, Gold, Jodkalium, Phenylhydrazin, Silber, Sublimat, Zink

Bauchschmerzen: Antimon, Arsen, Benzin, Blei, Cadmium, Chinin, Chloralhydrat, Cocain, Codein, Ethylenglykol, Fluoride, Gold, Isopropylalkohol, Mangan, Methanol, Morphin, Paraldehyd, Phenol, Procain, Psychopharmaka, Quecksilber, Salicylate, Thallium, Thiocyanate

Blasenatonie: Belladonna, Ganglienblocker, Opioide, Schlafmittel

Blasenbildung Ulzera: Aesculus hippocastanum (Roßkastanie), Actaea spicata (Christophskraut), Ameisensäure, Anemonen (Ranunculazeen), Arum maculatum (Aaronsstab), Calla palustris (Schlangenkraut), Cantharidin, Chlorsalze, Chrom, Daphne, Dichlorphenoxyazetat (Herbizid), Dicumaro, Dimethylsulfat, Fluor (Flußsäure), Helleborus niger (Christrose), Helleborus viridis (Nieswurz), Iris, Kalomel, Kalziumzyanamid, Laugen, Loste, MCPA (Herbizid), Natrium-, Kalium-, Kalziumhypochlorit, Natriumsilikat, Pastinaca sativa (Pastinak), Phenole, Phosphor, Quecksilber, Ranunculazeen, Rhus toxicodendron (Giftefeu), Säuren, Schwefeldioxyd, Senfgas, Tuberkulin (bei Sensibilisierung), Vitamin A (hohe Dosen), Wasserstoffperoxyd (30–40%ig)

Blasenpapillome und Blasenkarzinome: 4-Aminodiphenylmethan, Aminotriphenylmethan, 2-Azetylaminofluoren, β-Naphtylamin

Blasenreizung: Anilin, Cantharidin, Chromate, Juniperus sabinae (Sadebaum), Kresol (Lysol), Naphthalin, PAS (durch Hypoprothrombinämie), Phenol, Phenolphthalein, p-Phenyldiamin, Schwefelkohlenstoff, Terpentinöl, Thuja, Zytostatika

Blutiger Stuhl: Antimon, Arsen, Cumarin, Isopropylalkohol, Morphin, Phenol, Wismut

Bradykardie: Aconitum, Adonis vernalis (Adonis), Allyldibromid, Amanita muscaria, Amanita pantherina, Barium, Blei, Bleitetraethyl, Blutdruckmittel, Cheiranthus Cheiri (Goldlack), Chinidin, Chloroquin (Clitocybe usw.), Convallaria majalis (Maiglöckchen), Delphinin, Digitalis, Ethchlorvynol, Gelsemin, Helleborus niger (Christrose), Helleborus viridis (Nieswurz), Herzglykoside, Isopropylalkohol, Kohlenmonoxid, Lidocain, Morphinpp., Muscarin-Syndrom (z. B. Inocybe), Naphazolinum nitricum (Privin) (Spätstadium), Nerium oleander (Oleander), Opiate, Physostigmin, Pilocarpin, Rauschbeere, Rauwolfia (Reserpin, Schlafmittel, Scilla maritima (Meerzwiebel), Serpasil), Strophanthoside, Taxus (Taxin), Vaccinium oliginosum (Rauschbeere), Veratrin

Brechdurchfall: Aconitin, Alkohol, Antimon, Arsen, Benzin, Cadmium, Chloralhydrat, Cocoain, Cyanide, Digitalis, Dipyridamol, Fluoride, Gold, Isopropylalkohol, Kohlenmonoxid, Methanol, Nahrungsmittel, Nicotin, Nickel, Pflanzen, Pilze, Phenol, Quecksilber, Schwermetalle, Selen, Thallium, Theophyllin, Wismut

Bronchialobstruktion: Acetylsalicylsäure, Phenacetin, Pyrazolone, Tartrazin (gelber Lebensmittelfarbstoff)

Bronchiektasen: Nach schweren Vergiftungen mit: Chlor, Nitrose Gase, Phosgen, Schwefeldioxyd, Vanadiumpentoxid

Cheyne-Stokessche Atmung und evtl. Atemlähmung: Aconitin, Alkohole, Alkylphosphate, Ammoniumsulfid, Anilin, Barbiturate u. a. Schlafmittel, Bariumpolysulfid, Benzin, Benzol, Botulismus, Bryonia alba (schwarzb. Zaunrübe), Bryonia dioica (rotbeerige Zaunrübe), Buxin, Chloralhydrat, Chloroform, Cicutoxin, Codein, Colchicin, Coniin (peripher), Curare (peripher), Cytisin, Delphinium, Diacethylmorphinum (Heroin), Dichlorethan, Dinitrophenol, Ether, Ethylalkohol, Gelsemin, Giftfische, INH, Isoniazid (tox. Dosen), Juniperus sabinae (Sadebaum), Kobalt-Verbindungen (CoCl$_2$), Kohlenoxyd, Kokain, Kohlenwasserstoff und Derivate, Methadonum (Polamidon), Methylalkohol, Morphiumgruppe, Muscheln, giftige, Parathion und Derivate, Pethidinum (Dolantin), Petrol, Phenole, Phosphorwasserstoff, Rotenon, Schierling (Conium maculatum), Schlangengift, Schwefelkohlenstoff, Schwefelwasserstoff, Scoplaminum, Strychninum, Sulfite, Taxus (Abortivum), Terpentinöl, Tetrachlorethan, Tetraodontiae (Giftfische), Thiuram, Zikutoxin

Chlorakne: Chlornaphthaline, polychlorierte Biphenyle (PCB), polychloriertes Diebenzodioxin (PCDD), polychlorierte Dibenzofurane (PCDF), Tetrachlorazobenzol (TCAB) und Tetrachlorazoxybenzol (TCAOB), Tetrachlordibenzodioxine (TCDD)

Cholestatische Hepatose oder Hepatitis: Atophan, 17-α-substituierte Östrogene (Ethinylöstradiol, Megestrol, Mestranol, Stilböstrol), anabole Steroide (Norethisteron, Norethynodrel, Methandienon, Methylöstronil, Noräthandrolon, Methyltestosteron), Diamarole, Dimitrophenole
Thyreostatika (Thiouracil, Methimazol, Carbimazol)
Antidiabetika (Tolbutamid, Chlorpropamid), Methahexamid, Phenformin

Psychopharmaka (Carbamazepin, Meprobamat, Haloperidol, Oxazepam, Diazepam, Chlordiazepoxid), Phenebrin, Phenindione, Pyrazincarbonsäure, Testosteron
Phenothiazine (Promazin, Chlorpromazin, Perphenazin, Pericyazin, Pecazin)
Tuberkulostatika (INH, Rifampicin), Erythromycin, Goldsalze
Antidepressiva Imipramin, Opipramin, Trimipramin
Antiarrhythmika (N-Propyl-Ajmalin), Hydantoine, Phenylbutazon
Arsen-Verbindungen Arsphenamin, Syntharsan, Carbarson, Neosalvarsan
Diuretika und Urologika Furosemid, Chlorothiazid, Polythiazid, Nalidixinsäure, Nitrofurantoin, Meandomycin, Ovulationshemmer, Penicillin, Sulfonamide

Colitis ulcerosa: Chrom, Quecksilber, Wismut

Darmspasmen: Blei, Thallium

Demenz: Barbiturate, Ethylalkohol, Kohlenoxid, Quecksilber, Thallium

Dermatitis, entzündliche: Antimon, Arsen, Atropin, Barbiturate, Benzin, Beryllium, Bor, Bromide, Chinin, Chloralhydrat, Cocain, Codein, Digitalis, Ephedrin, Gold, Hydantoine, Metanol, Morphin, Nickel, Phenol, Quecksilber, Salicylate, Strychnin, Sulfonamide, Thallium, Thiocyanate, Wismut

Dermatitis exfoliativa generalisata, tödliche: Arsen und -derivate, Goldsalze, Penicillin, Sulfonamide

Diabetes mellitus: Kohlenmonoxid, Kortison

Diplopie: Methylalkohol, Nitrofurantoin

Doppelbilder: Alkohol, Arsen, Coffein, Chinin, Chloroquin, Cocain, Blei, Digitalis, Lidocain, Methanol, Morphin, Phenytoin, Primidon, Quecksilber, Kohlenmonoxid, Schlafmittel (chron.), Scopolamin

Durchfälle: Abrin, Acetazolamid (Diamox), Actaea spicata (Christophskraut), Aesculus hippocastaneum (Roßkastanie), Agrostemma Githago (Kornrade), Aloe, Amanita, Ammoniak, Apiol, Arnica montana (Arnika), Arsen, Arum maculatum (Aronsstab), Asarum europaeum, Aspidium, Äthylalkohol, Barium, Bohnen, Bor, Bryonia alba (schwarzbeerige Zaunrübe), Bryonia dioica (rotbeerige Zaunrübe), Bucheckern (Fagus), Cadmium, Calla palustris (Schlangenkraut), Calomel, Cantharidin, Castrix, Chelidonium majus (Schöllkraut), Chlorphenothan (DDT), Chrom, Chrysanthemum vulgare, Colchicin, Colocynthin, Coniin, Cyclamen europaeum, Cytisin, Daphne (Seidelbast), Detergentien, Dieffenbachia sequine, Diethylenglycol, Dimethylhydrazin, Dinitrobenzol, Dinitrophenol, Emetin, Euphorbia cyparissias (Salbei), Evonymus europaea (Spindelbaum), Fluor, Fluoride, Formaldehyd, Formalin, Giftefeu, Glykole, Glyzerin (hohe Dosen), grüne, Helleborus niger (Christrose), Helleborus viridis (Nieswurz), Helvella, Iatropha curcas (Oleum infernale), Iris lutea (Wasserschwertlilie), Jod, Juniperus sabinae (Sadebaum), Kaliumbromat, Koloquinten, Kresol (Lysol), Kupfersalze (Cu-sulfat), Ligustrum vulgare (Liguster), Lobelia, Lorchel, Meprobamate, Metaldehyd (Meta), Methylchlorid, Narcissus (ohne Durchfälle), Nikotin, Oleum crotonis, Oxalsäure, Parathion, Paris quadrifolia (Einbeere), Phasin, Phenetolcarbamid (Dulcin), Phenol, Phenylhydrazin, Phosphor, Phosphorwasserstoff, Physostigmin, Pilze, Piperazin, Podophyllin, Quecksilberpräparate, Ranunculaceen, Rhus toxicodendron (Giftefeu), Ricin, Safran, Salvia officinalis, Santonin, Saponin, Schwefelkohlenstoff, Seifen,

Spindelbaum, Staphylokokkentoxin, Sublimat, Sulfite, Taxus baccata (Eibe), Tenside, Terpentin, Tetrachlorkohlenstoff, Tetraethylprophosphat, Thiuram, Thuja, Tranquilizers, Trichlorethylen, Triorthokresylphosphat, Veratrum (Wolfsmilch)

Durst: Alkohol, Antimon, Arsen, Antihistaminica, Atropin, Blei, Chloralhydrat, Fluoride, Morphin (chron.), Salicylate

Einstichstellen: Amphetamine (chron.), Opiate (chron.)

Ekzem und Exantheme: Aldehyd, Anilin, Arsen, Benzin, Beryllium, Bor (Psoriasis borica), Chlorpromazin, Chromate, Dekalin, Dinitrokresol, Dinitrophenol, Formaldehyd, Formalin, Kalziumzyanamid, Laugen, Nickel, Nitrobenzol, Petrol, Phenylendiamin, Phenylchinolincarbonsäure (Atophan), Phenylhydrazin, Phosphoresquisulfid (Augenlider), Platin, Pyrethrum, Quecksilber, Rhus toxicodendron, Rizin, Seifen, Terpentin, Tetrachlorethan, Tetrachlorkohlenstoff, Tetralin, Thallium, Thiaminhydrochlorid (Vit. B_1), Thiouracilderivate, Trichlorethylen, Trinitrophenol, Vanadium, Vitamin A (Desquamation, Rhagaden), Zement

Embryopathie: Aldosteronantagonisten, Alkylantien, Anabolika (Dianabol, Durabolin, Primobolan), Androgene (Testoviron), Antidiabetika, Antiepileptika, Antifibrinolytika, Antihelminthika, Antikonvulsiva, Antimetaboliten, Azathioprin, BCG-Impfung, Bephenicum, Betablocker, Biguanid, Cannabis, Carbamazepin, Chlorcylizin, Chinin, Cyclamat, Cyclophosphamid, Dicumarine, Dihydralazin, Diphterie-Impfung, Ethambutol, Ethanolabusus, Ethinyltestosteron (Cumorit, Orgametril, Primolut-Nor), Folsäureantagonisten, Ganglioplegika, Gelbfieber-Impfung, Gentamycin, Gestagene, Glibendamid, Gluthetimid, Harnstoff-Derivate, Halluzinogene, Immunsuppressiva, Jod (radioaktives), Jodpräparate, Kanamycin, Kolchizin, Kontrazeptiva, Kumarine, Lebendimpfstoff, LSD, Masern-Impfung, Meclizin, Meprobamat, Methaqualon, Methyldopa, Monoureide, Mitosehemmer, Mumps-Impfung, Neomycin, Niclosamid, Nicotin, Nitrofurane, Östrogene (synthetische), Perchlorbiphenyl (PCB), Piperazin, Pockenimpfung, Poliomyelitis-Impfung, Polymixin, Pyrazolone, Pyrimethamin (Daraprim), Quecksilberdiuretika, Radioaktive Strahlung, Rifampicin, Röteln-Impfung, Rubeolen-Impfung, Secale-Alkaloide, Steroide, Streptomycin, Sulfamethoxazol, Sulfonamide, TCDD, Tetrazykline, Thalidomid, Thyreostatika, Trimethoprim, Vitamin A (hochdosiert), Vitamin D (hochdosiert), Zytostatika

Endarteriitis obliterans: Nikotin, Schwefelkohlenstoff

Eosinophilie: Streptomycin, Viomycin

Erblindung: Kohlenmonoxid, Methanol (Arsen, Chloroquin, Alkohol, Blei, Chinin, Phenothiazine, Quecksilber, Salicylate, Thallium)

Erethismus: Aminophyllin, Amphaetaminpp., Antimon, Arsen, Benzin, Benzol, Blei, Bleitetraethyl, CO (beginnende Vergiftung), Koffein, Jodide, Nitroglyzerin, Ozon, Quecksilber, Quecksilberalkyle, Paraldehyd, Phenacetin, Promethazin, Schlafmittelabusus, chron., Selen, Thymoleptika (Imipramin), Toluol usw., Trichlorethylen, Weckamine

Erregungszustände: Alkohol, Amphetamine, Anticholinergika, Antidiabetika, Atropin, Barbiturate, Blausäure, Benzin, Borsäure, Chinin, Coffein, Digitalis, Kohlenmonoxid, LSD, Phenacetin, Methanol, Nicotin, Phenol, Salicylate, Scopolamin, Strychnin, Sulfonamide, Trichlorethylen, Weckamine

Exophthalmus: Jodismus, Vitamin A

Extrapyramidales Syndrom, Parkinsonismus: Antiemetika, Chlorpromazin und -derivate, Kohlenoxyd, Mangan, Methylalkohol, Perphenazinum, Phenothiazine, Reserpin, Schlafmittel, Schwefeldioxyd, Schwefelkohlenstoff, Thallium, Tremorin (Psychokampfstoff)

Farbsehen: Alkohol, Aconitin, Barbiturate, Bromide, Blei, Cannabis, Chinin, Digitalis, Kohlenmonoxid, LSD, Methanol, Nachtschatten, Piperazin, Salicylate, Santonin, Thioridazinum (Melleril), Herzglykoside (Digitalis)

Fazialisparese: Pyridin, Thallium

Fieber (Hyperpyrexie) und Schüttelfrost: Antidepressiva, Amphetamine, Anilin, Atropin, Beryllium, Bleitetraethyl, Calomelkrankheit, Chinidin, Chinin, Dinitrokresol, Dinitrophenol, Hexachlorbenzol, Kohlendioxid, Kohlenoxyd, Kokain, Metaldehyd, Metalldampffieber, Methylbromid, Methylchlorid, Polytetrafluorethylen (Plastikdämpfe), Salizylsäure, Sulfonamide u. Antidiabetika, Teflon, Tetrachlorethylen, Tetrachlorkohlenstoff

Fieber:

Amphetamine bzw. amphetaminähnliche Verbindungen	geringe Temperaturerhöhung ist häufig. Erheblicher Temp.-Anstieg ist beschrieben
Amphotericin B Ampho-Moronal	Fieber manchmal bei Beginn der Behandlung
Anticholinergika	bei durch Anticholinergika verursachten Intoxikationen wurde bei 18% der Erwachsenen (von 71 Patienten) und 14% der Kinder (von 48) Fieber beobachtet
Cimetidin Tagamet	Fieber kann als Ausdruck einer allergischen Reaktion vorkommen
Hydralazin bzw. Dihydralazin Nepresol	frühe Fieberreaktionen sprechen für eine allergische Symptomatik
Ibuprofen Brufen	Fieber ist Teil einer allergischen Reaktion
Jodhaltige Präparate	Fieber ist Ausdruck einer Idiosynkrasie
Methyldopa (Presinol, Aldometil)	bei ca. 3% der beschriebenen Patienten trat Fieber als Ausdruck einer allergischen Reaktion auf
d-Penicillamin (Metalcaptase)	vorübergehende fieberhafte Reaktionen wurden bei einer Vielzahl von Patienten beschrieben
Trolovol Procainamid Novocamid	Fieber wird durch allergische Reaktion hervorgerufen
Chinidin	es wird über 20 Fälle mit fieberhaften Reaktionen berichtet
Rifampicin	Fieber ist ein Teil der allergischen Reaktion
Salicylate	Fieber wurde bei 7 Vergiftungsfällen beschrieben
Tolmedin Tolectin	Fieber ist Teil der allergischen Reaktion
Tubocurarinchlorid	löst Fieber im Sinne einer zentralen Hyperthermie aus

Fingernagel-Saum: Arsen, Thallium

Galaktorrhoe: Clomipramin (Anafranil), Thioridazin (Melleril), Metoclopramid (Paspertin u.a.), Tiotixen (Orbinamon), Chlorpromazin (Megaphen), Pimozid (Orap)

Geruch der Umgebung oder Ausatemluft nach:
Aceton	– Aceton, Isopropylalkohol, Methanol, Salicylate;
Alkohol	– Ethanol, Phenol, Chloralhydrat;
Bittermandeln	– Blausäure (Cyankali), Nitrobenzol, Zyanwasserstoff, Nitrobenzol (Mirbanöl);
Faules Heu	– Phosgen;
Geranien	– Lost;
Knoblauch	– Phosphor(-wasserstoff), Schwermetalle (Selen, Tellur, Thallium), Arsin, Azide, Amylmercaptan, Parathion (E 605);
Naphthalin	– Phenylbenzol (Diphenyl);
Rettich	– Diallylether;
Senf	– Schwefellost (Senfgas)

Geschmacksstörungen: Besonders ausgeprägt sind sie beim: Tetrachlorethan

Gesichtsfarbe, rot: Acetaldehydsyndrom (s. dort), Alkohol, Amylnitrit u.a Nitrite, Anticholinergika, Arsen, Atropin, Benzol, Blausäure, Bar, Brandgase, Cyanide, Ethylalkohol, Insulin, Kohlenmonoxid (schwere Verg.), Nitrite, Nitroglycerin, Psychopharmaka, Promethazin (Phenergan), Rauwolwiapp., Reserpin (Serpasil u.a.), Salicylate (Aspirin), Stickstoff-Wasserstoffsäure, Tranquillizer, Yohimbin

Gleichgewicht: Acrolein, Arsen, Barbitursäure, Blausäure, Bleitetraethyl, Cadmium, Chloroform, Colchicin, Coniin, Cytisin, Dichlorbenzol, Digitalis, Dinitrobenzol, Dinitrotoluol, Ergotamin, Gentamycin, Halogen-Kohlenwasserstoff, Herzglykoside, Kohlenoxyd, Kohlendioxyd, Nitrobenzol, Phenacetin, Phenol, Quecksilber und Derivate, Salizylate, Saponin, Streptomycin, Sulfonamide, Thallium, Trichlorethylen, Trinitrotoluol, Vanadiumpentoxyd, Viomycin, Zyanide

Gynäkomastie: Busulfan (Myleran), Digitalis, Griseofulvin, Spirololakton (Aldactone u.a.), Cimetidin (Tagamet), Digoxin (Lanicor u.a.), Amilorid (Arumil), Mexiletin (Mexitil), Methyldopa (Presinol u.a.), Ranitidin (Sostril/Zantic)

Haarausfall: ACTH und Cortison (teilw. Ausfall), Arsen, Arsenik, Blei, Bor, Chloralhydrat, Chloropren, Chloroquin, Coco de mono (Affennuß), Colchicin, Demecolcin (Colcemid), Dicumarolpräparate, Gold, Heparin, Morphin, Senfgaspräparate, Thallium, Thiocyanate, Vitamin A (hohe Dosen), Zytostatika (Cyclophosphamid, Dactinomycin, Doxornbicin, Etoposid, Vinblastin, Vincristin, Vindesin)

Haarverfärbung: Anilinderivate, Nitrokörper, Pikrinsäure, Tetryl, Trinitrotoluol, Trotyl

Haematurie: Arsen, Benzin, Blei, Cumarin, Chlorate, Methanol, Pflanzen, Phenol, Salicylate, Sulfonamide, Thallium

Halluzinationen: Alkohol, Aminophyllin, Anticholinergika, Antihistaminika, Atropin, Amphetamine, Barbiturare, Blei, Borsäure, Cannabis, Cocain, Coffein, DDT, Ergotamin, Haschisch, Kohlenmonoxid, LSD, Methanol, Morphin, Methylbromid, Paraldehyd, Phenylcyclidin, Psychopharmaka, Schlafmittel (chron.)

Hämoglobinurie: (s. Hämolyse)

Hämolyse bei G-6-PD-Mangel, Glutathion-Reduktase-Mangel etc. mit Heinz'schen Innenkörperchen: Alle Nitro- und Anilinabkömmlinge (evtl. mit gleichzeitiger Methämoglobinbildung). Die häufigsten sind: Acetanilid (Antifebrin), Aethylium paraaminobenzoicum (Anästhesin), 8-Aminochinolinderivate, Aminoderivate aromat. Kohlenwasserstoffe, Anilin, Benzidin, Dinitrobenzol, Dinitrophenol und -kresol, Dinitrotoluol, Diphenyldisulfone, Glutethimid, Hydrochinon, Hydroxylamin, Kresole, Methylnaphtohydrochinon = Vit. K 4 (Synkavit), Naphthalin, Naphthol, Nitrobenzole, Nitroderivate aromat. Kohlenwasserstoffe, Nitrofurantoin, Nitroglykol (= Äthylenglykoldinitrat), Nitrolacke (bei Glutathion-Reduktase-Mangel), Plastiksprengstoff, Paracetamol, Paranitroanlin, Paraphenylendiamin, PAS (Verunreinigungen), Phenacetin (Saridon usw.), Phenetolcarbamidum (Dulcin), Phenicarbazidum (Cryogénine), Phenole, Phenothiazin, Phenylhydrazin, Primaquinum, Pyrogallol, Resorcin, Salazosulfapyridinum (Salazopyrin), Sulfone, Tetryl, Toluidin, Toluylendiamin, Trinitrotoluol, Trotyl

Hämolyse: Arsen, Benzin (sofort), Blei, Chinin, Kohlenmonoxid (chronisch), Mangan, Methanol, Phenol, Quecksilber, Sulfonamide

Hämolytische Anämie

Noxe	Besondere Laborbefunde	Komplikationen
Blei	Blutblei, δ-ALS, Loproprophyrin III, basophile Tüfpelung	Bleilähmungen, Enzephalopathie
Arsen	gelegentlich Met-Hb, basophile Tüpfelung, Aniso-Poikilozytose	Haut- und Schleimhautveränderungen, Hautkrebs, Nerven-, Herz-, Leberschäden
Natriumchlorat Kaliumchlorat	Heinz-Körper, Leukozytose	Anurie, Leberschäden
Kupfersulfat	Sphärozytose	Nierenschädigung, gastrointestinale Blutungen
(Acetyl-)Phenylhydrazin	basophile Tüpfelung, Heinz-Körper, gelegentlich Met-Hb,	Methämoglobinämie, Sulph-Hämoglobinämie, aplastische
Benzol	gelegentlich Leukopenie, selten Leukozytose	Anämie, akute oder chronische myeloische Leukämie
Nitrobenzol	Erythrozyten, Hämoglobinurie, Paraamidophenol im Urin erhöht	Met-Hämoglobinämie
Anilin	Heinz-Körper	Met-Hämoglobinämie
Nitrophenole	Heinz-Körper	
Naphthalin	häufiger GSH-Instabilität, G-6-PD-Mangel, Sphärozyten, gelegentlich Heinz-Körper	
Phosgen		Reizzustände der Haut und Schleimhäute, evtl. Lungenödem
Terpentinöl		Hautekzem Terpentinöl

Weitere Substanzen:

Arsenwasserstoff	Nickeltetracarbonyl	Seifen
Bor	Nitrite	Tetrachloräthan
Fluor	Phosphorwasserstoff	

Noxe	Besondere Laborbefunde	Komplikationen
Glykolle	Pyrogallol	
Hydrochinon	Schwefelkohlenstoff	
Mit Heinz-Körper-		
bildung:		
Dinitrophenole u.	Nitroglykol	Toluidin
-kresol	Paranitroanilin	Dinitrobenzol
Hydroxylamin	Paraphenylendiamin	p-Amidophenol
Kresole	Sulfone	p-Amidophenol

Haut Pigmentation: Arsen, Chlorpromazin, Griseofulvin (Porphyrine), Phenacetin (Hämochromatose), Silber (Argyrie)

Haut:
blaß	– s. Gesicht;
gelb	– s. Ikterus;
rot	– Amphetamine, Antihistaminika, Arsen, Atropin, Blei, Codein, Cyanide, Ephedrin, Ethanol, Kohlenmonoxid, Morphin, Paraldehyd, Salicylate, Scopolamin, Quecksilber;
trocken	– Benzin, Borsäure, Arsen, Atropin, Ephedrin, Ethanol, Heroin, Methanol, Morphin, Phenytoin, Scopolamin, Thallium, Thiocyanate;
zyanotisch	– s. blaues Gesicht

Hepatitis, chronische: Alkohol, Chlorpromazin, Halothan, Nitrofurantoin, Phenylbutazon

Hepatitis, toxische: Chlorpromazin, Halothan, Isoniazid, alpha-Methyldopa, Nitrofurantoin, Oxyphenisatin, Paracetamol, Phenylbutazon, Phosphor, Rifampicin, Tetrachlorkohlenstoff, Thuja

Herpes zoster: Arsenpräparate, Zytostatika

Herzinfarkt: Blei, Ergotamin (Gynergen), Gase (Stick-), Kohlenmonoxid

Herzrhythmusstörungen: Acoitin, Aconitin, Adonis vernalis, Adrenalin, Alkylphosphate, Amantia phalloides, 8-aminochinolinderivate (Primaquin etc.), Aminophenazin; Antiarrhythmica, Amitriptylin (Laroxyl), Amphetamine, Anticholinergika, Antidepressiva, tricyclische, Antimon, Arsen, Arsenwasserstoff, Atropin, Azide, Barbiturate, Barbiturate (hohe Dosen), Barium, Benzin, Benzodiazepine, Benzol, Betarezeptorenblokker, Blei, Calcium, Cheiranthus Cheiri (Goldlack), Chinidin, Chinin, Chloroform, Cocain, Coffein, Colchicin, Convallaria majalis (Maiglöckchen), Cyanide, Dibenzepin (Noveril), Dibromethan, Digitalis, Ergotamin, Ethylalkohol, Ethylenglykol, Gluthetimid, Halog. Kohlenwasserstoffe, Helleborus niger (Christrose), Helleborus viridis (Nieswurz), Herzglykoside, Imipramin (Tofranil), Insulin, Isoniazid, Kaliumverlust (Hypokaliämie), Kobalt, Kohlenmonoxid, Lidocain, LSD, Magnesium, Meprobamat, Methanol, Methaqualon, Methylalkohol, Methyprylon, Neriumoleander (Oleander), Nitrite, Opipramol (Insidon), Oxalate, Phenol, Phenothiazine, Phosgen, Phosphor, Phosphorsäureester, Procainamid, Psychopharmaka, Quecksilber, Rauwolfia, Salicylate, Schlafmittel, Schwefelwasserstoff, Schwermetalle, Scilla maritima (Meerzwiebel), Selen, Stickstoffoxyde, Stickstoffwasserstoffsäure, Strophanthoside, Taxus (Taxin), Tetrachlorkohlenstoff, Thallium, Thymoleptika, Trichlorethylen, Urethan, Veratrumalkaloide, Vitamin D (hohe Dosen, Myokardnekrosen), Wismut

Hirndruckzeichen: Blei, Hypoxiefolge bei allen schweren Vergiftungen (Alkylphosphate, Blausäure, Kohlenmonoxid, Schlafmittel)

Hirsutismus: Androgene Hormone, Antidepressiva, Antiepileptika, Barbiturate

Hodenschädigung: Arsen, Blei, Ethylalkohol, Kokain, Mangan, Morphium (chron.), Oestrogene, radioaktive Substanzen, Schwefelkohlenstoff

Hornhautschädigung: Alkalien, Ammoniak, Anilinfarbstoffe, Calciumhydroxyd (Ätzkalk), Cantharidin, Chinin, Chromate, Dichlorethan, Dimethylsulfate, Ethylenoxyd, Euphorbia cyparissias (Wolfsmilch), Formaldehyd, Kaliumpermanganat, Kupfersalze, Laugen, Methylviolett, Osmium, Säuren, Schwefelkohlenstoff, Schwefelwasserstoff, Senfgas, Strontiumhydroxyd, Tetrachlorkohlenstoff, Vitamin D, Wasserstoffsuperoxyd, Zinkchlorid

Hypercholesterinämie: Alle Lebergifte, Schwefelkohlenstoff, Thyreostatika

Hyperglykämie: ACTH, Adrenalin, Cortisonp., Kohlenmonoxid, Methylalkohol (terminal), Schlafmittel, Zyanchlorid

Hyperkalzämie: Vitamin D

Hyperkeratose: Arsen, Asbest

Hyperkoagulopathie: Bromcarbamide, Colchizin, Ethylendichlorid, Isocyanat, Isoniazid, Knollenblätterpilz, Magnesiumsulfat, Methylenchlorid, Opium, Paraquat, Quecksilberchlorid, Salicylat, Schlangenbisse (Crotaliden), braune Spinne, Tetrachlorkohlenstoff

Hyperpnoe: Amphetamine, Atropin, Barbiturate, Blausäure, Borsäure, Bromide, Coffein, Chinin, Chloralhydrat, Cocain, Digitalis, Ethanol, Kohlenmonoxid, Kohlendioxid, LSD, Methanol, Nicotin, Phenol, Pilze, Salicylsäure, Strychnin, Sulfonamide, Trichlorethylen

Hyperproteinämie: Brom

Hypersalivation: Ätzmittel (Laugen, Säuren), Blei, Chloroquin, Chinin, Clomethiazol, Cocain, Digitalis, Fluoride, Kobalt, Mangan, Morphin, Muscarin, Nicotin, Phenol, Phosphorsäureester, Physostigmin, Pilocarpin, Quecksilber, Saponine, Strychnin, Thallium, Wismut

Hypersiderämie: Alkohol (chronisch), Eisenpräparate, Phenacetin

Hyperthermie: Arsen, Atropin (Tollkirsche), Aufputschmittel, Chinin, Dinitrophenol, Ephedrin, Ethanol, Heroin, Metalldampf (Kupfer, Zinn), Nicotin, Pflanzenschutzmittel (Dinitrokresol, Dinitrophenol), Psychopharmaka, Salicylate

Hyperthyreoidismus (Entkoppelung der oxydativen Phosphorylierung): Bleitetraethyl, DDT, Dinitrophenol und -kresol, Jod, Jodide, Jodopyrin, Kokain, Kohlenoxyd, Lobelin, Pentachlorphenol, Thallium (akute), Thyroxin

Hypertonie: ACTH, Adrenalin, Amphetamine, Barium, Blei (chronisch), Cortison, Ephedrin, Kadmium, Kampfer, Kohlenmonoxid, Kohlenoxyd (akute), MAO-Blocker, Metaldehyd, Nicotin, Phenylcyclidin, Thallium, Vanadiumpentoxyd, Vitamin D

Hyperurikämie: Saluretika, Zytostatika

Hyperventilationstetanie: Atropin, Blausäure, Ergotamin, Ethanol, Ether, Guanidin, Lungenreizstoffe, Kohlenmonoxid, Salicylate

Hypochlorämie: Amanita, Arsen, Lorchel (Helvella), Quecksilberpräparate, Spindelbaum

Hypoglykämie: Alkylphosphate, Barbiturate, Hydrazin, Insulin, Liliazeen, Salizylate, Tolbutamid (Rastinon) und andere orale Antidiabetica

Hypokaliämie: Acidum acetosalicylicum (Aspirin), Arsen, Amanita, Barium, Bor, Chlorothiazid, Chlorpromazin, Cortison, Digitalis, Diuretika, Glutethimid, Liquiritia, Lithium, Pilzvergiftung, Salizylsäure, Tetrachlorkohlenstoff

Hypokalzämie: Alkylphosphate, Fluor, Fluorkarbonverbindungen, Fluoride, Oxalsäure, Tetrachlorkohlenstoff, Zitronensäure

Hypophysen-Schädigungen: akute Kohlenoxydvergiftung, reversible durch Cortison

Hypoproteinämie: alle Lebergifte, alle Nierengifte

Hypoprothrombinämie: Acidum acetylosalicylicum (Aspirin), Amanita phalloides, Dichlorhydrin, Dicumarol, Eisen, Lorchel (Helvella), Paraaminosalizylsäure (PAS), Phosphor, Salicylate, Sulfonamide, Tetrachlorkohlenstoff

Hypothermie: Aconitin, Alkohol, Anilin, Antipyretica, Arsenik (akute), Barbiturate, Bleitetraethyl, Chloralhydrat, Chlorpromazin, Gelsemin (Gelsemium sempervirens), Klebemittel, Morphin, Nitrite, Opiate, Opium, Oxalsäure (Klee), Oxalsäure und Salze, Phenole, Pyrazolonderivate, Schlafmittel (Barbiturate u. a.), Thiuram

Hypothyreoidismus: Aminothiazol, Chlorate, Jodopyrin, Kobalt, Methimazol, Thiozyanate, Thiouracilpräparate

Ikterus: Antimon, Arsen, Benzin, Chloralhydrat, Fluoride, Gold, Knollenblätterpilz, Nitrobenzol, Phenothiazine, Phosphor, Pikrinsäure: vorgetäuscht!, Sulfonamide

Ileus, paralytischer: Anticholinergika (Atropin), Besenginster, Botulismus, Ganglienblocker, Hexamethonium, Opicide, Plastikklebestoffe (Obturationsileus), Schellack

Impotenz: Benzin, Cortison, Ganglienblocker, Kohlenmonoxid, chron., Kohlenwasserstoffe, Schwefelkohlenstoff, Quecksilber; Antihypertonika: Catapresan, Ganglienblocker, α-Methyldopa, Reserpin; andere Pharmaka: Atropin, Digitalis (selten), Androgene (selten); Östrogenen Psychopharmaka: Amphetamin, Amtriptylin, Desipramin, Imipramin, Haloperidol, MAO-Hemmer, Nortriptylin, α-Rezeptoren-Blocker; Genußmittel und Drogen: Alkohol, Cannabis, Morphin-Derivate, Nikotin (selten)

Juckreiz: Arsen, Atropin, Barbiturat (Schlafmittel), Bor, Bromide, Chinin, Chloride, Chloroquin, Chrom, Gold, Jod, LSD, Opiate, Salicylate, Scopolamin, Thiocyanate

Kachexie: Antimon, Arsen, Blei, Bleitetraethyl, Bor, Dinitrokresol, Dinitrophenol, Drogenabhängigkeit (Alkohol, Morphiate, Kokain, Schlafmittel, Amphetamine), Hexachlorbenzol, Mangan, Quecksilberverbindungen, Radioaktive Substanzen, Schwefelkohlenstoff, Thallium, Vitamin A (hohe Dosen)

Kammerflimmern: Aconitin, Adrenalin bei chlorierten Kohlenwasserstoffen, Alkylphosphate (z. B. Parathion), Amphetamin, Barium, Benzol (akute), Chloroform, Chlorothiazid, Digitalis und andere Herzglykoside, Emetin (Überdosierung), Fluor-Verbindungen, Hypokaliämien (z. B. durch Diuretika oder Barium), Imipramin, Kohlenwasserstoff, Strophanthin, Tetrachlorethylen, Tetrachlorkohlenstoff, Toxogonin, Trichlorethylen

Katarakt: Ammoniak (lokal), Arsenik, Chlorpromazin, Dekalin, Dinitrokresol, Dinitrophenol, Ergotamin (chron.), Naphthol, Quecksilber, Radium und Röntgenstrahlen, Tetralin, Zytostatika

Knochenmarkdepression: Busulfan (Myteran), Carmustin (Carmubris), Dacorbacin (DTIC), Lomustin (CINU), Melphalan (Alkeran)

Koliken: Blei

Koma: Acetaldehyd, Amphetamine, Antiepileptika, Antihistaminika, Antimon, Atropin, Barbiturate u. a. Schlafmittel, Benzin, Benzodiazepine, Blei, Borsäure, Bromide, Chinin, Chloralhydrat, Kohlenmonoxid, Chloroquin, Cyanide, Diazepam, Ethanol, Ethylenglykol, Gluthetimid, Isopropylalkohol, Lithium, Meprobamat, Methanol, Methaqualon, Narcotica, Paraldehyd, Opiate, Phenol, Salicylate, Scopolamin, Psychopharmaka

Konjunctivitis: Alkohol, Anilin, Ammoniak, Formalin, Formaldehyd, Laugen, Reizgase, Säuren, Schwefelkohlenstoff, Schwefelwasserstoff, Senfgas (Lost), Tränengas

Konjunktivitis (Hornhautschädigung): Abrin (Abrus praecatroius), Aldehyd, Alkali, Allyldibromid, Ameisensäure, Ammoniak, Anilinfarbstoffe, Arsen, Chlor und Chlorderivate, Diazomethan, Dimethylsulfat, Essigsäureanhydrid, Formaldehyd, Formalin, Glycidaldehyd, Keten, Lost, Phosphoroxychlorid, Phthalsäureester, Phthalsäureanhydrid, Pyridin, Rizin, Schwefeldioxyd, Schwefelkohlenstoff, Schwefelwasserstoff, Seidelbast, Senfgas, Vanadium, Vitamin D, Zyanchlorid

Kopfschmerzen: Aceton, Ajmalin (Neo-Gilurytmal), Alkohol, Alkoholdehydrogenasehemmer (Disulfiram), Antiarrhythmika, Antibiotika (Metronidazol, Nalidixinsäure), Antidiabetikum (Carbutamid), Antiepileptika (Carbamazepin, Tremethadion), Antifibrinolytikum (ε-Aminokapronsäure), Antihistaminika (Benzylphthalazon, Tripelenamin), Antihypertensiva, Antikoagulans (Marcumar), Antimalariamittel (Chlorochindiphosphat), Antimon, Antimykotikum (Amphotericin B), Antiparkinsonmittel (Amantadin, Profenamin), Antipyretika/-rheumatika (Azetylsalizylsäure, Chinin, Goldsalze, Indometazin, Phenacetin), Atropin, Benzin, Blausäure, Blei, Cadmium, Captopril (Lopirin), Carbochromen (Intensain), Chelatbildner (D-Penicillamin, Chinidin, Cholinesterasehemmer (Neostigmin, Paraoxon), Cholinesterase-Reaktivator (Pralidoxim), Clonidin (Catapresan), Cocain, Coffein, Cyanide, Diazoxid (Hypertonalum), Digitalis,

Digitalisglykoside α-Methyldopa (Presinol), Dihydralazin (Nepresol), Dipyridamol (Persantin), Diuretika (Mersalylsäure, Triampteren), Disopyramid (Rhythmodul, Norpace), Ephedrin, Fibrinolytikum (Streptokinase), Fungistatikum (Griseofulvin), Glukokortikoide, Histamin, Isopropanol, Kalziumantagonisten, Kohlenmonoxid, Koronar„dilatatoren" Nitrate/Nitrite, Lidoflazin (Clinium), Lipidsenker (Clofibrat), Lorcainid (Remivox), Methanol, Mexitilen (Mexitil), Molsidomin (Corvaton), Morphin (chron.), Neuroleptika (Reserpin), Nicotin, Paraldehyd, Parathormon, Phenol, Prazosin (Minipress), Prenylamin (Segontin), Propafenon (Rythmonorm), Reserpin, Röntgenkontrastmittel (Biligrafin), Salicylate, Scopolamin, Selen, Spasmolytika (Nikotinsäure, Papaverin), Sympathikolytika (Ergotamin, Reserpin, Yohimbin), Sympathikomimetikum (Mephentermin), Thrombozytenaggregationshemmer (Clofibrat, Dipyridamol), Thymeritika (Monoaminooxydase-Hemmer), Thyreostatika (Methylthiouracil, Thiamazol), Tocainid (Xylotocan), Tuberkulostatika (Äthionamid, Kalziumaminosalizylat), Virostatika (Amantadin), Vitamin D

Korsakow: Brom, Ether, Ethylalkohol, Kohlendioxyd, Schlafmittel, Trichlorethylen

Krämpfe: Absinth, Acidum acetylosalicylicum (Aspirin), Aconitasehemmer, Aconitin, Ätherische Öle (Eukalyptus, Kampfer, Terpentin usw.), Aldrin, Amidopyrin, 8-Aminochinolinderivate, Aminophyllin, Aminopyridin, Amphetamine, Antihistaminika, Apomorphin, Arsen, Arsenik, Aspidium, Asplit, Atropin, Barium, Benzin, Benzodiazepine, Benzol, Blei, Borane, Bromate, Bryonia alba (schwarzbeerige Zaunrübe), Bryonia dioica (rotbeerige Zaunrübe), Buxin, Cadmium, Cardiazol, Castrix, Chenopodium, Chinin, Chloramin, Chloroquin, Chlorpromazin, Chrysanthemum vulgare, Cicutoxin, Cocain, Coffein, Colchicin, Coniin, Coriamyrtin, Cyanide, Cycloserin, Cytisin (DDT), Decaboran, Diacetylmorphin (Heroin), Diboran, Dichlormethan, Dichlorphenoxyazetat (MCPA), Dimethydrazin, Dimethylaminoantipyrinum (Pyramidon), Dinitrobenzol, Dinitrophenol, Endrin, Entzug bei: Alkohol, Schlafmitteln (Barbituraten, Benzodiazepinen, Bromiden u. a.), Ephedrin, Ergotamin, Ethchlorvynol, Ethylenchlorhydrin, Ethylenglykol, Ethylmerkaptan, Eukalyptus, Euphorbia cyparissias (Wolfsmilch), Filix mas (Wurmfarn), Fluor, Fluorazetat, Fluoressigsäure, Fluoride, Fluorkarbonsäurederivate, Gelsemin, Giftfische (Tetradontiae), Glykol, Helvella, Hexachlorbenzol, Hydantoine, Hydrazine, Imipramin (Tofranil), Insektizide (chlor. Kohlenwasserstoffe), Insulin, Iproniazid, Isoniacid, Isonikotinsäurehydracid (INH), Isopropylalkohol, Jodoform, Kampfer, Koffein, Kohlendioxyd, Kohlenoxyd, Kokain, Kornrade, Kresol (Lysol), Lithium, Lobelin, Mangan, MCPA, Mepacrin, Meprobamat, Merkaptan (Ethylmerkaptan), Metaldehyd (Metadämpfe), Metcaraphen, Methadon, Methanol, Methaqualon, Methotrexat, Methylalkohol, Methylbromid, Methylchlorid, Myristizin, Narcissus, Neostigmin, Nervenkampfstoffe, Nicethamid, Nickel, Nicotin, Nikotin, Nitrobenzol, Opiate, Paratoluolsulfochlorid, Penicillin, Pentaboran, Pentetrazol, Perphenazin, Pethidin, Phenetolcarbamid, Phenol, Phosphor, Physostigmin, Pikrotoxin, Pilocarpin, Piperazin, Poleiminze, Psychopharma, Pulegon, Pyrethrum, Pyridin, Quecksilber, Ranunculazeen, Resochin, Rizin, Rotenon, Saccharin, Sadebaum, Salizylate, Salvia officinalis, Santonin, Saponin, Sauerstoff, Schädlingsbekämpfungsmittel, Schlafmittel chron., Schwefeldioxyd, Schwefelkohlenstoff, Strychnin, Tabun, Taxus (Taxin), Terpentin, Tetracain, Tetrachlorethan, Tetrachlorkohlenstoff, Tetraethylpyrophosphat, Tetramethylendisulfotetramin, Thallium, Theophyllin, Thiocyanate, Thiodan, Thiozynate, Thuja (Thujon), Thymoleptika (ausgenommen Nortriptylin), Trimethyltrinitroamin, Trinitrotoluol, Veratrum, Vitamin D, Weckamine, Wurmfarn, Yohimbin, Zikutoxin, Zinn-Alkylverbindungen, Zyanwasserstoff

Kristalle im Urin: Antimon, Arsen, Ethylenglykol (Oxalate), Gold, Sulfanilamid

Kußmaulsche Atmung: Acidum acetylosalicylicum (Aspirin), Ammoniumchlorid, Azeton, Formaldehyd, Metaldehyd, Methylalkohol, Salizylsäure, Säurevergiftungen, Urämie

Laktatazidose: Biguanide

Laktation, abnorme: Chlorpromazin

Latenzzeit von Organschäden: Blei, Botulismus, Ethylenglykol, Knollenblätterpilz, Methanol, Paracetamol, Perchlorethylen, Quecksilber, Tetrachlorkohlenstoff, Thallium, Trichlorethylen, Paraquat

Lateralsklerose, amyotrophische: Blei, Mangan, Triorthokresylphosphat

Leberdystrophie, akute gelbe: Acetazolamid (Diamox), Amanita phalloides (Knollenblätterpilz), Antimon, Arsenik, Atophan, Chlordiphenyle, Chlornaphthalin, Chloroform, Dinitrobenzol, Dinitrophenol, Diphenyle, chlorierte, Eibe, Goldsalze, Gerbsäure (hohe Dosen), Halothan (b. Sensibilisierung), Helvella (Lorchel), Iproniazid, Naphthaline, chlorierte, Paracetamol, Paraquate, PCB, Phenylbutazon (Butazolidin, Irgapyrin), Phenylchinolinkarbonsäure (Atophan), Phenylhydrazin, Phosphor, Pikrinsäure, Salvarsan, Sulfonamide, Tetrachlorkohlenstoff, Toluidin, Toluilendiamin, Trichlornaphtalin, Trinitrotuluol

Lebergifte: Weniger toxisch: Acetaldehyd, Acetazolamid (Diamox) (bei vorgeschädigter Leber durch NH_3-Vergiftung), Ammoniumchlorid (bei vorgeschädigter Leber durch NH_3-Vergiftung), Anilin, Antimonverbindungen, organische, Apiol, Arsen, Arsenwasserstoff, Asplit, Atophan, Benzin, Benzole, chlorierte, Beryllium, Borane, Bromate, Cadmium, Chlorate, Chlor-Benzole, Chlordiphenyle, Chlorkohlenwasserstoffe (z. B. Fluothan), Chlornaphthaline, Chloroform, Chlorpromazin, Chlortetracyclinum (Aureomycin), Chromate, Cycloserin, Diaminodiphenylmethan, Diethylendioxid, Diethylnitrosamin, Dibromethan, Dichlorethan, p-Dichlorbenzol, Dichlorhydrin, Dimethylnitrosamin, Dinitrobenzol, Dinitrokresol, Dinitrophenol, Dinitrotoluol, Dioxan (Nekrosen ohne Ikterus), Diphenyle (PCB), Eisensulfat, Erythromycin, Ethakrinsäure, Ethylalkohol, Filix Mas, Formalin, Glycidaldehyd, Goldsalze, Halothan, Hydrazin, Hydrochinon, INH, Isozyanate, Kobalt, Koloquinten, Kresol (Lysol), Kupfersalze (akut), Lorchel, MAO-Blocker, MCPA, Mepacrin (Atebrin), Molybdän, Naphthaline, chlorierte, Naphthol, Nickeltetrakarbonyl, Nitrobenzole, Nitrodimethylamin, Oleandomycin, Oxalsäure, Paracetamol, Paratoluolsulfochlorid, Phenacetin, Phenylchinolinkarbonsäure (Atophan), p-Phenylendiamin, Phosgen, Phosphor, Phosphorwasserstoff, Plastikhärtemittel (Diaminodiphenylmethan), Pyrazincarbonsäureamid (Pyrazinamid), Quecksilberpp., Resorcin, Ricin, Salicylate, Selenium, Senfgas, Tanninsäure (cutane Resorption), Tellurium, Tetrachlorethan, Tetrachlorkohlenstoff, Thallium, Thiocyanat (selten), Thiosemicarbazon, Thiouracil (selten), Toluilendiamin, Trinitrotuluol, Uranium, Urethan, Viomycin (hohe Dosen), Vitamin A (Hepatomegalie)

Lebergifte: Hochtoxisch: Amanita phalloides (Knollenblätterpilz), Eibe, Helvella (Lorchel), Isozyanat, Paraquat, Phosphor, Primaquin, Tetrachlorkohlenstoff, Trinitrotuluol

Leberzirrhose: Anilinderivate, Arsen, Ethylalkohol, Kadmium, Phenylchinolinkarbonsäure (Atophan), Phosphor, Tetrachlorethan, Tetrachlorkohlenstoff, Trinitrotuluol

Leukämien: Benzol und Benzolderivate, Chloramphenicol, radioaktive Substanzen (Thorotrast), Röntgenstrahlen, Teersubstanzen, Thorium

Leukopenie: Antimon, Arsen, Benzin, Blei, Carbamazepin, Chloramphenicol, Hydantoine, Isoniazid, Kohlenmonoxid, Mangan, Methotrexat, Phenol, Sulfonamide

Leukopenien und Agranulozytosen: Acetophenitidin, Azetazolamid, Aminopterin, Anilinderivate, Antidiabetika, Antihistaminika, Antimon, Antiparkinsonmittel, Arsenpräparate (Salvarsan), Aspergillus fumigatus (Fumagallin), Atebrin, Barbiturate, Benzol und Derivate, Carbutamid, Chloramphenicol, Chlorophenotan (DDT), Chlorpromazin, Chlorpropamid, Colchicin, Demecolcin, Dimethylaminoantipyrin (Pyramidon), Dinitrophenol, Nitrofurantoin, Glycidaldehyd, Gold, Hexachlorcyclohexan (Lindan), Hydantoin-Derivate, Imipramin (Tofranil), Kaliumperchlorat, Lithiumkarbonat, Mepacrinum chloratum (Atebrin), Meprobamat, Methimazol, Methyldopa, Novaminsulfonum (Novalgin), Novobiocin, PAS, Penicillin (sehr selten), Persedon, Phenacetin, Phenylbutazonum, Phenylhydrazin, Podophyllinderivat, Promazin, Quecksilberpräparate, radioaktive Substanzen, Ristocetin, Salidiuretika, Sulfonamide, Streptomycin (sehr selten), Thiamphenicol, Thioridazin (Melleril), Thiouracilpräparate, Thoriumdioxid (Thorotrast), Tranquilizers, Trihexyphenidyl (Artane), Trimethadion (Tridion), Urethan, Zytostatika

Liquorveränderungen: Brom, Kohlenmonoxyd, Schlafmittel (akute), Schwefelkohlenstoff, Thallium, Triorthokresylphosphat

Lungenblutungen: Benzin, Schlangenbisse

Lungenemphysem: Cadmium, Chlor, Dichloridethylether, Kresol (Lysol), Nitrose Gase, Ozon, Phenol, Phosgen, Phosphorhalogenide, Phosphoroxychlorid, Schwefeldioxid, Vanadium

Lungenfibrosen und Pneumokoniosen: Aluminium (Kryolith), Asbest, Bariumsulfat, Beryllium, Busulfan (Myleran), Byssinose (reversible Sensibilisierung auf Baumwolle), Deiquat, Eisen, Eisenoxyde, Hexamethonium, Hydantoin, Kalkstaub, Kohle, Lost-Derivate, Mecamylamin, Methysergid, Nebelpatronen (Militär), Oleum iodatum (Lipiodol), Paraquat, radioaktive Substanzen, Sauerstoff (reiner), Schellack, Senfgas (Lost), Silizium (Quarz, Talk, Kaolin), Wolfram, Zinkoxyd

Lungenkarzinome: Asbest, Benzypren und Verwandte, Chrom, Chromate, Eisenerze, Nickel, Nickeltetrakarbonyl, radioaktive Substanzen (Schneeberger Lungenkrebs), Senfgas (Loste), Tabakrauch, Teerstoffe, Zigarettenrauch

Lungenödem, Kardiales: Adrenalin, Pilocarpin

Lungenödem: Alkylphosphate, Barbiturate (Schlafmittel), Clomethiaziol, Metalldämpfe, Opiate (Heroin), Reizgase, Säuredämpfe

Lungenreizstoffe: Acrolein, Akrolein, Akrylethylesther, Akrylsäure, Akrylsäurebutylesther, Alkylphosphate (Parathion etc.), Allyalkohol, Allylamin, Allylbromid, Allylchlorid, Aluminiumchlorid, Aluminiumtriethyl, Ameisensäure, Ameisensäurebutylester, Ameisensäurethylester, Ammoniak, Ammoniakgas, Ammoniumchlorid, Ammoniumfluorid, Ammoniumhydrogenflurid, Ammoniumhydrogensulfid, Ammoniumhydroxid, Ammoniumsulfid-Lösung, n-Amylamin, Amylazetat, n-Amylchlorid, Amylmerkaptan, Amylnitrit, Anilin, Anilinhydrochlorid (Antidot Auxiloson-Spray!), Antimon, Antimonpentachlorid, Antimonpentafluorid, Antimonpentasulfid, Antimontribromid, Antimontrisulfid, Antimonwasserstoff, Arsen (Tracheobronchitis), Arsenide, Arsentrichlorid, Arsentrisulfid, Asplit, Azetylbromid, Azetylchlorid, Azetylen, Bariumsulfid, Benzin, Benzoperoxid, Benzotrichlorid, Benzotrifluorid, Benzoylchlorid, Benzylamin, Benzylbromid, Benzylchlorid, Beryllium, Borane, Borax, Borhalogenide, Bortribromid, Bortrichlorid, Bortrifluorid, Brandgase, Brom, Bromazeton, Bromazetophenon, Brombenzol, Brommethan, Bromwasserstoff, Bromwasserstoffsäure, Buthylhydroperoxid, Butylamin, γ-butylketon, i-Butyraldehyd, Chlor, ω-Chloracetophenon, Chloracetylchlorid, Chloral, Chlorameisensäureallylester, Chlorameisensäureethylester, 2-Chlorbenzaldehyd, Chlorbrommethan, 1-Chlor-2,4-Chlordioxid, 1-Chlor-2,3-Chloressigsäureethylester, Chlordan, Chlordioxid, 2-Chlorethanol-(1), Chloroform, 2-Chloropren, Chloroxid, m-, o-, p-Chlorphenol, Chlorpikrin, Chlorpikrin und ähnliche Kriegsgase, Chlorpropan, a-Chlorpropinsäure, Chlorsulfonsäure, Chlorwasserstoff, Chromate, Chromsäure, Chromschwefelsäure, Chromtrioxid, Clophen, Cumol, Cumolhydroperoxid, Cyclohexanol, Cyclohexanonperoxid, Cyclohexylamin, Cyclopentadrin, Cyclopentan, Cyclopentanon, i-Decanol, Diacetyl-morphinum (Heroin), Diallylamin, Diazomethan, Diboran, Dibrommethan, Dibutylamin, Dichlorazetylchlorid, 1,4-Dichlorbutan, Dichlordimethylether, Dichlorethyl, 1,1-Dichlorethylen, 1,2-Dichlorethylen, Dichlorhydrin, Dichlormethan, 2,4-Dichlorphenoxyessigsäure, 1,2-Dichlorpropan, Dichlorpropene, Diethylamin, Diethylaminethanol, Diethylanilin, Diethylenglykolmonobuthylether, Diethylenketon, Diethylensulfat, Diethylentriamin, Diisobutylen, Diisopropylamin, Dimethoxystrychnin, Dimethylamin, Dimethylazetamid, Dimethylether, Dimethylethnolamin, Dimethylhydrazin, Dimethylsulfat, Dinatriumphosphat, Dinitroo-kresol, 4,6-Dinitro-o-kresol, Dinitrophenole, Dinoxan, Diprophylenglykolmethylether, Dipyridinium, n-Dodecan, Dodecylmercaptan, Epochlorhydrin, Essigsäure, Essigsäure-n-amylester, Essigsäureanhydrid, Essigsäurebutylester, Essigsäure-n-butylester, Essigsäureethylester, Essigsäuremethylester, Ethylalkohol, Ethylbromid, Ethylenamin, Ethylenbromid, Ethylenchlorhydrin, Ethylendiamin, Ethylendibromid, Ethylendichlorid, Ethylenglykolmonoethylether, Ethylglykolmonomethyletherazetat, Ethylhexanol, 2-Ethylhexanol, Ethylhexylamin, Ethylmerkaptan, Ethyloxid, Ethylpolyglykol, Fluor, Fluoride, Fluorwasserstoff, Flußsäure, Formaldehyd, Formalin, Furfuralkohol, Furfurol, Galliumarsenid, Glycidaldehyd, n-Heptan, i-Heptane, Heptene, Heroin, Hexamethonium, Hexamethylendiamin, Hexamethylendissozyanat, n-Hexan, Hexanol-1, Hexen-1, Hydrazin, Hydrazinhydrat, Hydrochinon, Isopren, Isozyanat, Isopropylazetat, Jod, Jodmethan, Jodwasserstoffsäure, Kadmium, Kadmiumoxid, Kadmiumverbindungen, Kalium, Kaliumdichromat, Kaliumhexaflurvaliuminat, Kaliumhypochlorit, Kaliumjodid, Kaliumkarbonat, Kaliumnitrat, Kaliumperchlorat, Kaliumperoxid, Kaliumpersulfat, Kaliumsulfid, Kalziumchlorat, Kalziumhypochlorit, Kalziumkarbid, Kalziumoxid, Kalziumperoxid, Kalziumzyanamid, Keten, Kieselfluorwasserstoffsäure, Königswasser, Krotonaldehyd, Maleinsäureanhydrid, Mangan (Pneumonie), Mangandioxid, Mecamylamin, Mesityloxid, Metakrylsäure, Metanilsäure, Methylbenzylbromid, Methoxybutanol, Methyjodid, Methylalkoholamin, Methylbromid, Methylchlorid, Methylenchlorid, Methylfluorsulfat, Methylformiat, Methylisobutylcarbinol, Methylisothiozyanat, Methylisozyanat, Methylmerkaptan, 2-Methylpentan, 3-Methylpentan, N-Methylpyrrolidon, n-Methylpyrrol, Methylzyklohexan, Möbelpolitur (Petrol), Monofluoressigsäure, Montrichlormethan, Morpholin, 1-Naphthyl-thioharnstoff, Natriumborhydrid, Natriumchlorat, Natriumchlorit, Natriumdithionit, Natriumethylat, Natriumfluorid, Natriumfluorsilikat, Natriumhexafluoraluminat, Natriumhydrogensulfit, Natriumhydrosulfid, Natriumhypochlorit, Natriumjodid, Natriummethylat, Natriumperoxid, Natriumsulfid, Nickelkarbonyl, Nickeltetrakarbonyl, Nitrochlorbenzol, Nitroethan, Nitrofurantoin, Nitromethan, 1-Nitropropan, Nitrose Gase, Nitrotoluole, i-Nonanol, Octen-1, Oleum, Opium (Lungenödem), Orthochlorphenol, Osmiumtetroxid, Ozon, Paraformaldehyd, Paraquat, Paraquate (Lg-Induration), Parathion, Paratoluolsulfochlorid, PAS, Pentachlorphenol, Pentolinium, Pentylamin, Perchlorethylen, Perchlormethylmerkaptan, Perchlorsäure, Peressigsäure, Permanganate, Petrol, Phenol, Phenolphthalein, Phenylisozyanat, Phosgen, Phosphalone, Phosphin, Phosphor-Gelb, Phosphoroxidchlorid, Phosphoroxychlorid, Phosphorpentachlorid, Phosphorpentoxid, o-Phosphorsäure, Phosphorstaub roter, Phosphortribromid, Phosphortrichlorid, Phosphortrisulfid, Phosphorwasserstoff, Phoxim, Pilocarpin, Piperidin, Polychlortrifluorethylen, Polyesterharze, Polystyrol-Schaumstoffe, Polytetrafluorethylen, Polyvinchlorid, Propinanhydrid, Propinbutylester, Propinethylester, Propinmethylester, Propinpropylester, Propinsäure, Propionaldehyd, i-Propylamin, n-Propylamin, n-Propylbenzol, 2-Propylchlorid, n-Propylchlorid, 1,2-Propylenoxid, Pyrrolidin, Quecksilber, Rauchgase, Salpetersäure, Salzsäure konzentrierte, Schwefel, Schwefelchlorid, Schwefeldioxid, Schwefeldioxyd, Schwefelhexafluorid, Schwefelkohlenstoff, Schwefelsäure, Schwefeltrioxid, Schwefelwasserstoff, Seifen u. Detergentien, Selen, Selendioxid, Selenhexafluorid, Selenium, Selenwasserstoff, Senfgas, Silbernitrat, Silberzyanid, Siliziumtetrachlorid, „Smog", Stearinsäure, Stickstoffdioxid, Styrol, Styroloxid, Sulfanilsäure, Sulfurylchlorid, Tellurhexafluorid, Testbenzin, Tetrachlorkohlenstoff, Tetrachlorvinfos, Tetraintromethan, Tetranitromethan, Thionylchlorid, Thomasschlacke (Pneumonie), Titanchlorid, Titantetrachlorid, Toluylendiisozyanat, Tri-n-amylamin, Trichlorethan, Triessigsäure, Triethylamin, 1,2,2-Trifluor-trichlorethan, Trilone, Trimethylamin, Trinatriumphosphat, 1,2,3-Trioxan, Tripropylamin, Trisilan, Tritbutylphosphat, Uranhexafluorid, Uranium, Vanadiumpentoxid, N-Vinyl-2-pyrrolidon, Xylenole, o-Xylylpromid, Zimtaldehyd, Zinkchlorid, Zinkethyl, Zinkzyanid, Zyanamid, Zyanchlorid

Lupus-erythematodes (pos. LE-Zelltest): Carbamazepin, Dihydralazin, Diphenylhydantoin, Gold, Griseofulvin, Guanoxan, Hydantoin u.a. Antiepileptika (Trimethadion), Hydralazin (Apresolin), Isoniazid, Methsuximid, Methyldopa, PAS, Penicillin, Phenolphthalein, Phenylbutazon (Butazolidin), Phenytoin, Procainamid (Pronestyl), Streptomycin, Sulfamethoxypyridazine, Sulfonamide (Sulfadiazin, Tetrazykline, Thiouracil)

Lyell-Syndrom: Acetazolamid (Diamox), Acetylsalicylsäure (Aspirin, Aspro), (Acetylsalicylsäure, Phenacetin, Codeinphosphat), (Acetylsalicylsäure, Phenacetin, Coffein); Meractinomycin (Sanamycin), Aethoform (Anaesthesin), Aminophenazon (Pyramidon), p-Aminosalicylsäure, Aminothiazol, Amobarbital, Ancoloxin, Antibiotika und Tuberkulostatika, Antikonvulsiva, Antirheumatika, Barbiturate, Belladonna-Alkaloide, Benzathin-Penicillin G (Tardocillin), Butobarbital, Carbutamid (Oranil), Chloramphenicol, Chlorjodochin (Vioform), m-Chlorphenol, Chlorpromazin, Contraneural, Dyspepsol-Granulat, Eusedon, Fenistil retard (Dimethylpyrindin), Formitrol (Paraformaldehyd), Ingelan, Irgapyrin (Phenylbutazon+Aminophenazon), Isoniazid (Isoprenalinsulfat+Salizylsäure), Meclozin, Melabon, Mephenytoin (Mesantoin), Neomycin, Neuralgin, Nitrocarbazol, Oleum Chenopodii, Oxyphenbutazon (Tanderil), Paraldehyd, Penicillin (Procain-), Pethidin, Phenazon (Antipyrin), Phenobarbital (Luminal), Phenothiazine, Phenylbutazon (Butazolidin), Phthalsäurederivate, Primidon (Mylepsin), Promethazin (Phenergan), (Prophenazon, Phenacetin, Coffein), Pulvis Doveri, (Salicylamid, Phenacetin, Coffein), Salicylate, Saridon, Serum antitetanicum, (Silber-Eiweiß-Acetyltannat), Spiramycin, Streptomycin, Stringiet, Sulfamethoxydiazin (Durenat), Sulfamethoxypyridazin, Sulfamethyldiazin (Pallidin-Saft), Sulfametoyl, Sulfathiazol, Sulfonamidverbindungen, Sulthiam (Ospolot), Targesin, Tetrachlorethylen, Tetracycline, Tinctura Capsici, Tomanol (Isopyrin+Phenylbutazon), Vitamin B_6

Lymphknotenschwellung: Hydantoin, Kaliumperchlorat (Lymphadenopathie), Mesantoin, PAS, Phenobarbital, Pyrazincarbonsäureamid, Sulfonamide

Lymphopenie: Arsen, Chlorambucilum (Leukeran), Chlorethazine, Demecolcin, Imurel, Trimethylenmelamin, Urethan, Zytostatika

Magenblutung: Benzol, Butazolidin, Cortison, Indomethacin, Kaliumpermanganat, Laugen, Metaldehyd, Oxalsäure, Salizylate (Acidum acetylosalicylicum), Säuren

Magen-Darm-Blutung: Alkohol, Arsen, Colchicin, Laugen, Nicotin, Pilze, Pflanzenschutzmittel (Dinitrobenzol, Dinitrophenol), Rheumatabletten, Säuren, Schwermetalle

Magengeschwüre: ACTH, Asplit, Barbiturate (Stressulkus b. schwerer Verg.), Blei, Bor (chron. Verg.), Butazolidin, Cortison, Dieffenbachia sequine, Indomethacin, Methylviolett, Nikotin, Paratoluolsulfochlorid, Schwefelkohlenstoff, Tetrachlorkohlenstoff

Magenperforation: Aldehyde, Laugen, Kaliumpermanganat, Säuren

Methämoglobinbildner: Aniline, Aminophenole (4-DMAP), Nitrate, Nitrite, Chlorate sowie: Benzidin, Bariumbromat, Chlorpikrin B, Chlorbenzol, Dekalin (cis, trans), Dinitrobenzol, 2,4-Dinitrochlorbenzol, 2,4-Dinitrotoluol, Hydrochinon, Hydroxylamin, Kaliumbromat, Kaliumhypochlorid, Natriumchlorid, Natriumhypochlorid, Nitroäthan, Nitrobenzol, Nitromethan, 4-Nitrophenol, 1-Nitropropan, Nitrosegase, Nitrotoluole, Natriumbromat, Nitrochlorbenzole, Phenol, Phenylhydrazin, Phosphortrisulfid, p-Phenylendiamin, Resorzin, Salpetersäure, Stickstoffdioxid, Tetranitromethan, o-Toluidin (m-, p-), o-Tolidin, Xylidine, Zinkphosphid

Methämoglobin ohne Heinz'sche Innenkörper: Ammoniumnitrat, Bismutsubnitrat, Chlorate (Kaliumchlorat!), Detergentien (Tenside-)Instillationen (Uterus), DMAP, Nitrite, Nitrose Gase, Seifen (Instillationen Uterus), Spinatwasser, Sulfite

Miosis: Aceton, Barbiturate, Benzodiazepine, Carbamate Chloralhydrat, Codein, Coffein, Nervenkampfstoffe, Nicotin, Opiate, Parasympathicomimetica, Phosphorsäureester, Physostigmin, Pikrotoxin, Pilocarpin, Pilze, Prostigmin, Pyramidon, Schlafmittel

Muskelatonie: Alkohol, chron., ebenso Barbiturate, chron., Chlorothiazid, Cortison, Diuretika, Meprobamat, Opiate, chron., Tranquilizer

Muskelnekrose: Kohlenoxyd, Schlafmittel, Seeschlangengift

Muskelschwäche: Alkohol, Arsen, Blausäure, Blei, Chinin, Cyanide, Ethylenglycol, Hexachlorbenzol, Kohlenmonoxid, Mangan, Methanol, Morphin, Nicotin, Propanolol, Selen, Thallium, Thiocyanat

Mydriasis: Aconitin, Alkohol, Amphetamine, Antihistaminika, Atropin, Cocain, Colchicin, Ethylenglykol, Kohlenmonoxid, Kreislaufmittel (Adrenalin), LSD, Methanol, Nicotin, Opiatentzug, Pilze (Atropin), Psychopharmaca, Schlafmittel, Scopolamin, Thallium

Myoglobinurie: Kohlenmonoxyd, Seeschlangen, Schlafmittel

Nagelfarbe: Antimalariamittel, gelbgrüne Fluoreszenz-Atebrin

Nagelwachstumsstörungen: Arsen („Meessches Nagelband"), Thallium („Meessches Nagelband"), Vanadium

Narkose: Amylazetat, Antihistaminika, Azeton, Azetylen, Barbiturate, Benzin, Benzol, Butanon, Butylalkohol, Butylazetat, Bromethyl, Chlorethyl, Chlorbenzalmalonitril, Chloroform, Chlorpromazin, Dichlorethan, Dioxan, Ether, Etherische Öle, Ethylalkohol, Ethylenoxyd, Ethylmerkaptan, Eukalyptus, Glykole, Halogenkohlenwasserstoffe, Kohlendioxid, Kohlenoxid, Lachgas, Monochlorbenzol, Metaldehyd, Methylalkohol, Morphine, Muskatnuß, Myristicin, Neuroleptika, Opiate, Porpylalkohol, Quaternäre Ammoniumverbindungen, Schwefelkohlenstoff, Skopolamin, Terpentin, Tetrahydrofuran, Toluol, Tranquilizer, Xylol

Nasengeschwüre: Arsen, Chrom (Zementstaub, Chromatdämpfe), Kokain (lokale Einwirkung), Kupfersalze, Mehlstaub (Bäcker), Säuredämpfe (z. B. Kalzinieren d. Rohsoda)

Nebennierenschädigung: Arsen, Blei, Cortison, Quecksilber, Schwefelkohlenstoff, Thallium, Zytostatika

Nephrolithiasis: Cadmium

Nephrosklerose: Blei, Schwefelkohlenstoff

Nieren-Calcinosis: Dihydrotachysterin (AT_{10}), Sublimat, Vitamin D

Nierengifte II: Acetessigsäure, Acidum acetylosalicylicum (Aspirin) (hohe Dosen), Akridin-Farbstoffe, Aldehyde, Aloe, Amanita pantherina phalloides, Ameisensäure, Anilin (chronisch), Antimon, Apiol, Arsenpräparate, Arsenwasserstoff, Aspidium, Azetolamid, Bacitracin, Barbiturate, Bariumsalze, Benzin, Benzol, Berylliumbichromat, Blei, Blei-Stearat, Bor, Borane, Cadmium, Cantharidin, Chenopodium, Chinin, Chlorate, Chlortetracyclin (Aureomycin), Chromate, Chrysarobin, Colchicin (Nephrose), Cortinarius orellanus (Nephrose), Dichlorethan, Dichlorhydrin, Diethylendioxyd, Diethylenglykole, Dihydrotachysterin (AT_{10}), Dinitrokresol, Dinitrophenol, Dioxan, Hg-Diuretika, $CaNa_2$-EDTA, Eisenchlorid, Ergotamin, Ethylendichlorat, Ethylenglykole, Fluoride, Formalin, Glycidaldehyd, Glycole, Goldsalze, Helvella, Hexamethylentetramin, Hydantoin, Hydrochinon, Isonikotinsäurehydrazid (INH), Isopropylalkohol, Jod (Anurie und Hämaturie), Jodkontrastmittel, Juniperus sabinae (Sadebaum), Kaliumchlorat, Kaliumperchlorat (Nephrose), Kanamycin (selten), Kohlenoxyd (Schockmechanismus), Kresol (Lysol), Kupfersalze, Mandelsäure, MCPA, Mepacrinum chloratum (Atebrin), Mephenesin, Mercaptan, Methylalkohol, Methylbromid, Methylchlorid, Methyljodid, Methylsalicylat, Molybdän, Morphium, Naphtalin, Naphthol, Natriumchlorat, Neomycin, Nitrate, Nitrobenzol, Nitrochlorbenzol, Oxalate, Oxalsäure, Pamaquin (Plasmochin), Paracetamol, Paraquate, Permanganate, Phenacetin (interstitielle Nephritis), Phenidion, Phenol, Phenolphthalein, Phenylbutazonum, β-Phenylendiamin, Phosphor, Phosphorwasserstoff, Pikrinsäure, Pilze (Amanita u. Cortinarius), Polymyxin, Primaquine, Probenecid, Propylenglykol, Pyridin (oral), Pyrogallol, Quecksilberpräparate, Resorcin, Rhus toxicodendron (Giftefeu), Ricin, Safran, Salicylate, Santonin, Schlangengifte, Schwefelkohlenstoff (vaskulär), Seifen, Selen, Silber, Stickoxydule, Sublimat, Sulfonamide, Tellurium, Terpentinöl, Tetrachlorethan, Tetrachlorethylen, Tetrachlorkohlenstoff, Tetracyclin-Zerfallsprodukte (reversibles „Fanconi-Syndrom"), Thallium, Thiocynate, Thuja, Trimethadion, Trinitrotoluol, Tungsten Uranium, Urethan, verna, Vinylzyanamid, Viomycin, Vitamin D, Vitamin D (Kalkzylinder), Wismut, Yohimbin, Zinkchlorid

Nierenversagen (direktes): Anilin, Arsen, Borsäure, Chlorat, Chromate, Dichlorethan, Deiquat, Paraquat, Eisenverbindungen, Essigsäure, Ethylenglykol, Lysol, Kupferverbindungen, Lithium, Methotrexat, Oxalsäure, Paraldehyd, Quecksilbersalze, Salizylate, Tetrachlorkohlenstoff, Thallium

Nystagmus: Alkohol, Arsen, Barbiturate, Benzodiazepine, Cocain, Cyanide, Ethylenglykol, Hydantoine, Kohlenmonoxid, Phenylcyclidin, Primidon, Schlafmittel, Sedativa, Schwefelkohlenstoff, Thionracil

Obstipation: Antimon (chron.), Barbiturate u.a. Schlafmittel (chron.), Blei, Codein, Ephedrin (Abmagerungsmittel), Fluoride (chron.), Ganglienblocker, Opiate (chron.), Nikotin (chron.), Selen, Schwefelkohlenstoff, Strychnin, Thallium

Opticusneuritis: Alkohol, Disulfiram: Antabus, Tuberkulostatika, Isoniazid (INH), Cedin, etibi-inh, IHN-Kabi, INH-Burgthal, Isozid, Neoteben, Rimifon, Tebesium, Tb-Phlogin
Ethambutol
Cycloserin
Dionamid
Chloroquin
Arsenverbindungen
Carbarson
Acetarsol
Chloramphenikol
Orale Kontrazeptiva
Penicillamin: Metalcaptase, Trisorcin B₆, Trolovol
Halogenisierte 8-Hydroxy-Chinoline
Dijodhydroxychinolin
Broxyquinolin: Dysentrozym, Fenilor, Intestopan, Sandoin, Sandoin C
Clioquinol
Haloquinol
Mexase plus
Uzara plus
Monoaminooxidase-Hemmer
Tolbutamid
Ethchlorvynol
Chinin

Osteomalazie: Fluor, Kadmium

Osteoporose: Cortison, Fluor, Kadmium, Phosphor, Radiumpräparate, Vitamin D

Osteosklerose: Fluor, Vitamin A

Pankreatitis: Alpha-Methyldopa, Azatioprin, Barbiturate, Benzin, Chlorothiazide, Dicumarol, Furosemid, Glukokortikoide, Heparin, Isoniazid, L-Asparaginase, Ovulationshemmer, Paracetamol, Pervitin, Phenformin, Salazopyrin, Sulfonamide, Tetrachlorkohlenstoff

Photosensibilisierung: Acridin, Anthracen, Bengal-Rosa, Bonzgronum, Bergamotteöl, Chlorothiazide, Chlorpromazin, Dimethylchlortetracyclin, Furocumarine (Ficusarten), Griseofulvin, Hämatoporphyrin, Methoxypsoralen, Nalidixinsäure, Pastinaea sativa, Phenantren, Phenothiazine, Protoporphyrin, Pyridin, Sulfonamide, Sulfonylharnstoff, Teerdämpfe, Tetracyline, Zyklamat

Plötzliche Todesfälle: Aconitin, Adrenalin, Alkylphosphate (Parathion usw.), Amphetamin, Antiarrhythmika, Beta-Blocker (Provokation von Asthma bronchiale), Chromate, CO, CO_2, Eisenpräparate (Kinder), Kokain, LSD, Nickel, Nikotinlösung, Schwefelwasserstoff, Strychnin, Teerstoffe, Zyan und Zyanide

Polycytämie: Arsen, Benzin, Blei, Kohlenmonoxid, Mangan, Methanol, Quecksilber

Polyglobulie: Benzol, Kobalt, Kohlenoxid (chronische), Mangan

Polyneuropathie: Acrylamid, Akonitin, Alkohol, Alkylphosphate, Arsen, Arsen und seine Derivate, Barbiturate, Benzin, Benzol, Blei, Bleitetraethyl, Chenopodium, Chlorjodoquin (Vioform), Chlorochin (Resochin), Coniin (Schierling, Hundspetersilie), Dichlorphenoxyazetat, Dinitrokresol, Dinitrophenol, Ether, Ethylalkohol, Gold, Goldsalze, Hydralazin (Apresolin), Isonikotinsäurehydrazid (INH, Rimifon), Jodethyl, Kalium, Kohlenmonoxid, Kohlenoxyd, Lathyrismus, Methaqualon, Methylalkohol, Methylbromid, Methylchlorid, Morphin, Muscheln (giftige), Nicotin, Nitrofurantoin (sensorische), 8-Oxychinolin (jodierte Derivate), Pentachlorphenol, Petrol, Phenolrot (Cauda-equina-Syndrom b, intrathekaler Anwendung), Phthalazinderivate, Plankton (Schellfisch), Polymyxin, Quecksilber, Quecksilberderivate, -methyl, Schierling, Schlafmittel, Schwefelkohlenstoff, Schwefelwasserstoff, Streptomycin (intralumbal), Sulfone, Tabun, Tetrachlorethan, Tetrachlorethylen, Thallium, Thiuram, Trichlorethylen, Trinitrophenol, Triorthokresylphosphat, Vioform

Polyradiculitis Guillain-Barré: Blei, Quecksilber

Polyurie: Aconitin, Alkohol, Amphetamin, Anilin, Benzin, Blei, Coffein, Cocain, Digitalis, Diuretica, Juniperus communis (Wacholder), Juniperus sabinae (Sadebaum), Scopolamin, Theophyllinpp., Quecksilber, Schwefelkohlenstoff, Saluretika

Porphyrinurie: Apronalid (Sedormid), Aromatische Nitro- und Aminoverbindungen, Barbiturate, Benzol, Blei, Griseofulvin (akute), Hexachlorbenzol (=Benzolhexachlorid) [Porphyria cutanea], Ovulationshemmer, Selenwasserstoff, Sulfonamide, Tetrachlorkohlenstoff, Tetrachlorethan, Thallium

Potenzverlust: Alkohol (chron.), Blei (chron.), Opiate (chron.), Quecksilber (chron.)

Priapismus: Cantharidin, Capsicum, Isozyanat, Yohimbin

Proteinurie: Alkohol, Arsen, Benzin, Blei, Cadmium, Chinin, Ethylenglykol, Fluoride, Gold, Methanol, Methaqualon, Morphin, Quecksilber, Salicylate, Selen, Sulfonamide, Thallium, Thiocyanate

Pseudo-Croup: Lungenreizstoffe, Menthol-Inhalation (Spray, Nasentropfen)

Pseudoikterus (Farbstoffe): Mepacrinchlorat (Atebrin), Novobiocin, Pikrinsäure

Psychose: ACTH, Alkohol, Amanita pantherina, Amphetamine, Anticholinergica, Antihistaminica, Antimon, Arsen, Aspidium, Atropin, Barbiturate, Belladonna, Benzin, Benzodiazepine, Bromide, Blei, Bleitetrathyl, Chenopodium, Coffein, Cocain, Codein, Corticoide, Cycloserin, Digitalis, Ephedrin, Ganglienblocker, Gluthetimid, Glykoderivate, Haschisch, Halluzinogene, Hydantoine, Hyoscyamin, Jodide, Jodoform, Kokain, Kohlenmonoxid, LSD, Mangan, Methanol, Methylbromid, Morphin, Muscarin, Mutterkorn, Nicotin, Pentazocin, Phenol, Phosphorwasserstoff, Procain, Thiazide, Quecksilber, Rauwolfia, Salizylate, Schlafmittel, Schwefelkohlenstoff, Scopolamin, Secale, Selen, Sulfonamide, Symphaticomimetica, Thallium, Thiocyanate, Thyroxin, Trichlorethylen, Zyanide

Ptose der Augenlider: Botulismus (hier zusammen mit Augenmuskellähmungen), Gelsemin

Ptosis: Botulinus (Fleisch- und Fischvergiftung), Thallium

Pulmonale Hypertension: Amphetamine

Purpura, Vaskuläre: Meprobamat, Quecksilberpräparate, Schlangengift, Sulfonamide, Tranquilizer

Pylorusstenose: Ätzmittel, Laugen, Säuren

Quincke-Ödem: Acidum acetylosalicylicum (Aspirin), Chinidin, Chinin, Insektenstiche, Teerstoffe

Retroperitoneal-Fibrose: Methysergid (Deseril)

Rhinitis: Ameisensäure, Ammoniak, Cadmium, Chlor, Essigsäureanhydrid, Jod, Isozyanate, Naphazolin nitricum (Privin, chron. Abusus)

Risus sardonicus: Tetanus, Schierling

Salivation: Alkylphosphate, Amanita muscaria, Ammoniak, Blei, Bleitetraethyl, Botulismus, Brom, Buxin, Cantharidin, Castrix, Chinin, Cicutoxin, Coniin, Coriamyrtin, Curare, Cytisin, Daphne (Seidelbast), Emetinum hydrochloricum, Fluoride, Glycidaldehyd, Jodismus, Kobaltverbindungen, Kresol (Lysol), Mangan, Metaldehyd (Meta), Muscarin, Neostigmin (Prostigmin), Nikotin, Phenol, Phosphor (chron.), Physostigmin, Pikrotoxin, Pilocarpin, Quecksilber, Salzsäure, Santonin, Saponin, Silbernitrat, Strychnin, Tetraethylpyrophosphat, Tabun, Thallium, Trichlorethylen, Xylol, Zyanwasserstoff

Schlaflosigkeit: Amphaetaminep, Anilin, Barbiturate (chron.), Bleitetraethyl, Kadmium, Kohlenoxyd, Nitrose Gase, Phenazetin-Abusus, Quecksilber, Schwefelkohlenstoff

Schock: Acetanilid, Amylnitrit u. a. Nitrite, Anilin und Derivate, Arsenik, Barbiturate, Chloralhydrat, Chlorothiazid, Chlorpromazin, Dinitrobenzol, Disulfiram (Antabuse) + Alkohol, Diuretika, Ganglienblocker, Hexamethonium, MAO-Blocker, Meprobamate (hohe Dosen), Naphazolinum nitricum (Privin) (Spätstadium), Nitrite, Nitroglykol, Nitroglyzerin, Quaternäre Ammoniumverbindungen, Rauwolfiapp. (Reserpin, Serpasil etc.), Schlafmittel, Schlangengifte, Sulfite, Sympathikus-Blocker (Guanethidinum), Tetrachlorkohlenstoff, Thallium, Tranquillantia, Thiuram

Schweißneigung: Acidum acetylosalicylicum (Aspirin) und Salizylate, Alkylphosphate (z. B. Parathion), Amanita muscaria, Amylnitrit, Cadmium, Dinitroorthokresol, Insulin, Isozyanat, LSD, Mangan, Muscarin, Naphazolinum nitricum (Privin), Nitrose Gase, Pilocarpin, Weckamine

Sprue (Malabsorption-Syndrom): Arsen (chron.), Neuomycin

Stomatitis: Arsenik, Blei, Dieffenbachia sequina, Folsäureantagonisten (Aminopterin, Amethopterin), Hydantoinpp., Merkaptopurin (Purinethol), Thallium, Quecksilber, Wismut

Tachykardie: Abrin, Acetaldehyd, Acetanilid, Adrenalin, Alkohole, Amanita muscaria, Amanita pantherina, 8-aminocholinderivate (Primaquin etc.), Aminophyllin, Amphaetaminpp., Analeptika, Antihistaminika, Arsenik, Aethylmerkaptan, Atropin, Chlorpromazin u. Derivate, Coffein, Cytisin, Dinitrophenol, Disulfiram (Antabuse) × Alkohol, Hexachlorbenzol, Kohlendioxyd, Ephedrin, Epinephrin-Derivate, HN_3 (Stickstoff-Wasserstoffsäure), Kohlenoxyd, Kokain, Imipramin, Methämoglobinbildner, Naphazolinum nitricum (Privin), Nikotin, Nitrite, Nitrobenzole, Paranitrochlorbenzol, Procain, Promethazin (Phenergan), Pyribenzamin, Thallium, Theophyllin, Thymoleptika, Yohimbin, Zyanamid, Zyanwasserstoff

Teratogen: Arsen, Alkohol, Amphetamin, Blei, Cannabis, Chlorpromazin und Derivate, Cortison, LSD, Neuroplegika, PCB, Phenothiazinderivate, Radioaktive Stoffe, TCDD, Thalidomid, Thallium, Thymoleptika, Zytostatika

Thrombose, Lungenembolie: ACTH, schwere Barbituratvergiftung, Cortison, Kohlenoxyd, Ölige Injektionsmittel, Ovulationshemmer

Thrombozytopenien: Acetazolamid (Diamox), Acidum phenylcinchonicum (Atophan), Amobarbital, Apronalid, Benzol und seine Derivate, Bor, Carbutamid (Nadisan), Chloramphenicol (Chloromycetin), Chlorthalidon (Hygroton), Chinin und Chinidin, Chlorothiazid-Derivate, Colchicin, Digitoxin, Azetyldigitoxin, Glykole, Gold, Hg-Präparate, Hydantoin-Derivate, Indomethacin, Isonikotinsäurehydrazid, Kaliumperchlorat, Lithiumkarbonat, Meprobamat, Methimazol (Tapazole), Phenothiazin, Phenylbutazon (Butazolidin, Irgapyrin), Podophyllinderivat, Salicylate, Ristocetin, Saluretika, Sulfone, Thiamphenicol, Thiouracile, Zytostatika

Tremor: Acrylamid, Alkohol (chron.), Analeptika, Aminophyllin, Alkylphosphate, Bleitetraethyl, Brom, Chlorpromazin, Coffein, Cycloserin, Diethylether (chron.), Imipraminum (Tofranil), Iproniazid (Marsilid), Kohlenwasserstoffe, Mangan, Methylalkohol, Phenacetin, Quecksilber, Rotenon, Schlafmittel, Schwefeldioxyd, Schwefelkohlenstoff (chron.), Tetrachlorethan, Thallium, Thymoleptika, Trichlorethylen (chron.)

Trigeminusneuralgie und -lähmung: Trichlorethylen

Trockene Nase: Amphetamine, Amylazetat, Cadmiumoxyd, Chlorpromazin, Daphne (Seidelbast), Dihydralazin, Nepresol, Naphazolinum nitricum (Privin), Rauwolfia (Reserpin, Serpasil), Trinitrotoluol

Trockener Mund: Aconitin (Aconitum), Amphetamine (Benzedrin), Antihistaminika, Arsen, Atropinderivate, Barium, Belladonnaderivate, Chlorpromazin, Delphinin (Delphinium), Diphenhydramin (Benadryl), Hyoscyamin, Lobelinum hydrochlor. (Lobelin), Opiate, Scopolamin, Solanum, Trihexyphenidyl (Artane), Tollkirsche

Tüpfelzellen: Antimon, Blei, Wismut

Übelkeit: Acetaminophen, Aceton, Alkohol, Antihistaminika, Antimon, Arsen, Atropin, Benzin, Benzodiazepine, Blausäure, Blei, Bor, Bromide, Cadmium, Carbamezepin,

Cocain, Codein, Coffein, Cyanide, Digitalis, Ephedrin, Ethylenglykol, Fluoride, Gold, Hydantoine, Isoniazid, Isopropanol, Kohlenmonoxid, Kupfer, Lidocain, Lithium, LSD, Methanol, Methotrexat, Opiate, Nicotin, Nickel, Paraldehyd, Phenol, Procainamid, Propoxyphen, Quecksilber, Salicylate, Schädlingsbekämpfungsmittel, Streptomycin, Strychnin, Succinimide, Sulfonamide, Thallium, Theophyllin, Thiocyanate, Wismut

Ulzera im Mund, Pharynx: Zytostatika (Bleomycin, Dactinomycin, Coxorubicin, Fluorozuracil, Methotrexat)

Ureterenstenose: Ergotamte, chronisch

Urin – Blut: s. Hämaturie

Urin – Farbe

Orange	Fleischwasserfarben	Rot
Chivsarobin	Cumarin	Aminophenazon
Eosin	Glykol	Anilinfarben
Laxantien	Kantharidin	Antipyrin
(Chrysolinsäure)	Terpentin	Azoangin
Rhabarber	Hämoglobin (bis blut-	Brombeeren
(Rubzonsäure)	rot)	Euvernil
Santonin		Fuchsin
Senna		Hämoglobin
Sulfonamide		Heidelbeeren
(Fieber)		Istizin
Urobilin		Myoglobin
		Phenolphthalein
		Phenolrot
		Porphyrine
		Prontosil
		Pyramidon
		Pyridin
		Rote Rüben
		Salicylsäure
		Santonin
		Sulfonal
		Trypaflarin
		Veramon

Urin – Farbe:

Dunkelbraun-Schwarz	Rot-Braun	Grün-Blau
Anilin	Amionopyrin	Anthrachinon
Cadmium	Bilirubin	Biliverdin
Chinin	Blut	4-DMAP
Chlorbenzole	Favabohnen	Gallepigment
Chlornaphthalin	Hämoglobin	Indigokarmin
Hämoglobin in größeren	Methämoglobin	Karbolsäure
Mengen	Phenacetin	Lysol

Dunkelbraun-Schwarz	Rot-Braun	Grün-Blau
Hydrochinon	Phenidon	Methylenblau
Kresol	Phenolphthalein	Nickel
Naphthol	Porphyrin	Resorcin
Nitrite	Pyrazolon	Tetrahydronaphthalin
Nitrobenzol	Pyridinium	Tetralin
Melinin	Rote Rüben	Thymol
Methämoyl	Rifamparin	
Metronidazol	Santonin	
(Flagyl)	Spasmo-Euvernil	
Phenol	Urate	
Phenylsalicylat		
Porphyrine		
Pyrogallol		
Resorcin		
Salizylsäure		
Santonin		
Senna		
Thymol		
Trinitrotoluol		
(Gallenfarbstoffe, Ikterus)		

Urin - Farbe:

Rosarot	Fleischwasserfarben	Orange
Aminophenazon	Cumarin	Laxantien
Rote Rüben	Glykol	(Chrysolinsäure)
Brombeeren	Kantharidin	Sulfonamide
Phenolphthalein	Terpentin	(Fieber)

Urin - Geruch: Veilchen - Terpentinöl

Urin - Ketone: Aceton, Isopropylalkohol, Methanol, Salicylate

Urin - Zucker: Atropin, Blei, Coffein, Digitalis, Kohlenmonoxid, Morphin, Nicotin, Salicylate

Urobilinogen im Urin: Antimon, Arsen, Benzin, Blei, Chinin, Chloralhydrat, Cocain (akut), Fluoride, Phenol, Phenothiazine, Salicylate, Selen

Vasokonstriktion Gangrän: Adrenalin, Barium, Blei, Nikotin, Noradrenalin (Arterenol), Oxalsäure, Phenol (lokal), Safran, Secale

Verhornung: Arsen, Thallium

Zahnsaum: Antimon violett-schwärzliche Farbe, Arsen violett-schwärzliche Farbe, Blei bläu-schwärzliche Farbe, Cadmium gelbliche Farbe, Quecksilber bläulich-schwarze Farbe, Wismut tiefschwarze Farbe
Zahnsaum: chron.: Blei, Quecksilber, Wismut

ZNS-Erregung: Acrylamid, Alkohole, Aminophyllin, Amphaetamine, Analeptika, Amanita pantherina, Antihistaminika, Antiparkinsonmittel, Atropin, Azetanilid, Benzin, Benzol, Blei, Bleitetraethyl, Brom (chronisch), Brotvergiftung, Chenopodium, Coffein, Colchicin, Cytisin, Dichlorhydrin, Digitalis, Ergotamin, Ether, Glykole, Glyzerin (hohe Dosen, Kinder), Halluzinogene, Helvella, Herzglykoside, Hyoscyamin, Jodoform, Kampfer, Koffein, Kokain, Kornrade, Meprobamate, Methylalkohol, Methylbromid, Methylchlorid, Methyljodid, Muscarin, Muskatnuß (Myristicin), Pantherinasyndrom, Phenetolcarbamid (Dulcin), Phenol, Pikrotoxin, Piperazin, Procain, Promethazin (Phenergan), Pyridin, Quecksilber und Quecksilberalkyle, Rauschbeere, Salizylate (Aspirin), Santonin, Saponin, Schlafmittelabusus, chron., Schwefelkohlenstoff, Schwefelwasserstoff, Secale, Solanin, Terpentin, Thallium, Thiozyanate, Toluol, Tranquilizers (Meprobamat etc.), Trichloräthylen, Trinitrotoluol, Xylol, Weckamine

Zyanose: Ammoniumsulfid, Amylnitrit, Anästhesin, Anilin und Derivate, Antihistaminika, Butanaloxim, Chloramphenicol (bei Frühgeburten und Säuglingen), Dinitrobenzol, Dinitrokresol, Dinitrophenol, Diphenyldisulfone, Disulfiram (Antabus) (bei Alkoholkonsum), Ethylenoxyd, Ethylmerkaptan, Ethylnitrit, Faltentintling („Coprinus atramentarius", bei Alkoholeinnahme), Glyzerin, Hydrochinon, INH (Isonikotinsäureanhydrid), Isozyanat, Jodkontrastmittel, Kaliumchlorat, Kalkstickstoff (nach Alkoholeinnahme), Kohlenmonoxid (anfangs), Kohlensäure, Metaldehyd, Methylalkohol, Methylbromid, Morphium, Naphthalin (Dämpfe), Nickeltetrakarbonyl, Nitrite, Nitrobenzol, Nitrochlorbenzol, Nitrofurantoin (Methämoglobin), Nitrose Gase, Opium, Phenacetin, Phenetolcarbamid, Phenicarbazid, Thiouracil, Thiuram (nach Alkoholeinnahme), Yohimbin, Zyanamid (nach Alkoholeinnahme), Zyanwasserstoff (Spätstadium)

D6 Chemisch-physikalische Schnellteste
Schnelldiagnose des Notarztes am Unfallort

Gift	Schnellnachweis	Therapie
Ätzmittelingestion (Säuren, Laugen)	pH-Papier	mit H_2O oder Roticlean von der Haut spülen
Alkohol	Dextrostix-Blut	Glukose i.v. (100 ml 50%ig)
Blausäure (Brandgas!)	Dräger + Blausäure 2a	4-DMAP (1,5–3 mg/kg KG i.v.) und Natriumthiosulfat (100 ml 10%ig)
Kohlenstoffmonoxid	Dräger + CO-Hb	O_2
Lungenreizstoffe	Dräger + Chlorgas, Nitrosegas o.ä.	Dexamethason-Spray (5 Hübe alle 10 Min. bis zum Sistieren der Beschwerden)
Phosphorsäureester	Dräger + Systox 2/a	Atropin (5–50–500 mg i.v.)
Paraquat	Na-Dithionit	Kohle, toxikol. Zentrum
Fluor, Flußsäure	Dräger + Chlorgas	Calciumglukonat 10 ml 10%ig i.v. (oral)

Gift	Schnellnachweis	Therapie
Metallsalze	Testpapiere	DMPS i.v., oral (2 Kaps. à 100 mg)
Methämoglobinbildner (Nitrite u.a.)	Nitur-Test	Toluidinblau (2 mg/kg i.v.)
Schwefelwasserstoff	Dräger + Schwefelwasserstoff 1/c	4-DMAP (3 mg/kg i.v.)

Diagnose im Urin (Magenspülwasser, Serum)

Leitsymptom	Gift	Nachweis
Psychose	Amphetamine	EMIT-ST*
Rausch	Cannabinoide	EMIT-ST
	Hypoglykämie	Dextrostix
	Paracetamol	EMIT-ST
	Phenylcyclidin	EMIT-ST
	Alkohol	EMIT-ST
Schlaf	Barbiturate	EMIT-ST
	Benzodiazepine (einige)	EMIT-ST
	Methaqualon	EMIT-ST
	Opiate	EMIT-ST
	Psychopharmaka	EMIT
	Salicylate	Phenistix
	Trizykl. Phenothiazine	Forrest
Verätzung – Mund	Paraquat	Na-Dithionit
	Laugen, Säuren	pH-Papier

Feuerwehr: Diagnose im Giftgasmilieu (mit Atemschutz):

Geruch	Gift	Drägerröhrchen	Hübe/Farbe
stechend	Fluorwasserstoff	1,5/b	20/schwachrosa
	Formaldehyd	0,2/a	20/rosa
	Mercaptan	2/a	10/gelbbraun
	Methylbromid (Chloroform)	5/b	5/braun
	Nickeltetracarbonyl	0,1/a	20/rosa
	Nitrose Gase	0,5/a	5/blaugrün
	Phenol	5/a	10/blauviolett
	Phosgen	0,05/a	33/blaugrün

Geruch	Gift	Dräger-röhrchen	Hübe/Farbe
	Phosphorwasserstoff	0,1/a	10/schwach grauviolett
	Salzsäure	1/a	10/gelb
	Schwefelkohlenstoff	0,04	15/gelbgrün
	Schwefelwasserstoff	1/c	10/hellbraun
	Stickstoffdioxid	0,5/c	5/blaugrün
geruchlos	Kohlenstoffdioxid	0,1%a	5/blauviolett
	Kohlenstoffmonoxid	10/b	10/blaugrün
	Kohlenwasserstoff	2	24-3/braun
	Kohlenwasserstoff	0,1%b	15/braungrau
	Olefine	0,05%a	20/hellbraun
	Polytest		5/braungrün
	Quecksilberdampf	0,1/b	20/gelborange
	Sauerstoff	5%a	1/hellgrau
	Wasserstoff	0,5%a	5/rosa
	Ozon	0,5/a	10/wasserblau
Kampfstoffe **Schädigung an**			
– Auge	BBC, Bromaceton Brommethylethylether, Chloracetophenon	Chlor 0,2/a	10/orange
– Blut	Arsenwasserstoff	0,5/a	20/grauviolett
	Blausäure	2/a	50/rot
	Chlorcyan	0,25a	
	Eisenpentacarbonyl Nickeltetracarbonyl	0,1/a	20/rosa
– Haut	Aethylarsindichlorid Lewisit, Methylarsindichlorid, Phenylarsindichlorid, Arsenwasserstoff Schwefellost, Stickstofflost	Arsin 0,05/a Thioether	20/grauviolett
– Lunge	Diphosgen, Phosgen, Triphosgen	s. Chlor 0,2/a	10/orange
– Nerven	DFP, Sarin, Soman, Tabun VX	Phosphorsäure, ester 0,05a	20/braunrot

Diagnose in der Ausatemluft

Leitsymptom	Gift	Drägerröhrchen	Durchführung
Bewußtlosigkeit +hellrotes Gesicht	Alkohol	Alcotest (oder Methanol 50/a)	qualitativ: passiv mit Gasspürgerät am Mund ansaugen

Leitsymptom	Gift	Drägerröhrchen	Durchführung
	Methylalkohol	Formaldehyd 0,002 + Alcotest (oder Methanol 50/a)	quantitativ: in einem Atemzug Tüte vollblasen, weißes Stück am Mund 0,8‰ = bis zum grünen Rand Formaldehydnachweis mit Gummischlauch aus Kohlenmonoxid-Päckchen vor Alcotest: beides positiv = Methylalkohol (Formaldehyd: rosa; Alkohol: grün)
Brandgase	Blausäure	Blausäure 2/a	5 Hübe rot (gleiche Menge Blut und Salzsäure, mit Pumpe entweichendes Gas messen)
	Phosgen	Phosgen 0,05/a	1 Hub blaugrün
(anfangs Zyanose) Brandgase	Kohlenmonoxid	Atem CO 2/a Kohlenstoffmonoxid 2/a	aktiv: Trockenröhrchen vor Tüte 10 Hübe schwarz passiv: braungrün
Erregung	Lösungsmittel	Aceton 100/b Benzol 0,05 Kohlenwasserstoff 0,1%b Methylbromid 5/b Schwefelkohlenstoff 0,04 Tetrachlorkohlenstoff 5/C Toluol 5/a Trichlorethan 50/b	10 Hübe gelb 2-20 Hübe hellbraun 3-15 Hübe braungrau 5 Hübe braun 1-15 Hübe gelbgrün Säureampulle brechen, senkrecht halten, 5 Hübe blau (grün - negativ!) 5 Hübe braun (+3 Desorptionshübe) 2 Hübe braunrot
Zyanose + Bewußtlosigkeit	Schwefelwasserstoff, Kohlenmonoxid	Schwefelwasserstoff 1/c Atem CO 2/a	1-8 Hübe hellbraun 10 Hübe schwarz
enge Pupillen + Speichel- + Schweißflut	Alkylphosphate (E 605)	Systox 1/a	20 Hübe orange-rot

D 7 Klinisch-toxikologische Laboranalytik
Übersicht-Giftnachweis:

Gift	Schnelltest	quant.	qual.	Ausatemluft	Giftmilieu	Erbr.	MSW	Urin	Blut	Besonderheiten
Alkohol	×	×		×						
Alkohol		×							×	Komplikationen, juristisch
Ammoniak	×	×			×					
Barbiturate	×		×					×		
Barbiturate			×						×	chronisch, vor Dialyse
Benzodiazepine	×		×					× (×)		
Blausäure	×	×	×						×	
Cannabis	×		×					×		
Chlorgas	×	×		×						
Haschisch	×		×					×		
Heroin	×		×					× (×)		
Kohlenmonoxyd	×	×		×						
Lösungsmittel	×	×			×	×	×			Tri, Tetra, KW
Metalle	×		×		×					
Methaqualon	×		×					× (×)		
Morphin	×		×					× (×)		
Nitrose Gase	×	×		×						
Opiate	×		×					× (×)		
Paraquat	×		×	×				× (×)		
PCP	×		×					× × ×		Alkylphosphate,
Pflanzenschutzmittel	×	×						×		Carbamate
Psychopharmaka, trizykl.	×		×					× (×)		
Reizgase	×	×		×						
Salicylate	×	×						×		
Stickgase	×	×	×	×						
Schwefelwasserstoff	×		×	×						
Schwefelwasserstoff	×	×		×						Massenvergiftung

Arbeitsstoff	Parameter/Referenzwerte		Probenmaterial	
Aceton	n:	<5 ml/l	NaF-Blut* (b)	
	n:	<2 mg/l	Harn (b)	
	ATG:	20 mg/l		
Acetylcholinesterasehemmer	Acetylcholinesterase: Reduktion d. Aktivität auf 70% des Bezugswertes		EDTA-Blut (b, c) Serum (b, c)	2 ml 1 ml

Arbeitsstoff	Parameter/Referenzwerte		Probenmaterial	
Aluminium	n: BAT-Wert:	$<35\ \mu g/l$ $170\ \mu g/l$	Harn (a)	10 ml
Anilin	Met-Hb: n: ATG: p-Aminophenol: ATG:	$<1\%$ 5% $10\ mg/l$	NaF-Blut (b) Harn (b)	5 ml 10 ml
Arsen (krebserzeugend)	n:	$<25\ \mu g/l$	Harn (b)	10 ml
Benzol (krebserzeugend)	Phenol: n: ATG:	$<15\ mg/l$ $45\ mg/l$	NaF-Blut (b) Harn (b)	5 ml 10 ml
Blei, anorganisch	n: BAT-Wert: (Frauen<45 J.): δ-Aminolaevulinsäure: BAT-Wert: (Frauen<45 J.):	$<15\ \mu g/dl$ $70\ \mu g/dl$ $30\ \mu g/dl$ $15\ mg/l$ $6\ mg/l$	EDTA-Blut (a) Harn (a)	2 ml 10 ml
Blei, organisch	n: ATG:	$50\ \mu g/d$ $100\ \mu g/l$	Harn (b)	10 ml
Cadmium	n: BAT-Wert: n: BAT-Wert:	$<3\ \mu g/l$ $15\ \mu g/l$ $<3\ \mu g/d$ $15\ \mu g/l$	EDTA-Blut (a) Harn (a)	2 ml 10 ml
Chrom (krebserzeugend)	n: n:	$<1,0\ \mu g/l$ $<3,0\ \mu g/l$	Serum (b) Harn (b)	5 ml 10 ml
Cobalt (krebserzeugend)	n: n:	$<1,5\ \mu g/l$ $<3,5\ \mu g/l$	Serum (b) Harn (b)	5 ml 10 ml
Dichlormethan	CO-Hb: n: BAT-Wert:	$<1\%$ 5%	EDTA-Blut (b)	5 ml
Ethylbenzol	Mandelsäure: BAT-Wert:	$2\ g/l$	Harn (b)	10 ml
Fluorwasserstoff	Fluorid: n: BAT-Wert:	 $<1\ mg/l$ $7\ mg/g$ Kreatinin	Harn (b)	10 ml
Fluoride, anorganisch	n: BAT-Wert:	$<1\ mg/l$ $4\ mg/g$ Kreatinin	Harn (d)	10 ml
Formaldehyd	Ameisensäure: n:	$<30\ mg/l$	Harn (b)	10 ml
Hexachlorbenzol	BAT-Wert:	$150\ \mu g/l$	EDTA-Blut (a)	10 ml

Arbeitsstoff	Parameter/Referenzwerte		Probenmaterial	
Hippursäure	s. Toluol			
Hydrazin (krebserzeugend)			Heparinblut (c)	10 ml
Kohlenmonoxid	CO-Hb: n: BAT-Wert:	<1% 5%	EDTA-Blut (b)	5 ml
Kupfer	n:	<50 µg/d	Harn (b)	10 ml
Lösungsmittel, organische			NaF-Blut* (b)	5 ml
Aceton Benzol Butanol Butylacetat Chloroform Dichlormethan Ethanol Ethylacetat Ethylbenzol Ethylenglykol Isobutylalkohol	Methanol Methylisobutylketon Propanol, 1- und 2- Styrol Tetrahydrofuran Tetrachlorethylen Tetrachlormethan Toluol Trichlorethylen Trichlorethan, 1,1,1- Xylol			
Mandelsäure	s. Styrol			
Mangan	n: n:	<2 µg/l <10 µg/l	Serum (b) Harn (b)	5 ml 10 ml
Methanol	n: n: BAT-Wert:	<2 mg/l <2 mg/l 30 mg/l	NaF-Blu* (b, c) Harn (b, c)	5 ml 10 ml
MOCA [4,4'-Methylen bis (2-Chloranilin)]			Harn (c)*	50 ml
Nickel (krebserzeugend)	n: n:	<1,6 µg/l <1,7 µg/l	Serum (b) Harn (b)	5 ml 10 ml
Parathion	Acetylcholinesterase: Reduktion d. Aktivität auf 70% des Bezugswertes		EDTA-Blut (c) Serum (c)	2 ml 1 ml
	p-Nitrophenol: BAT-Wert:	500 µg/l	Harn (c)	10 ml
Phenol (Benzolmetabolit)	n: ATG:	<15 mg/l 45 mg/l	Harn (b)	10 ml
Phenylglyoxylsäure	s. Styrol			

Arbeitsstoff	Parameter/Referenzwerte		Probenmaterial	
Quecksilber, anorganisch	n: BAT-Wert: n: BAT-Wert:	<4 µg/l 50 µg/l <4 µg/l 200 µg/l	EDTA-Blut (a) Harn (a)	2 ml 10 ml
Quecksilber, organisch	n: BAT-Wert:	<4 µg/l 100 µg/l	EDTA-Blut (a)	2 ml
Selen	n: n:	53–105 µg/l 5–30 µg/l	Serum (b) Harn (b)	2 ml 10 ml
Styrol	Mandelsäure: BAT-Wert: Mandelsäure + Phenylglyoxylsäure: BAT-Wert:	 2,0 g/l 2,5 g/l	Harn (b)	10 ml
Tetrachlorethylen (Perchlorethylen)	BAT-Wert: Trichloressigsäure: BAT-Wert:	1000 µg/l 100 µg/l	NaF-Blut* (d) Harn (b, c)	5 ml 10 ml
Tetrachlormethan (Tetrachlorkohlenstoff)			NaF-Blut* (b)	5 ml
Thallium	n: n:	<2 µg/l <5 µg/l	Serum (b) Harn (b)	5 ml 10 ml
Toluol	BAT-Wert: Hippursäure: n: ATG:	1700 µg/l <1,5 g/l 2,5 g/l	NaF-Blut* (b) Harn (b)	5 ml 10 ml
Trichlorethylen (TRI)	Trichlorethanol: BAT-Wert: Trichloressigsäure: BAT-Wert:	 5 mg/l 100 mg/l	NaF-Blut* (b, c) Harn (b, c)	5 ml 10 ml
Trichlorethan, 1,1,1-	BAT-Wert:	550 µg/l	NaF-Blut* (c, d)	5 ml
Tritium			Harn (b)	10 ml
Xylol	BAT-Wert: o-, m-, p-Methylhippursäure (Summe der Isomeren): BAT-Wert:	1500 µg/l 2 g/l	NaF-Blut* (b) Harn (b)	5 ml 10 ml
Zink	n: n:	70–150 µg/dl 140–720 µg/d	Serum Harn	2 ml 10 ml

Arbeitsmedizinische Analysen

Zeitpunkt der Probenentnahme:
a. zu einem beliebigen Zeitpunkt
b. Expositions- bzw. Schichtende
c. bei Langzeitexposition: nach mehreren vorangegangenen Schichten
d. vor Schichtbeginn
e. nach Expositionsende: . . . Std.

Abkürzungen:
n   = Normalwert
BAT = Biologischer Arbeitsstoff-Toleranzwert
ATG = Arbeitsmed. tolerierbarer Grenzwert
*   = Kollervenüle

Krebserzeugende Arbeitsstoffe
Für krebserzeugende Arbeitsstoffe kann kein als unbedenklich anzusehender biologischer Arbeitsstoff-Toleranzwert angegeben werden.

E Entgiftung

E 1 Haut

Sofort unter die lauwarme Dusche gehen oder ein Vollbad nehmen, in jedem Fall benetzte Kleider entfernen, sofort Wasser trinken. Benetzte Haut mit Wasser und Seife reinigen. Möglichst sollte Polyethylenglykol 400 (G 33) verwandt werden. In keinem Fall Benzin oder andere Lösungsmittel, die die Resorption des Giftes fördern könnten, verwenden! Das volle Ausmaß der Hautschäden kann erst nach Stunden sichtbar werden.

Nach Verätzungen Grad I und II Flumetason Schaum auftragen (G 31). Bei Verbrennungen ebenfalls sofort mit Kleidern in kaltes Wasser springen bzw. Extremitäten unter fließendes kaltes Wasser mindestens 15 (!) Minuten halten; dabei Kleider entfernen. Dann in Rettungsdecke (Aluminiumfolie, H 14) einwickeln und wie unter C 2 (Schocktherapie) angegeben verfahren. Viel trinken lassen; Volumina notieren, keine Hautcremes, -puder oder -salben auftragen, steril verbinden. Als Schmerzmittel kann Metamizol (G 42) oder, nur durch den Arzt, Morphin (G 18) gegeben werden.

E 2 Augen

Mit beiden Händen das Auge weit aufhalten und ca. 10 Min. unter fließendem Wasser oder mit der Augenspülflasche oder mit einer Plastikspritzflasche, die mit Leitungswasser oder physiologischer

Kochsalzlösung gefüllt ist oder mit Isogutt-Augenspülflasche (G 23) spülen.
Bei Schmerzen in das betroffene Auge zur Schmerzlinderung Chibro-Kerakain-Tropfen (G 13) tropfen und anschließend zur Pufferung mit Isogutt-Augenspülflasche (G 23) beide Augen spülen.
Anschließend wird ein Deckverband (Taschentuch oder Halstuch) über das vergiftete Auge gelegt und der Verletzte möglichst bald zum Augenarzt geführt.

E 3 Erbrechen, provoziertes
Alternative für jegliche Art von Erbrechen ist die Gabe von Medizinalkohle, Kohle-Pulvis (G 25), die die Gifte im Magen sofort binden (E 4).
Ein Erbrechen ist nicht angezeigt bei:
- Atem- oder Kreislaufschwäche (vor Behandlung)
- bei Krampfenden oder fehlenden Würgereflexen (Bewußtlose)
- Ätzmitteln

Bei verschluckten Giften wird zunächst viel Flüssigkeit (jede Flüssigkeit außer Alkohol und Milch!) zu trinken gegeben (Kindern Himbeersaftwasser) und dann durch Reizung der Rachenhinterwand ein Erbrechen herbeigeführt. Keinesfalls sollte im Sitzen, sondern in Kopftieflage erbrochen werden.
Das Erbrechen wird so lange wiederholt (ca. 4-10mal), bis das Erbrochene frei von Giftbeimengungen ist (d.h. kein Unterschied zwischen erbrochener und getrunkener Flüssigkeit mehr feststellbar).
Das Erbrochene mit in die Klinik bringen.

E 4 Entgiftung verschluckter Gifte durch Kohle
Bei jeder Vergiftung durch geschluckte Gifte sollte – auch im Anschluß an ein Erbrechen oder eine Magenspülung – ein Fertigbecher Kohle-Pulvis (G 25) in Wasser aufgelöst getrunken werden. Kohle bindet das Gift, und es kann dann evtl. nach Gabe eines Abführmittels (Natriumsulfat; G 27) den Darm verlassen.

E 5 Entgiftung bei Ätzmittelingestion
Nach Verschlucken des Ätzmittels sofort Wasser oder irgendeine schnell greifbare Flüssigkeit außer Alkohol trinken lassen. Die Verätzung tritt im Magen innerhalb von 20 Sek. ein!

Ein herbeigerufener Notarzt kann bei größeren verschluckten Ätzmittellösungen über eine Magensonde und angesetzte Spritze den Mageninhalt absaugen bzw. Granula herausspülen. Ein Erbrechen von konzentrierter Ätzmittellösung sollte verhindert werden, da die Speiseröhre empfindlich ist. Falls jedoch trotzdem ein Erbrechen eintritt, muß durch eine Kopftieflage des Patienten verhindert werden, daß Erbrochenes in die Luftröhre gelangt und zur Lungenentzündung führen kann.
Weiteres Vorgehen siehe Therapieschema Ätzmittelingestion.

E 6 Entgiftung fettlöslicher Gifte (Lösungsmittel)
Bei jedem Verdacht auf eine Vergiftung mit fettlöslichen geschluckten Giften sollte möglichst vor dem Erbrechen oder einer Magenspülung Kohle-Pulvis (G 25) eingegeben werden, da es fettlösliche Substanzen bindet.
Die gebundenen Gifte können somit nicht ins Blut gelangen und den Magendarmkanal rasch wieder verlassen.

E 7 Entgiftung von Tensiden
Nach Verschlucken sollte möglichst rasch als Entschäumer Kohle Pulvis (G 25) getrunken werden. Dies verhindert, daß Schaumblasen in die Lungen gelangen und ein toxisches Lungenödem hervorrufen können. Im Anschluß an die Gabe des Entschäumers kann z.B. eine Magenspülung durchgeführt werden. Früher wurde Silikon (G 50) verwendet, das keine Vorteile gegenüber Medizinalkohle hat.

E 8 Magenspülung (Arzt)
Die sicherste und schonendste Art der Giftentfernung ist die Magenspülung. Da ein Arzt nur mit Unterstützung von 1–2 Helfern eine Magenspülung durchführen kann, ist wichtig, daß diese vorher wissen, wie diese durchgeführt wird.
Angezeigt ist die Magenspülung bei allen lebensgefährlichen Giftmengen, auch nach vorausgegangenem Erbrechen sowie bei allen Bewußtlosen (nach Intubation) ohne Zeitgrenze.
Bei Krämpfen sollte vorher als krampflösendes Medikament 1 Amp. Diazepam i.v. (G 60) injiziert werden. Bewußtlose können vorher intubiert werden. Eine Atem- und Kreislaufinsuffizienz sollte vorher behandelt werden (C 1, 3).

Vor jeder Magenspülung unbedingt Atropin (0,001 g i.v. oder i.m., G6) injizieren zur Vermeidung eines vagalen Reflexes (Herz-, Atemstillstand). Bei Hypotonie vorherige Infusion eines Plasma(ersatz)präparates (G39), bei Azidose Infusion von Natriumbikarbonat (G35). Asservierung der ersten Spülportion. Ca. 30 Liter Leitungswasser als Spülmittel. Instillation von Medizinalkohle (G25) und Abführmittel (G37).

E 9 Abführmittel
Initial sollte zur Kohle Natriumsulfat (2 Eßl. in Wasser aufgelöst, G37) als Abführmittel gegeben werden. Im Gegensatz zu anderen pflanzlichen oder chemischen Abführmitteln ist Natriumsulfat bei jeder Vergiftung unschädlich und wird nicht an Kohle gebunden.

Darmeinlauf
Ca. 6 Std. nach dem Erbrechen bzw. der Magenspülung sollte ein hoher (1½-2 l Wasser) Darmeinlauf durchgeführt werden, um Gifte, die bereits in den Darm gelangt sind, zu entfernen. Der Einlauf wird in Linksseitenlage begonnen und in Rechtsseitenlage beendet. Dem Wasser kann man Medizinalkohle (G25) zusetzen. Bei negativem Ergebnis wird der Einlauf 6stündlich wiederholt.
Bei Giften mit schneller Darmpassage (Alkylphosphate) wird sofort begonnen.

E 10 Forcierte Abatmung über die Lunge
Voraussetzung
1. Vitaltherapie (z.B. Intubation Bewußtloser)
2. Entgiftung (z.B. Magenspülung, Kohlegabe)
3. Zusätzliche Entgiftung massiver Giftmengen über eine Dialyse (z.B. bei Tetrachlorkohlenstoff)
4. Ausgleich einer metabolischen Azidose und einer Hypovoloämie
5. Nachweis des Giftes (z.B. mit Drägerschem Gasspürgerät) in toxischer Dosis in der Ausatemluft.

Durchführung
Bei Ansprechbaren werden über eine Nasensonde oder bei Bewußtlosen über einen Tubus, nach Messung des Atemminutenvolumens, 5% CO_2 zugeführt. Bei Bewußtlosen kann die Beatmung mit dem CO_2-O_2-Gemisch maschinell durchgeführt werden. Bei

einer Neuroleptanalgesie wirkt CO_2 jedoch nicht mehr als Atemreiz. Sofern es die Nierenfunktion erlaubt, werden die Patienten auf eine Leichtgradige respiratorische Azidose mit arteriellen Kohlendioxidpartialdrucken bis 56 mm Hg eingestellt.
6stündlich sollte der Säuren-Basen-Haushalt (art. Blutgase) und die Blutgerinnung (Quickwert) überwacht werden. Die forcierte Abatmung wird erst bei negativem Giftnachweis in der Ausatemluft beendet.

E 11 Forcierte (alkalisierende) Diurese
Indikation: Zu erwartende Organschädigung ohne Beschleunigung der Giftausscheidung.

Definition: Bei einem Urinvolumen unter 12 L pro 24 Stunden spricht man von einer verstärkten Flüssigkeitszufuhr, erst darüber kann man von einer forcierten Diurese sprechen, am zweckmäßigsten bezüglich Giftelimination und Elektrolytzufuhr ist ein Urinvolumen von 20 L pro 24 Stunden.

Durchführung: In der Regel kombiniert mit der Alkalisierung zum Schutz der gefährdeten Nierenfunktion im Schock und durch Giftwirkung. Wiederholte Bikarbonatzufuhr, bis der Urin-pH bei 7–8 liegt. Bei einer massiven Überalkalisierung sind eine klinisch beherrschbare Atemdepression, eine intra-extrazelluläre Elektrolytverschiebung und eine leichte Hypoglykämie zu erwarten.

E 12 Peritonealdialyse
Indikation
- Forcierte Diurese zur Giftelimination nicht ausreichend oder zunehmende Verschlechterung des Krankheitsbildes trotz intensiver Therapie (wie forcierter Diurese).
- Undurchführbarkeit einer forcierten Diurese (z. B. bei Niereninsuffizienz).
- Undurchführbarkeit einer Hämodialyse-Hämoperfusion wegen eines Schocks, schlechter Gefäßverhältnisse, technischer-organisatorischer Schwierigkeiten oder Unmöglichkeit einer Heparinisierung.
- Massenvergiftungen, da auch unter primitiven Voraussetzungen möglich.

Kontraindikationen
- Verwachsungen nach Bauchoperationen
- Entzündliche Vorgänge im Bereich der Bauchorgane
- Schwerste Blutgerinnungsstörungen

Vorteile
1. Gerade zur Behandlung eines Schockzustandes geeignet (forcierte Diurese unmöglich, Dialyse beschränkt möglich), so daß nach Normalisierung des Kreislaufs eine Dialyse angeschlossen werden kann.
2. Geeignet zur Behandlung im Säuglingsalter.
3. Geringer technischer und personeller Aufwand.
4. Möglichkeit des Ausgleichs einer Hypothermie (z. B. bei Schlafmittelvergiftungen) und Störungen des Elektrolyt- und Säuren-Basen-Haushalts.
5. Schonende Giftelimination.

Nachteile
1. Langsame Giftelimination im Vergleich zur Dialyse.
2. Lange Behandlungsdauer (mindestens 4mal so lang wie mit der Dialyse).

E 13-E 14 Hämoperfusion - Hämodialyse

Bei Vergiftungen hat sich zur Giftelimination die Kombination von Hämodialyse und Hämoperfusion oft bewährt, da einerseits mit alleiniger Hämoperfusion kein genügender Elektrolyt-, Säuren-Basen-Haushalt-Ausgleich oder Volumenauffüllung zur Therapie eines Schocks möglich ist und andererseits die Hämoperfusion die Entgiftung bei vielen Giften sehr beschleunigt.

Indikation
1. Potentiell letale aufgenommene Giftmenge eines dialysablen Giftes
2. Bei gefährlichen Giftkonzentrationen Ineffizienz anderer Gifteliminationsmaßnahmen (z.B. forcierte Diurese) oder Auftreten schwerer Begleiterkrankungen (wie Pneumonie).
3. Wenn durch nephrotoxische Substanzen ein Nierenversagen eingetreten ist (z. B. Tetrachlorkohlenstoff).

Voraussetzungen
1. Das Gift muß bekannt sein.
2. Das Gift muß dialysabel sein.
3. Zu Beginn der Dialyse soll eine gefährliche Blutkonzentration vorliegen, bei der durch die Dialyse ein signifikanter Abfall zu erwarten ist.
4. Es müssen geeignete Gefäßverhältnisse für eine Punktion bzw. einen Shunt vorliegen.
5. Es dürfen keine erheblichen Blutgerinnungsstörungen (Thrombozytopenie, Verbrauchskoagulopathie) vorliegen.

Bevorzugung der Hämodialyse bei:
1. Elektrolytentgleisung
2. Ausgeprägter Azidose
3. Hypothermie
4. Gerinnungsstörungen
5. Akutem Nierenversagen

Elimination von Giften nach der Resorption

Zeichenerklärung
-    unmögliche, unzureichende oder nicht untersuchte Giftelimination
- (+)   schwache Giftelimination
- +   gute Giftelimination
- ++ sehr gute Giftelimination

	Forcierte Diurese	Peritonealdialyse	Hämoperfusion[a]	Hämodialyse
Atemstillstand	−	(+)	+	+
Hypothermie	+	+	(+)	+
Niereninsuffizienz, akut oder chronisch	−	+	+	+*
Schnelle Giftelimination	−	−	+	+*
Schwere Zweiterkrankung mit Beeinträchtigung der Vitalfunktionen (Herzinsuffizienz, Pneumonie)	−	+	+	+*
Therapieresistenter Schock	−	+	−	(+)
Überwässerung	−	+	−	+
Verschlechterung des klinischen Bildes trotz anderer Therapie	−	(+)	+	+*
Verspäteter Therapiebeginn	−	(+)	+	+*

* Evtl. Kombination HP + HD Hämoperfusion + Hämodialyse
[a] Kohle oder meist besser Harz

Gift	Forcierte Diurese	Peritoneal-dialyse	Hämo-perfusion	Hämo-dialyse	Bemerkung
Aceton	+	(+)	(+)	+	
Äthylalkohol	–	+	+	+ +	
Äthylenglycol	(+)	+	+	+ + +	
Allylalkohol	–	–	–	+ +	
Alphamethyldopa	–	–	–	+	Physostigmin
Aluminium	+	(+)	–	+	Salze, Säuren
Ameisensäure	–	–	–	+	Blutaustausch, Hämolyse
Amidopyrin, Aminophenazon	(+)	(+)	–	+	Blutaustausch
Ammoniak	+	+	(+)	+ +	
Ammoniumsalze	+	–	–	+	Lauge
Amphetamine	+	+	–	+	Antidot Physostigmin
Ampicillin	+	(+)	+	+ +	
Anilin	+	(+)	+	+ +	Antidot Toluidinblau
Antimon	–	–	–	+	Antidot Sulfactin
Arsen	+	+	+	+ +	(Bei Anurie)
Atropin	–	–	–	(+)	Antidot Physostigmin
Barbiturate: kurzwirkende (Hexo-, Pentobarbital)	+ =	+	+	+ +	Alkalisierung (Urin pH 7,5)
mittellang wirkende (Cyclo-, Secobarbital)	+ =	+	+ + +	+ +	Alkalisierung (Urin pH 7,5)
langwirkend (Phenobarbital)	+ =	+	+ + +	+ +	Alkalisierung (Urin pH 7,5)
Barium	–	–	–	+	
Benzydamin	+	+	–	(+)	
Blei, akut, chronisch	–	(+)	–	+	Mit Chelatbildnern
Borsäure	+	+	+ +	+ + +	
Bromcarbamide	+ =	+	+ + +	+ +	Röntgenkontrast Magen
Bromide	+ =	+	+	+ +	Chloridzufuhr
Calcium	–	–	–	+	
Carbamazepin (Tegretal)	+	(+)	+ +	+	
Carbenicillin	+	+	–	+ +	Röntgenkontrast
Carbromal	+ =	+	+ + +	+ +	Magen
Cephalosporine	(+)	+	+	+ +	
Chelatbildner EDTA, Sulfactin, d-Penicillamin	+	+	+ +	+	
Chinin, Chinidin	+	+	+ +	+	
Chloralhydrat	+	+	–	+ +	

Gift	Forcierte Diurese	Peritoneal-dialyse	Hämo-perfusion	Hämo-dialyse	Bemerkung
Chloramphenicol	(+)	(+)	++	+	
Chlordiazepoxid	(+)	–	–	(+)	Physostigmin
Chloroquin	+	+	++	(+)	Nur vor Herzschädigung
Chlorpromazin	+	–	++	–	Physostigmin
Chlorpropamid	+	–	–	–	
Chrom	+	(+)	–	+	
Citrat	–	–	–	+	Säuren, Calciumgabe
Clindamycin	–	+	–	+	
Clomethiazol	+	+	+	+	
Colchicin	+	(+)	–	(+)	Forcierte Diarrhoe
Colistin	(+)	(+)	–	+	Blutaustausch
Conitin	(+)	–	++	+	
Cyclophosphamid	–	–	–	+	
Cycloserin	(+)	–	–	+	
Diamorphin (Heroin)	–	–	–	+	
Diazepam (Valium)	(+)	(+)	+	+	Physostimin
Dichloräthan	–	(+)	–	(+)	Verbrauchskoagulopathie: Heparin
Digitoxin	–	–	++	–	
Digoxin	–	–	+	(+)	Bei Ultrafiltration
Diaethylpentenamid (Novo-Dolestan)	+	+	++	+	
Dinitrokresol	–	+	–	+	
Dinitrophenol	–	+	–	+	
Diphenhydramin	+	(+)	++	+	Physostigmin
Diphenylhydantoin	+	+	–	+	
Diquat	(+)	(+)	++	+	Sofort; Magenspülung, Diarrhoe
Eisen	–	–	–	(+)	Blutaustausch, Antidot Desferal
Ergotamin	+	+	–	(+)	
Essigsäure	–	(+)	–	+	
Ethambutol	+	+	–	++	
Ethchlorvynol	+=	+	++	+	
Ethinamat	+	+	–	++	
Eukalyptusöl	–	–	–	+	
Fluoride	+	(+)	–	++	
Fluorouracil	(+)	(+)	–	+	
Gallamin	+	+	–	++	Physostigmin
Gentamycin	(+)	(+)	–	+	
Glutethimid	(+)	+	++	+	10–12 h lang, Wiederholung, keine Urinalkalisierung

Gift	Forcierte Diurese	Peritoneal-dialyse	Hämo-perfusion	Hämo-dialyse	Bemerkung
Glycol (Äthylen-)	(+)	+	+	+++	
Halogenkohlen-wasserstoffe	–	(+)	–	(+)	
Hexachlorcyclohexan	–	–	–	(+)	
Imipramin	–	–	(+)	(+)	Antidot Physostigmin
Isoniazid	+=	+	+	+	
Isoprophylalkohol	–	+	–	++	
Jod	+	+	–	+	
Kalium	++	+	++	+++	
Kaliumchlorat	+	+	++	++	Bei Methämoglobinämie Antidot Toluidinblau
Kampfer	–	–	(+)	+	
Kanamycin	(+)	(+)	(+)	+	
Knollenblätterpilz	(+)	–	+	(+)	Penicillin
Kohlenmonoxid	–	–	–	–	Sauerstoff
Kresol (Lysol)	(+)	(+)	–	(+)	
Kupfer	(+)	(+)	–	++	
Kupfersulfat	–	–	–	(+)	
Lincomycin	(+)	(+)	–	+	
Lithium	++	++	–	++	Nur Harnstoffdiurese!
Lost	–	–	–	+	
Magnesium	++	++	–	++	
Mannit	+	+	–	++	
MAO-Blocker	–	–	–	+	Antidot Physostigmin
Meprobamat	+	+	+++	++	Physostigmin
Metformin	–	+	–	–	Lactatacidose
Methadon	–	–	–	+	Antidot
Methanol	–	++	–	++	Ethylalkoholgabe sofort! Acidose
Methaqualon	+	+	+++	++	
Methotrexat	+	(+)	(+)	(+)	
Methoxyfluran	(+)	–	–	++	
Methylquecksilber	–	–	–	+	
Methyprylon	(+)	–	++	+	
Natriumchlorat	+	+	–	+	Bei Methämoglobinämie Toluidinblau
Natriumchlorid	+	++	+	++	Kinder!
Neomycin	–	–	–	++	
Nitrazepam	–	–	(+)	(+)	
Noramidopryrin	+	+	–	–	Physostigmin
Nortriptylin	–	–	–	+	

Gift	Forcierte Diurese	Peritoneal-dialyse	Hämo-perfusion	Hämo-dialyse	Bemerkung
Orphendadrin	+	+	−	+ +	Physostigmin
Oxalsäure	+	(+)	+ +	+	
Oxazepam	(+)	−	+ +	(+)	Physostigmin
Paracetamol	+	−	+ +	+	
Paraldehyd	(+)	+	−	+ +	
Paraquat	(+)	−	+ +	+	Künstliche Diarrhoe
Parathion	−	−	+	−	
Pargylin	−	−	−	(+)	Physostigmin
Penicillin G	−	−	−	+	
Phenacetin	(+)	(+)	+ +	+	
Phenazon	(+)	−	+	(+)	
Phendimetrazin-bitartrat	−	+	−	−	Physostigmin
Phendelzin	−	+	−	+	Physostigmin
Phenothiazine	(+)	−	−	−	Physostigmin
Phenylbutazon	−	−	−	(+)	
Phenytoin	+ +	+	+ + +	+ +	
Phosphorsäure-ester	−	−	(+)	−	
Polymyxin	(+)	(+)	−	+	
Primidon	+	+	−	+ +	
Promethazin	(+)	−	−	−	Physostigmin
Propoxyphen	(+)	(+)	−	+	Frühzeitig Antidot
Pyrithyldion	(+)	−	−	(+)	
Quecksilber	+	(+)	−	(+)	DMPS-Antidot! DMAP
Quecksilber-oxycyanid	−	−	−	+	DMPS-Antidot!
Rifamycin	−	−	−	+	
Röntgenkontrast-mittel	(+)	(+)	−	+	
Salicylsäure (Acetyl-)	+ +	+ +	+ +	+ +	
Selen	+	−	−	−	
Streptomycin	(+)	(+)	−	+	
Strophanthin	−	−	+	(+)	
Strontium, Radiocalcium	(+)	(+)	−	+ +	Frühzeitig!
Sulfonamide	(+)	−	−	+	
Tellur	+	−	−	−	
Tetrachlor-kohlenstoff	−	(+)	−	(+)	
Tetracyclin	−	−	−	(+)	
Thallium	+ +	(+)	(+)	+ +	Antidotum Thallii-Heyl
Thiocyanat	+	+	−	+ +	
Thioridazin	−	−	(+)	−	Physostigmin
Thyroxin	−	+	−	−	
Toluol	−	(+)	−	+ +	

Gift	Forcierte Diurese	Peritoneal-dialyse	Hämo-perfusion	Hämo-dialyse	Bemerkung
Tranylcypromin	−	−	−	(+)	Antidot Physostigmin
Trichlorethylen	−	−	+	(+)	
Trifluoperazin	(+)	−	−	+	Physostigmin
Trijodthyronin	−	+	−	−	
Tritium	−	+	−	++	
Vinylbromid	−	+	−	+	
Zink	−	−	−	+	

F Fürsorge für den Patienten

F 1 Grund- und Begleitkrankheiten

Grunderkrankungen (tägliche Medikamente?) eruieren. Begleitkrankheiten, Komplikationen (falsche Laientherapie?). Spätfolgen?

F 2 Selbstmörder

Vergiftete, bei denen Verdacht auf Selbstmordabsichten besteht, ununterbrochen durch eine befähigte Aufsichtsperson beobachten lassen. Allen weiteren Möglichkeiten eines Selbstmords vorbeugen. Obligatorische Vorstellung beim Psychiater.

Suizidrisiko

Haben Sie in letzter Zeit daran denken müssen, sich das Leben zu nehmen?	ja
Häufig	ja
Haben Sie auch daran denken müssen, ohne es zu wollen?	ja
Haben sich Selbstmordgedanken aufgedrängt?	ja
Haben Sie konkrete Ideen, wie Sie es machen wollen?	ja
Haben Sie Vorbereitungen getroffen?	ja
Haben Sie schon mit jemanden über Ihre Selbstmordabsichten gesprochen?	ja
Haben Sie einmal einen Selbstmordversuch unternommen?	ja
Hat sich in Ihrer Familie oder Ihrem Freundes- und Bekanntenkreis schon jemand das Leben genommen?	ja
Halten Sie Ihre Situation für aussichts- und hoffnungslos?	ja
Fällt es Ihnen schwer, an etwas anderes als an Ihre Probleme zu denken?	ja
Haben Sie in letzter Zeit weniger Kontakte zu Ihren Verwandten, Bekannten und Freunden?	ja
Haben Sie noch Interesse daran, was in Ihrem Beruf und in Ihrer Umgebung vorgeht? Interessieren Sie noch Ihre Hobbies?	nein

Haben Sie jemand, mit dem Sie offen und vertraulich über Ihre Probleme sprechen können?	nein
Wohnen Sie in Ihrer Wohnung, in einer Wohngemeinschaft mit Familienmitgliedern oder Bekannten?	nein
Fühlen Sie sich unter starken familiären oder beruflichen Verpflichtungen stehend?	nein
Fühlen Sie sich in Ihrer religiösen bzw. weltanschaulichen Gemeinschaft verwurzelt?	nein
Anzahl entsprechend beantworteter Fragen	☐

F 3 Warnung vor Gift

Verhindern, daß noch weitere Menschen mit dem Gift in Berührung kommen. Warnschilder aufstellen, Neugierige fernhalten und das Gift so schnell wie möglich unschädlich machen. Mitvergiftete ermitteln. Evtl. Polizei, Gesundheitsbehörde (Lebensmittel, Infektion) und Umweltschutzamt (Innenministerium) verständigen. BG-Meldung bei gewerblichen Vergiftungen.

F 4 Giftbeseitigung

Sofort geeignete Maßnahmen zur Giftbeseitigung ergreifen. Rechtzeitige Erkundigung zur Frage der Grundwasserverunreinigung. Auf Ausbreitung einer Giftgaswolke achten. Anforderung technischer Hilfe (Feuerwehr, Technisches Hilfswerk).

F 5 Spätschäden

Nachkontrolle der Leberwerte (Cholinesterase, Gamma GT, GPT, Quickwert, Blutgerinnungsfaktoren), der Nierenwerte (Kreatinin, Harnstoff, Kalium, Natrium, Phosphor), des Blutbildes, der Lungenfunktion, des Röntgenbildes und des EEG's bei ZNS-Schäden drei bzw. 10 Tage nach einer Vergiftung.

F 6 Karzinogen-Mutagen

Jeder Kontakt mit diesen Substanzen sollte eigentlich vermieden werden. Nach Verschlucken sofort Medizinalkohle, nach Hautkontakt sofort PEG – 400, Haut und Augen spülen. Spätkontrollen der gefährdeten Organe nach Jahren bzw. Jahrzehnten.
Jeder Unfall mit diesen Substanzen muß wegen evtl. Spätschäden an die zuständige Berufsgenossenschaft schriftlich gemeldet werden.

F 7 Vorsorgemaßnahmen vor möglichen Unfällen
1. Aufhängen von Fluchthauben (Paratmask)
2. Bereitstellen von Hautentgiftungsmitteln (PEG 400)
3. Bereitstellen von Augenspülflaschen (Isogutt)
4. Bereitstellen der erforderlichen Gegengifte am Arbeitsplatz z. B. Dexamethason-Spray – eingeatmete Gifte, Medizinalkohle – verschluckte Gifte, DMPS – Schwermetalle usw.

F 8 Notarzt-Indikationen
1. Atemstörung
   Blaufärbung der Haut, ungleichmäßige Atmung
2. Bewußtlosigkeit, nicht erweckbar auf starke äußere Reize
3. Schocksymptomatik, Blutdruckabfall, sehr schneller Puls
4. Eingeklemmte oder verschüttete Personen, Absturz aus großer Höhe
5. Unfälle mit erkennbaren Schwerverletzten oder mit mehr als zwei verletzten Personen
   – offene Körperhöhlenverletzungen (Schädel, Brustkorb, Bauchraum)
   – Bruch des Oberschenkels, des Beckens, der Wirbelsäule, des Brustkorbes und alle offenen Frakturen
   – Schuß-, Stich- und Hiebverletzungen
6. Starke Blutungen (Wunden, Magen-Darmtrakt, Genitalorgane)
7. Vergiftungen
8. Verbrennungen oder Verätzungen größeren Ausmaßes
9. Elektrounfälle einschließlich Blitzschlag
10. Begründeter Verdacht einer anderweitigen Lebensbedrohung
11. Ertrinkungsunfälle

F 9 Großeinsätze
Das ersteintreffende Fahrzeug gibt sofort nach Lageerkundung einen umfassenden Bericht (Schadensereignis – ca. Anzahl der verletzten/gefährdeten Personen – Zusatzgefahren und Anfahrtswege) an die Rettungsleitstelle ab und übernimmt bis zum Eintreffen des Einsatzleiters dessen Funktion, wobei auf folgendes zu achten ist:
1. Aufstellung der Rettungsmittel so, daß
   ● eine ständige Ausweichmöglichkeit nach zwei Seiten offenbleibt, d. h. Sicherung von Abfahrts- bzw. Fluchtwegen, damit

- die eigene Gefährdung auf ein Minimum reduziert wird (Windrichtung bei Schadstoffen beachten/erweiterter Abstand bei Explosionsgefahr usw.)
- je nach Lage des Einsatzortes ein Eingreifen von zwei verschiedenen Seiten möglich ist = Flexibilität erhalten
- andere eingesetzte Kräfte der Feuerwehren/THW und sonstige nicht behindert werden, wobei jedoch der eigene Freiraum nicht mehr als unvermeidbar eingeschränkt werden darf
- alle Fahrzeuge grundsätzlich besetzt bleiben und über Funk erreichbar sind, soweit nicht Gegenteiliges angeordnet wird
- alle Punkte haben die einzelnen Fahrzeugbesatzungen auch dann zu beachten, wenn kein Führungsfahrzeug vor Ort ist.

2. Nach Eintreffen des Einsatzleiters
   - übergibt die Erstbesatzung die Lage und wird je nach Ereignis als Abschnittsleiter eingesetzt bzw. in den übrigen Rettungsdienst eingegliedert,
   - melden sich die eintreffenden Kräfte dort an und – soweit die Möglichkeit besteht – auch wieder ab.
   - Weisungen des Einsatzleiters sind unverzüglich umzusetzen, sollten dabei unterschiedliche Auffassungen über den Sinn der Maßnahmen bestehen, werden diese keinesfalls vor Ort besprochen.
   - Sollten Anweisungen von anderen Kräften (Feuerwehr/Polizei usw.) an Rettungsdienst gegeben werden, sind die Anweisenden an den Einsatzleiter zu verweisen (Ausnahme: Gefahr in Verzug).
   - Fragen von Außenstehenden (Pressevertretern) sind an den Einsatzleiter zu verweisen.

F 10 Maßnahmen bei Massenvergiftungen
- Erstversorgung am Unfallort durch Vitaltherapie und oralem (Medizinalkohle) bzw. inhalatorischem Gegengift (Hexamethason-Spray)
- Schnelldiagnose am Unfallort (Gasvergiftung!)
- Entgiftung am Unfallort
  - Augen: *Chibro-Kerakain, Isogutt*-Spülflasche;
  - Haut: PEG 400; Duschen

- Kliniktransport mit schriftlicher Angabe der
  - gemessenen Giftkonzentrationen
  - Erstmaßnahmen
  - weiterführenden Maßnahmen
  - Kontaktadresse des zuständigen Sicherheitsingenieures bzw. Betriebsarztes
  - nächsten Katastrophendepots seltener Antidote *(DMPS-Schwermetalle)* oder in sehr großen Mengen benötigter Antidote *(Dexamethason-Spray, Medizinalkohle, PEG 400-Lösung)*
- Korrekte Entgiftung der freigesetzten Chemikalien
- Verständigung von Polizei und Feuerwehr falls eine Gefährdung der Bevölkerung nicht sicher ausgeschlossen werden kann
- Nach jedem Unfall überprüfen, ob bestehender Alarmplan noch optimiert werden kann.

G Gegengifte und Therapeutika

Medikament	Indikation, Vergiftung	Dosierung
Acetylcystein (Fluimucil, Inpharzam, 5 Amp. à 300 mg; Mucolyticum Lappe, 3 × 10 ml à 2 g)	Paracetamol	150 mg/kg KG in 200 ml Glukose initial innerhalb 15 Minuten, dann 50 mg/kg KG in 500 ml Glukose in vier Stunden dann 100 mg/kg KG in 1000 ml Glukose in den folgenden 16 Stunden infundieren.
Adrenalin (Suprarenin, Hoechst) 1 mg/1 ml Fertigspritze IMS, Kelsterbach	Anaphylaktischer Schock	Nur, falls keine Intensivmedizin möglich: 0,25-1,0 mg auf 10 ml isotone NaCl-Lösung langsam i.v. (0,5-0,1 mg/kg KG), dann Plasmaexpander (G 39), Cortison (G 53)
Alkohol Ethanol 96%, steril 50 ml	Methanol, Glykole	Sofort 50 ml oral oder in einer Infusion, dann 0,1 mg/kg KG pro Stunde infundieren; Kontrolle in der Ausatemluft (0,5-0,8‰) Alkohol.
Antithrombin III (AT III Behring) Amp. 250 E, Trockensubst.	Verbrauchskoagulopathie im Schock, nach Lebergiften wie Tetrachlorkohlenstoff, Knollenblätterpilz u. a.	500 E initial 250 E 4 stdl. solange bis AT III-Aktivität 80% erreicht hat, dann weiter Heparinisierung.
Atropinsulfat (Atropin sulfuricum) 1. 0,5 mg/1 ml	1. Prämedikation vor Intubation und Magenspülung, Digitalis (Bradykardie), löst Darmkrämpfe	Erwachsene 1,0 mg i.m. (oder i.v.) Säuglinge 0,2 mg Kinder 0,4-0,6 mg i.m. (oder i.v.) 0,01-0,02 mg/kg
2. 10/100 ml 1%ige Lösung (Köhler-Chemie) 1 ml = 10 mg	2. Alkylphosphate wie E 605, Phosphorsäureester (= Acetylcholinesterasehemmer), Carbamate	Sofort bis zum Verschwinden der engen Pupillen, Speichelfluß und langsamen Puls. 2-5-10-1000 mg i.v. Wiederholung bei Wiederauftreten der Symptomatik (z. B. nach 10 Minuten). Bei Herzstillstand 50 mg wiederholt zentral i.v. bzw. intracardial. Nach 3-5 Tagen hochdosierte Therapie abrupt absetzen. Bei Bedarf 1 mg weiter geben. Bei falscher Indikation Antidot Physostigmin.
Berliner Blau (Antidotum Thalli Heyl) Kaps. 0,5 g	Thallium, radioaktives Caesium (134 und 137)	6 × 0,5 g sofort (in Magenspülwasser), dann 6 × 1-2 Kaps./Tag, maximal 2 Kapseln zweistündlich, Säuglinge ⅓, Kinder die Hälfte.

Medikament	Indikation, Vergiftung	Dosierung
Biperiden (Akineton, Uroll.) 5 mg/1 ml	Nicotin, Dyskinesien bei Phenothiazinen, Butyrophenonen u. a.	Unterbricht den enterohepatischen Kreislauf. 1-2 Amp. langsam i. v.
Botulismus-Serum Behring, 50 ml Typ	Fleisch-, Fisch-, Konservenvergiftung	Bei Verdacht sofort 50-200 ml i. v. nach Allergietestung, vorher Blutentnahme zum Toxinnachweis
Calciumgluconat Amp. 10 ml 10%	Allergie, Oxalsäure, Fluor (Magenspülung, örtlich i. v. und intraarteriell) Lungenödem	10 ml 10% wiederholt i. v. oder s. c. (bei Fluor), bei Verätzungen von Fingern sehr langsam intraarteriell!
Pulver	Oxalsäure, Fluor	Kinder: 0,4 mg/kg i. v. 40 g zur Magenspülung (instillieren)
Ca-Trinatriumpentat (Ditripentat-Heyl) Amp. 1 g/5 ml	Eisen akut, Cadmium, Chrom, Mangan, Zink, radioaktive Isotope (Scandium, Ruthenium, Indium, Lanthanide, Thorium, Uran, Neptunium, Plutonium, Yttrium)	1 Amp. verdünnt langsam (10 Min.) i. v., Wiederholung nach 6 Std., dann 2 × tgl. je 1 Amp. im Dauertropf in 500 NaCl 0,9% nach 6 Tag. 3 Tg.Pause. Nebenwirkungen: Fieber, Durst, En- und Exanthem, Thrombocytopenie, Myalgien, Paraesthesien, Nierentubulusschädigungen. Nicht bei Niereninsuffizienz, Schwangerschaft.
Chibro-Kerakain (2-Diethylaminoethyl-3-Amino-4-propxybenzoesäure-HCl, 0,5% Chibret) 10 ml Tropfflasche	Schmerzen bei Verätzungen und Fremdkörper im Auge Augen-Lokalanästhetikum	1-2 Tropfen zur örtlichen Betäubung in jedes Auge vor Spülung (mit Leitungswasser oder Isogutt-Spülbeutel)
Clomethiazol (Distraneurin, Stern) Infusion 500 ml 0,8%ig Nicht oral!	Entzugsdelir, Sedierung von Beatmungspatienten	Initial 100-500 ml/Std bis Patient ruhig, dann soviel infundieren, daß Patient jederzeit erweckbar ist. Am nächsten Tag mindestens soviel wie am Vortag. Gefahr der Atemlähmung und des Schocks, Intensivstationsbehandlung 2-3mal 0,25-0,5 mg Atropin täglich dazugeben zur Behebung vagotoner und bronchialsekretorischer Nebenwirkungen
Cortison (Dexamethason, Fortecortin FS, Merck) 40 mg-5 ml	Allergie, Lungenödem, Reizgase, Schlangen, Insekten. Anaphylaktischer Schock, Hirnödem bei giftfreien Patienten	40 mg i. v., Wiederholung

Medikament	Indikation, Vergiftung	Dosierung
Desteroxamin (Desteral, CIBA) Amp. 500 mg/5 ml Aqua bidest.	Eisen, akut Aluminium	1. 5–10 g in Wasser gelöst schlucken 2. 1–2 g in 500–1000 ml Laevulose in 24 Std. i. v. (max. 16 mg/kg/Std.) Blutdruckabfall, nicht in der Schwangerschaft
Dexamethasonspray (Auxiloson-Dosier-Aerosol, Thomae) 1 Hub 0,125 mg	Lungenreizstoffvergiftung, Lungenödem, Glottisödem, Laugen-Säurenverätzung im Mund	5 Hübe alle 10 Minuten, 2–5 Std. lang bis zum Verschwinden der Beschwerden, lokales Antiphlogistikum
Diazepam (Valium, Roche) Tabl. 10 mg Amp. 10 mg/2 ml	Krämpfe, Erregung	10–20 mg geschluckt, i. v. oder i. m.
Digitalis-Antitoxin (Fa. Boehringer-Mannheim), Amp. à 80 mg	Digoxin, Digitoxin	1 Std. 160 mg, dann 4 Stdn. je 80 mg, 80 mg binden 1 mg Digoxin oder Digitoxin = 1 ng Digoxin = 10 ng Digitoxin im Serum
4-DMAP (Dimethylaminophenol Köhler), 250 mg/5 ml	Blausäure, Cyanide, Nitrile, Schwefelwasserstoff, Azide 1–2 mg/kg KG, 1,5 mg/kg oral	Bei Verdacht *sofort* 250 mg (3 mg/kg) i. v., im Notfall (Massenvergiftung Bewußtloser) tief i. m. Blausäure in Brandgasen
DMPS (Dimaval, Heyl) 20 Kaps à 0,1 g	Antimon, Arsen, Gold, Nickel, Quecksilber (anorgan. und organisch!), Wismut, Chrom, Kobalt, Mangan, Zinn	2–3 mg/kg i. v. oder oral, 4 stdl. am 1. u. 2. Tag, ab 3. Tag 4 × tägl.
Dopamin (Giulini) 50 mg/5 ml	Schock (cardiogener Schock)	50 mg in 500 ml Laevulose (4 mg/min/kg ≙ 2,4 ml × kg KG ≙ bei 50 kg 40 Tr/Min.)
Doxepin (Aponal, Galenus) Amp. 25 mg/2 ml, Drg. 50 mg	Erregungskzustände, Horror Trip, Angstzustände, Drogenentzug, Allergie	50 mg oral oder 2 Amp. i. m. Bei Überdosierung Physostigmin
D-Penillamin (Metalcaptase, Heyl) Kaps. 0,15 g, Tabl. 0,3 g, Amp. 1 g	Blei, Gold, Kobalt, Kupfer, Quecksilber, Zink	3 × 300 mg schlucken lassen, 10 Tage lang oder 1 g i. v. (Vitamin B_6-Gabe!) Granulo-Thrombocytopenie, schwere Niereninsuffizienz, Penicillin-Unverträglichkeit, Säuglinge $\frac{1}{6}$, Kleinkinder $\frac{1}{3}$ der Dosis.
Elektrolytkonzentrate (orale Oralpädon, Fresenius) 10 Brausetabletten oder (Liquisorb, Pfrimmer) Btl. à 25 g	Exsiccose Schockprophylaxe, Verbrennungen, Diarrhoen	1 Btl. auf 1 L = $\frac{1}{6}$ isotan 3 Btl. auf 1 L = $\frac{1}{2}$ isotan 4 Btl. auf 1 L = $\frac{2}{3}$ isotan 20 mval Na, 3 mval K, 1 mval Mg_2, 1 mval Ca, 13,5 mval KCl

Medikament	Indikation, Vergiftung	Dosierung
Flumazenil (Amexate, Roche) Amp. 1 mg/10, 0,5 mg/15 ml	Benzodiazepine	0,02–0,05 mg/kg KG i.v. Wiederholung nach ca. 60 Min. Imidazobenzodiazepin
Flumetason (Locacorten Schaum, Ciba) Spray 4 mg/20 ml	Verätzungen (Verbrennungen) durch Chemikalien	mehrmals täglich auftragen, nicht ins Auge
Folsäure (Folsan, Kali) Amp. 15 mg/1 ml	Methylalkohol (Methanol)	zweistündlich 1 Amp. i.m., i.v. (max. 10 mg/kg i.v.) Beschleunigung der Ameisensäureelimination
Furosemid (Lasix, Hoechst) Amp. 40 mg/5 ml	Lungenödem, forcierte Diurese	1–2 Amp. i.v. evtl. wiederholt
Gelatine (Plasmaersatz, Gelafundin, Braun-Melsungen) 500 ml	Blutdruckabfall, Schock	Anfangs als Schnellinfusion, später im Bypass, um Blutdruck auf etwa 110 mm Hg zu halten. Bei Vergiftungen den Desiranpräparaten vorzuziehen, da es den Harnfluß fördert.
Glukagon (Inj. Fl. 1 mg; Lilly)	Betablocker, Antidiabetika	0,5–1 mg i.v. oder i.m., 1–2 mal wiederholen
Glukose (Glucosteril 50%, 100 ml, Fresenius) Glucose 50%, 50 ml, Fertigspr. IMS, Kelsterbach	Antidiabetika, Insulin	100 ml 50% i.v., Wiederholung entsprechend Blutzuckerwerten Kinder: 1–2 g/kg KG i.v.
Heparin (Liquemin, Roche) 25.000 E/5 ml	Schlangen (außereurop.), Knollenblätterpilz, Tetrachlorkohlenstoff	5000 E initial dann 1500 E/h.
Hes 10% (Fresenius)	Hirnödem, toxisches	500 ml in 6 Std. 2–4mal tägl.
Kaliumjodid (Kalium jodatum, Cascum) T. à 0,1 g	Radioaktives Jod	Erw. initial 2 T, dann 8stdl. 1 T. Kind initial ½ T, dann 8stdl. ½ T. Sgl. initial ½ T, dann tgl. ¼ T
Kaliumpermanganat (einige Kristalle in 1 l Wasser frisch gelöst)	Alkaloide, Blausäure, Glykole	Oxidationsmittel, blaustichiges Weinrot = 0,05–0,1‰oige Lösung zur Magenspülung (50 ml belassen) Ungelöste Kristalle ätzen
Kohle-Medizinal (Kohle-Pulvis, Dr. Köhler, 10 g Becher)	alle geschluckten Gifte	Becher mit Wasser füllen, schütteln, trinken bzw. nach der Magenspülung instillieren. Kombination mit Natriumsulfat

Medikament	Indikation, Vergiftung	Dosierung
Lactulose (Laevilac, Wander 200 ml/100 g oder Biliteral/Thomae 200 ml/125 g)	Leberschädigende Gifte, erzeugt Durchfall, Salmonellose und andere Darminfekte	3–5 × 1 Eßl. als Laxans und zur Ammoniakreduktion im Darm
Lidocain Injektionslösung, viskös (Amp. 2%, Braun) Fertigspritze IMS, Kelsterbach Amp. 50 mg/5 ml 2%ig	Kammerflimmern, ventric. Extrasystolen, zur örtlichen Betäubung (Flußsäure) Ätzmittelingestion	1 Amp. i.v. oder i.m. bei Flußsäure mit Calciumglukonat. Unterspritzung, in einer Mischspritze (1:2) jeweils bei Schmerzen
Metamizol (Novalgin, Hoechst) Amp. 2500 mg/5 ml Trpf. 500 mg/1 ml	Fieber (Metalldampf) Schmerzen	1 Amp. langsam (5 Min., i.v. oder 10–20 Tropfen schlucken lassen). Nicht nach Phenothiazinen Atropin bei Bradykardie
Metildigoxin (Lanitop Boehringer) Amp. 0,2 mg/2 ml	Herzschwäche	3 × 1 Amp. i.v. über 2–4 Tage i.v. zur schnellen Sättigung, rascher Wirkungseintritt (1–4 min)
Morphin (Morphin HCl, Thilo) Amp. 20 mg/1 ml oder Tramadol (Tramal, Grünenthal) 1 ml/50 mg	Starke Schmerzen, Verätzungen, Verbrennungen	10–20 mg i.v., i.m. oder s.c. Antidot G 32, Betäubungsmittel 50–100 mg i.v., i.m. oder s.c.; kein Betäubungsmittel Erbrechen
Na-Ca-edetat (Calciumedetat; Hausmann/Heyl) 0,1/5 ml 20%ig Chetatbildner	Blei, Chrom, Eisen, Kobalt, Nickel, Kupfer, Uran, Vanadium, Zink, Plutonium, Thorium. Vorsicht bei Cadmium, Quecksilber, Selen. Nicht bei: Beryllium.	max. 20 mg/kg KG i.v.: 0,1 ml der 20%igen Lösung/kg/die in 10 ml/kg/die Glucoselösung, 3 Tage Therapie, 3 Tage Pause, bis 5 Serien. Nicht bei Digitalisierten! Auch orale Anwendung nach Ingestion möglich. Kontraindiziert bei Niereninsuffizienz (Nephrose oder Tubuluszellen mit Anurie)
Naloxon (Narcanti, Winthrop) Amp. 0,4 mg/1 ml	Opiate, Morphium, Pentazocin	0,4–0,8 mg i.v., i.m., s.c., Kinder: 0,01 mg/kg Körpergewicht kann bei Opiatabhängigen Entzugserscheinungen auslösen.
Natriumbicarbonat (Salvia) 20 ml, 250 ml 8,4%ig	Azidose, Methanol, Barbitursäure, Aldehyde, Alkylphosphate, Chlorate, Salicylsäure Herzstillstand	zum Abwaschen der Haut, Magenspülung 1:3 verdünnt, als Infusion i.v. bis Urin pH bei 7–8. Entsprechend Blutgaswerten ml (Defizit molares $NaHCO_3$) = negativer Basenüberschuß × 0,3 × kg KG oder:

Medikament	Indikation, Vergiftung	Dosierung
		6 ml (= mval) × 0,3 × kg KG: erhöht pH um 0,1 Kinder 2 mval/kg KG Bei Überalkalisierung Atemdepression Urin-pH soll bei forcierter Diurese (Barbiturat-, Salicylatvergiftung) bei 7-8 liegen (Blutgase, beatmen)
Natriumsulfat (Glaubersalz)	Abführmittel in Verbindung mit Kohle	2 Eßl. Erwachsene 1 Eßl. Kinder, 1 Teel. Säuglinge in Wasser gelöst (hypertone Lösung)
Natriumthiosulfat (Köhler) Amp. 20 ml, 1000 ml 10%ig	Blausäure, Cyanid, Thallium, Jod (geschluckt), Alkylantien (Lost) Brandgase (blausäurehaltig)	100-500 mg/kg i.v. Thallium: mehrmals tägl. 10 ml i.v. Magenspülung mit 1%iger Lösung 50-100 ml i.v.
Nitroglycin (Nitrolingual-Spray, 0,4 mg, Pohl)	Hypertonie, Lungenödem, Ang. pect., Ergotismus, Gefäßkrämpfe, Hochdruck, Erregung, Tachykardie	1-2 Hübe auf die Zunge, Wiederholung nicht bei Hypotonia!
Obidoxim (Toxogonin, Merck) Amp. 250 mg/1 ml	Alkylphosphate (Phosphorsäureester wie E 605) nicht bei Carbamaten	wichtiger Atropin G 6 1 Amp. i.v. 2 × Wiederholung nach je 2 Std., nicht 6 Std. nach Vergiftung Kinder: 4-8 mg/kg KG
Orciprenalin (Alupent, Boehringer, Ing.) Amp. 0,5 mg/1 ml	Bradykardie, Herzstillstand, Digitalis, Asthma	1-2 Amp. langsam i.v. Kinder: 0,1-0,5 mg/kg
Paromomycin (Humatin, Parke-Davis) 16 Kaps. à 0,25 g	Leberschutztherapie (Darmsterilisierung) bei Lebergiften wie Phosphor, Tetrachlorkohlenstoff u. ä., Leberkoma	50-100 mg/kg/Tag z. B. 2-4 stdl. 2 Kapseln schlucken oder in Magensonde
PEG 400 Polyethylenglycol, ebenso Lutrol E 400 (BASF) Roticlean (Roth)	Hautreinigung von fettlöslichen Stoffen, zur Magenspülung verwenden (carbromalhaltige Schlafmittel)	Haut mit Lappen abwaschen, anschließend Wasser und Seife 100 ml initial 1,5 mg/kg Körpergewicht zur Magenspülung (eventuell wiederholt) instillieren, Magen von außen massieren, mit Wasser herausspülen, Kohle-Natriumsulfat-Installation. Vorher Asservatabnahme, da Giftnachweis gestört werden kann.

Medikament	Indikation, Vergiftung	Dosierung
Phenytoin (Phenhydan/Desitin) Amp. 5 ml/250 mg	Herzrhythmusstörungen bei Digitalisintox., Krämpfe	½-1 Amp. langsam i.v., Wiederholung bei Bedarf Nicht bei av-Block!
Phosphatpuffer-Auge (Isogutt Augen-Spülflasche (Dr. Winzer) Natriumdihydrogenphosphat, Natriummonohydrogenphosphat) 250 ml	Säure-, Laugen-, Kalk- und Farbstoffspritzer ins Auge	Nach örtlicher Betäubung (G 13) Spülung des Auges und der Bindehaut
Physostigmin (Anticholium, Köhler) Amp. 2 mg/5 ml	Atropin, atropinhaltige Pflanzen, tricyclische Antidepressiva, Phenothiazine, Psychokampfstoffe, Alkohol	Erwachsene 2 mg i.v. oder i.m. Kinder 0,5 mg i.v. oder i.m. 0,02-0,06 mg/kg Körpergewicht i.v. oder i.m. bei Bedarf 1-, 2-, 4- oder 8stündlich wiederholen. Antidot Atropin (in halber Dosierung) z.B. 1 mg i.v. NW: Hypersalivation, Schwitzen, Defäkation, Miktion, Überleitungsstörungen, Bradykardien
Vitamin K Phytomenadion (Konakion, Roche Amp. 1 mg/0,5 ml 10 mg/1 ml	Cumarine, Blutungsneigung durch Prothrombinmangel (Tetrachlorkohlenstoff, Knollenblätterpilz, Schock)	Inhalt einer Ampulle trinken lassen; bei i.v.-Anwendung Schockgefahr! PPSB-Konzentrat bei Blutungen
Protamin (Protamin, Roche) Amp. 1000 oder 5000/5 ml	Heparin	1 E i.v. neutralisiert die zehnfache Menge Heparineinheiten. Nebenwirkungen: Wärmegefühl, Blutdruckabfall, Bradykardie, Atemnot
Pyridoxin (Benadon, Roche) Amp. 2 ml/300 mg	INH, Crimidin	5 g initial i.v. bis zum Sistieren der Krämpfe bzw. pro Gramm INH 1 g Pyridoxin
Schlangengiftserum (Behring, Butantan) 2-5 ml Amp. Skorpion-Immun-Serum	Bißverletzung durch Giftschlangen, Giftspinnen und Skorpione	Nach Allergietestung (Tränensack oder Haut) Infusion oder im Notfall i.m.
Silibinin (SIL, Madaus, Amp. à 200 mg)	Knollenblätterpilzvergiftung	20 mg/kg KG pro die in 5% Lösung infundieren, insges. 120 Amp.; Erfolg nicht gesichert.
Suxamethonium (Succinyl Asta) 1%ig 10 ml (1 ml = 10 mg) 100 mg	Glottiskrampf, Phosphorsäureester-Krämpfe, Strychnin, Methaqualon	50-100 mg i.v. dann Intubation und künstliche Beatmung, später 2,5 mg/min, Dauertropf Antidot Physostigmin Depolarisierendes Muskelrelaxans

Medikament	Indikation, Vergiftung	Dosierung
Tetanusprophylaxe (Tetanol, Tetagam, Behringwerke)	Verletzung der Haut (Verätzung, Verbrennung, Tiere)	Amp. 0,5 ml Tetanol i. m., bei nicht Immunisierten dazu 1 ml (250 IE) Tetagam i. m.
Theophyllin (Euphyllin, Byk Gulden) Theophyllin 250 mg/10 ml Fertigpr. Int. Medik. Syst., 6092 Kelsterbach	Spastische Dyspnoe, Asthma bronch.	1 Amp. langsam (5 Min.) i. v., nicht unter 3 Jahren
Thiopental (Lentia, Hormonchemie) Amp. 1 g Phenytoin G 71	Narkose, Krämpfe	Atemstillstand bei schneller Injektion Gewebsnekrose bei paravenösr Injektion
Toluidinblau (Köhler) Amp. 10 ml 3%ig	Methämoglobinbildner (Anilin, Nitrate, Nitrite, Chromate, Nitrobenzol)	2 mg/kg KG z. B. 5 ml i. v. (Seit 1.11. 83 3%ig, vorher 4%ig!)
Triflupromazin (Psyquil, Heyden) Amp. 10 mg/1 ml	Erbrechen bei Nahrungsmittel-, Lösungsmittelvergiftung	1 Amp. i. v. oder i. m. einer Infusion (Antidot Physostigmin)

Gegengifte – Notarzt

Vergiftung mit (Indikation)	Behandlung mit (Gegengift)	Wirkstoff	Dosierung	sonstige Bemerkungen
Alkylphosphate Carbamate	Atropin 1% (Fa. Köhler-Chemie)	Atropinsulfat	5-50-500 mg initial i.v.	Bis zum Verschwinden der bronchialen Sekretflut, Bradykardie, Krämpfe, Miosis
Aticholinergika, Psychopharmaka, Atropin, Alkohol (Ethanol)	Anticholium (Fa. Köhler-Chemie)	Physostigminsalicylat	2 mg i.m. 0,02 mg/kg KG oder langsam i.v.	Nur bei Mydriasis, heißer, trockener Haut, Halluzinationen, Koma, Herzrhytmusstörungen oder Atemdepression
Blausäure, Zyanide	4-DMAP (Fa. Köhler-Chemie)	4-Dimethylaminophenol	3 mg/kg i.v.	nur bei Bewußtlosigkeit, anschließend stets Natriumthiosulfat!
Brandgase, Glottisödem, Lungenreizstoffe	Auxiloson-Dosier-Aerosol (Fa. Thomae)	Dexamethason	5 Hübe alle 10 Min.	bis zum Sistieren des Hustenreizes wiederholen
Brandgase (Blausäure)	4-DMAP (Fa. Köhler-Chemie)	4-Dimethylaminophenol	1,5 mg/kg i.v.	nur bei Bewußtlosigkeit, anschließend stets Natriumthiosulfat!
Brandgase (Blausäure), Loste	Natriumthiosulfat (Fa. Köhler-Chemie)	Natriumthiosulfat	100 mg/kg i.v.	ausreichend bei Ansprechbaren; bei Bewußtlosen stets nach 4-DMAP
Flußsäure, Fluor	Calciumglukonat 10%	Calciumglukonat	1 Amp. s.c. oder i.a.	10 ml s.c., intraarteriell

Vergiftung mit (Indikation)	Behandlung mit (Gegengift)	Wirkstoff	Dosierung	sonstige Bemerkungen
Laugen siehe Säuren				
Methämoglobinämie, Anilin, Nitrite	Toluidinblau (Fa. Köhler-Chemie)	Redoxfarbstoff	2-4 mg/kg streng i.v. (3%ige Lösung)	zusätzlich 250 ml 1 molares Natriumbikarbonat i.v.
Methanol, Ethylenglykol	Ethanol	Ethanol	init. 0,5-0,75 g/kg	Nachweis Dräger Formaldehyd und Alkoholtest BAK ~0,8‰
Orale Gifte, wasser- und fettlösliche; Entschäumer, Paraquat	Kohle-Pulvis (Fa. Köhler-Chemie)	Medizinalkohle	10 g in Einmalbecher mit Wasser	Wiederholung bei Bewußtlosen 4stdl., als Laxans, anschließend Natriumsulfat (Erwachsene 2 Eßl.)
Quecksilber (auch org.), Arsen, Gold Nickel, Antimon, Wismut, Chrom, Kobalt, Mangan	Dimaval (Fa. Heyl)	2,3 Dimercapto-1-propansulfonsäure (DMPS)	3 × 1 Kps./die oral Amp. à 250 mg (direkt vom Hersteller)	in schweren Fällen 2 Kps. 2 stdl. bzw. besser 1 Amp. i.v./i.m. 6 stdl.
Säuren, Phenole, Kresole äußerlich (Haut)	Roticlean (Fa. Roth, Karlsruhe)	PEG 400	Abwaschen mit Roticlean, später mit kaltem Wasser nachwaschen	zur Erstbehandlung, auch durch Laien, von hautätzenden Stoffen aller Art geeignet

Säuren, Phenole, Kresole innerlich (Magen)	Roticlean (Fa. Roth, Karlsruhe)	PEG 400	Magenspülung mit 1,5 ml/kg KG – 500 ml	auch Tenside, ätzende Stoffe, fettlösliche Stoffe, löst Tablettenbezoare im Magen
Säuren-Verätzung: Auge	Chibro Kerakain (Fa. Chibret) Isogutt (Fa. Winzer)	Proxymetacin, Phosphatpuffer	1–2 Tropfen vor Augenspülung Spülbeutel	dann Isogutt Auge schützen! mit Beutel spülen
Schwefelwasserstoff	4-Dimethylaminophenol (4-DMAP) (Fa. Köhler-Chemie)	4-Dimethylaminophenol	3 mg/kg i.v.	Wiederholung nach 2 Std. in halber Dosierung, Auxiloson-Spray
Thallium: Rattengift (Zelio)	Antidot. Thallii Heyl (Fa. Heyl)	Berliner Blau-Eisen-III-Hexa-cyanoferrat-II	6 Kps. initial 3 × 2 Kps./ die oral	max. 2 Kps. stdl.

Gegengifte im Notarztkoffer

Instrumententeil:

1 Beatmungsbeutel m. Maske	je für Erwachsene u. Kinder	1 Stauschlauch
1 Intubationsbesteck	je für Erwachsene u. Kinder	1 Paar OP-Handschuhe
2 Tuben	je für Erwachsene u. Kinder	1 Aluminiumfolie
1 Guedeltubus	je für Erwachsene u. Kinder	1 Taschenlampe
	je für Erwachsene u. Kinder	1 Duodenalsonde

1 Magenschlauch
1 Mundkeil
1 Blutdruckapparat
1 Stethoskop
1 Reflexhammer
1 Klemme
1 Schere
1 Pinzette, steril
1 Einmalskalpell

2 Sauerstoffsonden
2 Infusionsbestecke
2 Blasenkatheder
2 Absaugkatheder
Gasspür-Handpumpe-Dräger; Prüfröhrchen (Alkohol, Blausäure, Kohlenmonoxid, Tetrachlorkohlenstoff)

Medikamententeil:

500,0 ml Gelafundin (o. ä.) – Braun Melsungen
250,0 ml 8,4% Natriumbicarbonat
500,0 ml Hes 10%-Fresenius
100,0 ml Traubenzuckerlösung 50%
100,0 ml PEG 400 – Roth

4 O.P. Kohle-Pulvis – Köhler-Chemie
2 O.P. Auxiloson-Dosier-Aerosol (Dexamethason) Thomae
2 O.P. Isogutt-Augenspülflasche – Winzer
1 O.P. Locacorten-Schaum (Flumetason) – Ciba-Geigy
1 O.P. Chibro-Kerakain-Augentropfen – Chibret
1 Nitrolingual-Spray 0,4 – Pohl
1 O.P. Dimaval (DM PS)

1 O.P. pH-Papier
1 Verbandspäckchen
1 Leukosilk
4 Alkoholtupfer
2 Spritzen 20 ml
2 Spritzen 10 ml
2 Spritzen 2 ml
10 Kanülen 12
2 Abbocath 18
2 Braunülen 0,5 – Braun-Melsungen
2 Venofix 1,1 (Butterfly)
1 Asservatflasche
1 Dextrostix

Ampullenteil:

4 Ampullenfeilen
2 Amp. Akineton 1 ml/5 mg (Biperiden) – Knoll
2 Amp. Alupent 0,5 mg/1 ml (Orciprenalin) – Boehringer-Ingelheim
2 Amp. Aponal 25 mg/2 ml (Doxepin) – Galenus
2 Amp. Atropin 0,001 mg/1 ml (Atropin sulfuricum) – Thilo
5 Amp. Atropin 1% 10 ml (Atropin sulfuricum) – Köhler-Chemie
2 Amp. Calcium 10% 10 ml (Calciumgluconat) – Phytopharma

1 Amp. Natriumchlorid 0,9% 10 ml
3 Amp. Natriumthiosulfat 10% 10 ml Köhler-Chemie
5 Amp. Benadon 300 mg/ml (Pyridoxin)-Roche
2 Amp. Novalgin 2,5 g/5 ml (Novaminsulfon) – Höchst
1 Amp. (Thiopental) 500 mg – Lentia
2 Amp. Anticholium 2 mg/5 ml (Physostigminsalicylat) – Köhler-Chemie
2 Amp. Psyquil 20 ml/1 ml (Triflupromazin) – Heyden
2 Amp. Fortecortin 40 mg/5 ml

1 Amp. Desferal 500 mg (Desferrioxamin) – Ciba-Geigy
2 Amp. 4-DMAP 5 ml/250 mg (4-Dimethylaminophenol) – Köhler-Chemie
2 Amp. Dopamin 50 mg/5 ml (Noradrenalin-Vorstufe) – Giulini
1 Amp. Solosin 208 mg/5 ml (Theophyllin) – Cassella-Riedel
2 Amp. Lanitop 0,2 mg (Metildigoxin) – Boehringer-Mannheim
2 Amp. Lasix 40 mg/5 ml (Furosemid) – Hoechst
2 Amp. Narcanti 0,4 mg/1 ml (Naloxon) – DuPont
(Dexamethason) – Mesek
1 Amp. Succinyl-Asta 1% 10 ml (Suxamethonium) – Asta
2 Amp. Dimaval 250 mg/5 ml (DMPS) – Fa. Heyl
1 Amp. Suprarenin 1 mg/1 ml (Epinephrin/Adrenalin) – Hoechst
1 Amp. Toluidinblau 3% 10 ml – Köhler-Chemie
2 Amp. Valium 10 mg/2 ml (Diazepam) – Hoffmann-La Roche
1 Amp. Lidocain 5 ml 2% – Braun

Gegengifte Hausarzt

Giftart	Gegengift	Dosierung
Verschluckt	Kohle-Pulvis (Fa. Köhler-Chemie)	10 g Erwachsene 5 g Kleinkinder
Eingeatmet	Dexamethason-Spray (Fa. Thomae - Auxiloson-Dosier-Aerosol)	5 Hube alle 10 Minuten bis zum Sistieren des Hustenreizes bzw. prophylaktisch
Haut	PEG-400 (Fa. Roth - Roticlean)	Abtupfen bzw. baden
Auge	Chibro-Kerakain (Fa. Chibret)	1 Tropfen als Lokalanästhetikum
	Isogutt-Augenspülbeutel (Fa. Dr. Winzer)	Spülen bis Beutel leer ist

Gegengifte - veraltet

Bisherig	Alternative	Grund
Prometazin	Doxepin	allergischer Bronchospasmus
Bentonit	Medizinalkohle	ebenso gute Adsorption, leicht verfügbar
Ipecachuanha	Medizinalkohle	Giftbindung effektiver und schneller als (Laien-) Erbrechen
Nicotinsäureamid	Pyridoxin	im Handel verfügbar, ebenbürtig
Norfenefrin Dihydroergotamin	Gelatine	peripheres Kreislaufmittel fördert Schock
Novesine	Chibro Kerakain	bei Laugen- und Säureverätzung
Paraffin-Öl	Medizinalkohle	Adsorptionskraft stets überlegen
Silikone	Medizinalkohle	fast ebenbürtig als Entschäumer
Dimercaprol	DMPS	auch bei organ. Hg-Verbindungen, $\frac{1}{5}$ d. Toxizität
Cholestyramin	Medizinalkohle	Adsorptionskraft ebenbürtig

Therapieschemata

Ätzmittelingestionen

Fragliche	Geringe **Giftmenge**	Große

Keine	Leichte **Ätzspuren im Mund und/oder Schmerzen lokal**	Schwere

Sofortige Verdünnung mit Wasser – Kliniktransport – **Haut und Augen mit Wasser spülen**

	Magenspülung nach Aufnahme eines Ätzmittelgranulats (Somat. WC-Reiniger) oder Absaugen großer Giftmengen
	Elementarhilfe

Dexamethasonspray bei gleichzeitiger Inhalation von Lungenreizstoffen (siehe dort) wie Chlorgas, Salpetersäure, u. ä.
Antidottherapie bei gleichzeitiger Giftaufnahme (4-DMAP Zyanide, DMPS-Arsen)

Kohle-Pulvis wiederholt
(Magensäurenpufferung)
Xylocain viskös
(Lokalanästhetikum)

Azidoseausgleich (außer anfangs bei Laugen)
Plasma(-expander)
Cortison i.v. zur Prophylaxe eines Glottisödems

Am 10. Tag	Sofort **Ösophago-Gastroskopie**	Sofort

(evtl. nach Laparotomie und Abklemmung im Pylorusbereich)

Keine	Leichte **Verätzung**	Schwere

Cortisonstrikturprophylaxe: 3 Wochen lang 1–2 mg/kg täglich oral, dann absteigende Dosierung	Bei schwerer Verätzung operative Entfernung des verätzten Magens (evtl. Ösophagus, Duodenum).

Nahrungszufuhr anfangs i.v., später Schleime (Reis, Hafer), rohe Eier, Milch; bei ausgedehnten Hautverätzungen, Infusionstherapie wie bei Verbrennungen (Neunerregel).

Bougieren einer Stenose

Tetanusprophylaxe **(G 75)** bei gleichzeitiger Hautverätzung.

Alkohol

Schweregrad	leicht	mittel	schwer
Atemwege Beatmung Circulation	Mund von Erbrochenem reinigen, Frischluft, stabile Seitenlage		Intubation? Venenzugang, Plasmaexpander
Diagnose	ansprechbar, orientiert, Alkotest in Ausatemluft	tobend Alkohol EMIT-ST im Urin	bewußtlos Alkotest passiv Serumalkohol- konzentration
Entgiftung	erbrechen lassen	s. Gegengift Physostigmin	Magenspülung
Fürsorge	Klinische Überwachung, bis Alkotest unter 0,8‰ gesunken ist. Grundkrankheit, Begleitkrankheiten? Psychiater, Unfall? Krampfleiden Sozialarbeiter? Eheberatung? Hypoglykämie ausgeschlossen?		
Gegengift	Kohle-Pulvis (10 Gramm) Atemstillstand oder: Nur bei chronischem Alkoholismus ohne zusätzliche Schlafmittelvergiftung 2 mg Physostigmin i.m. zur Prophylaxe eines Entzugsdelirs		

Chronischer Alkoholismus

Trinkertyp:

Gelegenheits-/Konflikttrinker „Ich trinke, um mich anders zu fühlen"	Gewohnheits-/Spiegeltrinker „Ich bekämpfe morgendliche Übelkeit"

Diagnose: Fragebogen   Früheres Delir? Entzugskrampf?
Alkotest   Alkotest
   Gamma-GT

2 Gruppen innerhalb des Trinkertyps:

reine Alkoholabhängigkeit	zusätzlich abhängig von Antiepileptika (Barbituraten, Benzodiazepinen, Clomethiazol)	Gamma GT <300	Gamma GT >300

Symptome:

Prädelir (80%) Tremor	Entzugskrampf (10%) „ZNS-Typ"	Delir (10%) „Leber-Typ" Trias: Desorientiertheit, Halluzinationen, Tremor

Therapie: Doxepin, oral   Phenytoin, i.v.   zur Prophylaxe: Physostigmin,
(Aponal 50)   (2 Tage lang)   einmalig bei Intoxikationen
   Therapie: Clomethiazol als
   Infusion!

Brandgase

Ersttherapie: Frischluft, Sauerstoff, Auxilosen-Spray (G7) bzw. entsprechendes Gegengift

Gift	wird frei bei Verbrennung oder Verschwelung von	Vergiftungssymptome	tödliche Konzentration in 10 Min.-ppm	Gegengift
Acrolein	Polyolefinen (Überhitzen von Speisefett) und Zellulose-Produkten unter niedrigen Temperaturen (<300°C), wird wieder zerstört (>800°C)	Schleimhaut-Reizung, Schwindel, Benommenheit, Bewußtlosigkeit, Lungenödem	30–100	Dexamethason-Spray
Ammoniak	Wolle, Seide, Nylon, Kunstharz, Düngemittel, Konzentration bei häuslichen Bränden normalerweise gering	stechender, unerträglicher Geruch reizt Augen- und Nasenschleimhäute, Lungenödem	1000	Dexamethason-Spray
Blausäure	Wolle, Seide, Polyacrylonitrile, Nylon, Polyurethan aus Matratzen, Polstermöbeln, Vorhängen, Teppichen, Autos, Flugzeugen und Papier in verschiedenen Ausmaßen.	schnell tödliches Atemgift	180	4-DMAP-Spray Natriumthiosulfat
Fluor-, Brom-Wasserstoff	Fluor-haltigen Harzen oder Filmen und einigen feuerfesten Materialien, die Brom enthalten	Atemstörungen, Lungenödem	HF 4000 COF$_2$ 100 HBr > 500	Dexamethason-Spray
Isozyanate	Isozyaniden, Polyurethanen	starkes Lungenreizgift	100	Dexamethason-Spray
Kohlendioxid	bei allen offenen und Schwelbränden, vollständige Verbrennung alle organischen Substanzen (schwerer als Luft)	Schleimhaut-Reizung, Atemnot, Krämpfe, Atemstillstand	80000	Sauerstoff

Kohlenmonoxid	vollständige Verbrennung aller organischen Substanzen (leichter als Luft)	Blutgift, Übelkeit, Kopfschmerzen, Bewußtlosigkeit, Atemstillstand	1000–2000	Sauerstoff
Nitrose Gase	in kleiner Menge durch Textilien, in größerer durch Zellulosenitrat und Zelluloid, Düngemittel	starke Lungenreizung nach Latenzzeit, kann sofortigen Tod sowie auch Spätschäden verursachen	> 200	Dexamethason-Spray
Salzsäure	Kabel-Isolationsmaterial wie PVC, chlorierten Acrylen und gehärteten Metallen	Augenverätzung, starke Lungenreizung, Vergiftungsintensität der gebundenen Salzsäure größer als die entsprechende Menge in gasförmigem Zustand		
Schwefeldioxyd	schwefelhaltigen Verbindungen und deren Oxydationsprodukten	starkes Reizgift, schon in viel kleineren als den letalen Dosen unerträglich	50–100	Dexamethason-Spray

Chemikalienvergiftungen

Therapie	Alkylphosph.	Atropin	Digitalis	Lungenreizstoff	Methämoglobin	Zyanide
Vitaltherapie	Atemwege freihalten, Beatmen, Schock-Prophylaxe bzw. Therapie					
Diagnostik	Gasspürger. Giftmileu Cholinesterase	DC	Digoxin. serum	Giftmileu Gasspürgerät	Met Hb	Gasspürger. Blausäure
Entgiftung	Augen: Chibro-Kerakain, Isogutt-Augenspülflasche Haut: PEG 400 Magen-Darm: Medizinal-Kohle, Magenspülung					
Gegengift	Atropin (Obidoxim)	Physostigmin	Digitalis-antidot	Dexamethasonspray	Toluidinblau	4-DMAP Natriumthiosulfat

Chemikalien-Kennzeichnung

Die orangefarbenen Warntafeln weisen in ihrer oberen Hälfte eine zwei- oder dreistellige Zahlenkombination auf

Die Ziffern der Kemlerzahl haben folgende Bedeutung:

Die erste Kennziffer bezeichnet die Hauptgefahren

2 Gas
3 Entzündbarer flüssiger Stoff
4 Entzündbarer fester Stoff
5 Oxidierend wirkender Stoff oder organisches Peroxied
6 Giftiger Stoff
8 Ätzender Stoff

Die zweite und dritte Ziffer bezeichnen zusätzliche Gefahren

0 Ohne Bedeutung
1 Explosion
2 Entweichen von Gas
3 Entzündbarkeit
5 Oxidierende Eigenschaft
6 Giftigkeit
8 Ätzbarkeit
9 Gefahr einer heftigen Reaktion infolge Selbstzersetzung oder Polymerisation

X Als vorangestellte Kennzeichnung verbietet den Kontakt mit Wasser

brennbar   explosiv   ätzend   radioaktiv   giftig

Drogen – Symptomatik bei Entzug (x) und Intoxikation (●)

Aufnahme □

	geraucht	geschnupft	injiziert	oral	Verwirrtheit	Verhaltensstörungen	Tremor	Toleranz	Tod	Taumeln	Sprachstörungen	Sprache, verwaschene	Schwindel	Schweißneigung	Schnupfen u. Tränenfluß	Schläfrigkeit	Schlaflosigkeit	Ruhelosigkeit	Reflexe, gesteigerte
Alkohol s. Barbiturate																			
Morphin				□	x	●	x	●	x	●			●			x	x	x	● x
Heroin			□	□	x	x	x	●	x	●			●			x	x	x	● x
Codein			□	□	x	●	x	●	x	●			●			x	x	x	● x
Hydromorphin			□	□	x	●	x	●	x	●			●			x	x	x	● x
Synth. Opiate			□	□	x	●	x	●	x	●			●			x	x	x	● x
Methadon			□	□	x	●	x	●	x	●			●			x	x	x	● x
Cocain		□			●	●		●	x	●					● ●		●	x	● ●
Haschisch	□				●	●												●	●
Amphetamine			□	□	●	●	●								● ●		●	x	● ●
Metamphetam (Pervitin)			□	□	●		●	●		x	●				● ●		●	x	● ●
Barbiturate, Alkohol (u.a. Schlafmittel)			□	□	● x	●	x	●	x	●			x			x	●	x	
LSD				□	●	●	●				●			●				●	
Phencyclidin PCP			□	□							●	●		●				●	
Psilocybin				□	●	●				●				●			●		●

	Abhängigkeit, körperliche
	Abhängigkeit, psychische
	Aggressivität
	Angst
	Appetit, gesteigerter
	Appetitlosigkeit
	Bewußtlosigkeit
	Chromosomenaberration
	Depression
	Desorientierung, zeitl., räuml.
	Diarrhoe
	Euphorie
	Exzitation
	Gelächter
	Halluzination
	Hepatitis
	Konjunktivitis
	Koordinationsstörungen
	Krämpfe
	Krämpfe, abdominelle
	Logorrhoe
	Miosis
	Mydriasis
	Nausea u. Erbrechen
	Obstipation
	Panik
	Psychose
	Reflexe, abgeschwächte

Schlafmittelentzug

Barbiturate, and. Antiepileptika	Benzodiazepine	Diphenhydramin u.a. Anticholinergika

Serumkonzentration

Delirprophylaxe
einmalig 2 mg Physostigminsalicylat (oral, i.m.)

Abruptes Absetzen

Prädelir

3-6 × 50 mg Doxepin (Aponal 50) oral

Delir

Dauertropfinfusionen mit Physostigmin (z.B. 1 mg/h oral, i.m., i.v.)
Clomethiazol
Status epileptikus:
Phenytoin i.v.

Verhaltenstherapie zur Rückfallsprophylaxe

Formaldehydanamnese

Akne	Hustenanfälle
Antriebsverlust	Konzentrationsschwäche
Appetitmangel	Kopfschmerzen
Asthma	Krämpfe
Atemwegerkrankungen	Kratzen im Hals
Augenschmerzen	Krebs der Atemwege
Blasenleiden	Lymphknotenschwellung
Brechreiz	Müdigkeit
Bronchitis	Mundtrockenheit
Depression	Nervosität
Durchfall	Nierenerkrankung
Ekzem	Ohrenentzündung
Erbrechen	Reizbarkeit
Erkältung, gehäuft	Schlafstörungen
Furunkel	Schleimhautreizungen
Gedächtnisstörung	Schnupfen, anhaltender
Gewichtsverlust	Schwäche
Haarausfall	Schwindel
Halsschmerzen	Übelkeit
Hautreizungen	Verhaltensstörungen
	Warzen im Nasenbereich

Raucher ○   Nichtraucher ○

Gasvergiftung

Stickgase	Lungenreizstoffe		Lösungsmittel	
	Soforttyp	Latenztyp		
	Rauchgase			
Blausäure	Ammoniak	Nitrose Gase	Aceton	Bromethan
Schwefel-	Acrolein	Phosgen	Benzin	Chlorethan
wasserstoff	Bromgas	Schwer-	Benzol	Chloroform
Stickstoff-	Chlorgas	metall-	Ether	Allylchlorid
wasserstoff-	Fluorgas	dämpfe	Nitrobenzol	1,1-Dichlorethan
säure	Isocyanate	(Cadmium)	Schwefel-	1,2-Dichlorethan
Kohlen-	Schwefel-		kohlenstoff	1,2-Dichlorethylen
monoxid	dioxid			Dichlormethan
Kohlen-				1,2-Dichlorpropan
dioxid				Methylbromid
				Methylchlorid
				Pentachlorethan
				1,1,2,2-Tetrachlorethan
				Tetrachlorethylen
				Tetrachlorkohlenstoff
				1,1,1-Trichlorethan
				1,1,2-Trichlorethan
				Trichlorethylen
				1,2,3-Trichlorpropan
Therapie				
4-DMAP-	Sauerstoff, Dexamethason-		Sauerstoff	Sauerstoff
Natrium-	Spray			Forcierte Abatmung
thiosulfal	Lungenödemtherapie:			mit (CO_2)
	PEEP-Beatmung, absaugen;			
	Furosemid;			
	Digitalisierung, Antibioti-			
	kum, Azidoseausgleich mit			
	Bikarbonat			
	Elektrolytausgleich (Kalium)			

Haushalts- und Hobbymittelvergiftungen

Inhalation	Oral	Haut	Augen

Atemwege freihalten, Beatmen, Schockprophylaxe, Diagnose: Asservierung

| Lungenreiz- Lösungs-
stoffe mittel | Lösungs- Feste Sub- Ätzmittel
mittel stanzen | Ätzmittel | |

Kohle-Pulvis

		PEG 400 Chibro- Wasser, Kerakain Seife Isogutt-Spül- flasche	
Augen: Chibro-Kerakain, Isogutt-Spülflasche Haut: Roticlean	sofort irgendeine Flüssigkeit trinken		*Erstversorgung*
Dexamethason Dosier-Aerosol	Dexamethason Dosier-Aerosol (Glottis-, Lungenödemprophylaxe)		

Gasspürgerät in Ausatemluft	Flußsäure: Calciumglukonat i.m., i.a.	*Notarzt*
Alkalisierung mit Natriumbikarbonatinfusion, Schock- therapie mit Plasmaexpander		

Bei Fortbestehen von Beschwerden: Röntgen, Thorax Forts. Dexamethason- Spray	Kohle wiederholt oral Alkalisierung mit Natriumbikarbonat Forcierte Abatmung (Tetra u.a.) Leberkomatherapie (Humatin, Heparin, AT III)	Gegengifte: Metalle-DMPS, NaCa$_2$EDTA Thallium-Antido- tum Serum-Schlangen, Botulismus-Serum Fluor-Calciumglu- konat i.a.	Baden in PEG 400	*Klinik*
Lungenödem: Intubation PEEP-Beatmung Furosemid Cortison				

Giftnotruf befragen!

Injektions-, Infusionszwischenfall

leicht	mittel	schwer
Kreuz- und Lendenschmerzen, Engegefühl (Atemnot), Unruhe, Hitzegefühl, Blässe, kalter Schweiß, Übelkeit	Schüttelfrost, Temperaturanstieg, Tachykardie, Schock, Stuhl-, Urinabgang	Schock, Bewußtlosigkeit, Blutungen, Herzstillstand

Kanüle liegenlassen	Injektion stoppen (asservieren)
Blutdruck, Puls EKG 2 Std. liegend überwachen	Herzmassage Beatmen, falls keine Intensivmedizin möglich: Adrenalin

Volumenzufuhr unter Kontrolle des ZVD
Volon A solubile 40 mg i.v.
Alkalisierung mit Natriumbikarbonat
(cave Hypernatriämie bei Anurie!)

Dopamin-Tropf bei Normovolämie zur Verbesserung der Nierendurchblutung 2–4 µg/kg/min. Bei Verbrauchskoagulopathie Heparinisierung (AT-III-Substitution). Bei Hämolyse Bluttransfusion, Anregung der Diurese mit Furosemid (4 mg/min)

Antibiotika bei bakteriell bedingten Reaktionen (evtl. Heparin)

Hämodialyse bei Anurie.

Kontrolle von Puls, RR, ZVD, Flüssigkeitsbilanz, Säure-Basen-Haushalt, Elektrolyt-Haushalt, Blutbild, Thrombozyten, Gerinnung, harnpflichtige Substanzen.

Postoperative Antidote

Anamnese	Morphin-überdosierung (Fentanyl)	Atropin Scopolamin u.a. Anticholinergika	Benzodiazepine Nebenwirkung (Dormicum)
Klinik	Miosis Atemdepression	Mydriasis Erregung Atemdepression	Verwirrtheit
Therapie	Naloxon	Physostigmin	Flumazenil
Präparat	Narcanti	Anticholium	Anexate

Metallvergiftungen

Schweregrad	leicht	mittel	schwer
Atemwege Beatmen Circulation	Vergifteten an frische Luft bringen		Intubation Plasmaexpander Natriumbikarbonat Elektrolytsubstitution
Diagnose	(blutige) Brechdurchfälle Röntgenkontrast im Magen (Ultraschall) quantitativer Nachweis im Urin (Blut)		
Entgiftung	Wasser (Milch) trinken, Erbrechen, Augen, Haut mit Wasser/Roticlean spülen		
		Magenspülung Forcierte Diurese: Cadmium Kalium Lithium (Harnstoff) Selen Thallium Uran Wismut Forcierte Diarrhoe: Thallium Hämofiltration:	Hämodialyse bei: Aluminium Arsen – Antimon Barium Chrom Eisen Kalium Kupfer Lithium Magnesium Quecksilber Thallium Zink Zinn
		Plasmaseparation	Eisen, Arsen, Quecksilber, Zinn	
Fürsorge	Auf Leber-, Nieren-, Lungen- und ZNS-Schäden achten		

Gegengifte

	Nach Inhalation Dexamethason-Spray (Auxiloson-Dosier Aerosol)
Aluminium:	Calciumglukonat
Antimon:	DMPS
Arsen:	DMPS
Barium:	Calciumglukonat
Blei:	DMPS, CaNa$_2$EDTA (Ca-Trinatriumpentat)
Cadmium:	D-Penicillamin (DMPS)
Chrom:	NaCa$_2$EDTA (Ca-Trinatriumpentat)
Eisen:	DMPS, Desferal-(Ca-Trinatriumpentat)
Gold:	DMPS (D-Penicillamin, NaCa$_2$-EDTA)
Kalium:	Natriumchlorid
Kobalt:	CaNa$_2$-EDTA – (DMPS, Natriumthiosulfat)
Kupfer:	CaNa$_2$-EDTA – (DPMS)
Lithium:	Natriumchlorid
Magnesium:	Calciumglukonat, Physostigmin
Mangan:	Natriumthiosulfat – Calciumglukonat-(Ca-Trinatriumpentat)
Nickel:	DMPS
Osmium:	DMPS
Quecksilber:	DMPS (Natriumthiosulfat)
Selen:	Natriumthiosulfat, CaNa$_2$-EDTA
Silber:	Natriumchlorid
Tellur:	CaNa$_2$-EDTA
Thallium:	Berliner Blau (Natriumthiosulfat)
Uran:	CaNa$_2$-EDTA (Ca-Trinatriumpentat)
Vanadium:	CaNa$_2$-EDTA – (DMPS)
Wismut:	DMPS
Zink:	D-Penicillamin (Natriumthiosulfat) (Ca-Trinatriumpentat, CaNa$_2$-EDTA)

Bei Metallvergiftungen gilt der Grundsatz: Keine Vergiftungsbehandlung ohne quantitativen Giftnachweis.

Arsenanamnese

Erbrechen
Kopfschmerzen
Rachenbeschwerden
Schluckbeschwerden
Magenschmerzen
Durchfälle wie Reiswasser
Stuhl – blutig
Muskelkrämpfe
Ausgetrocknetsein
Urin – blutig
Urin – blieb weg
Nervenschmerzen
Hautabblättern
Leberschäden
Schwäche
Übelkeit
Fieber
Gefäßkrämpfe
Gewichtsabnahme
Verstopfung
Gastritis
Bronchitis

Geschwüre im Rachen
Geschwüre im After
Geschwüre in der Scheide
Geschwüre im Magen
Ekzem
Hautentzündung
Warzen
Hautrisse
Verhornung beider Hände
Verhornung beider Fußsohlen
graubraune Augenlider
graubraune Schläfen
graubrauner Nacken
graubraune Brustwarze
graubraune Achseln
Schweißneigung
Haarausfall (fleckig)
Fingernägel brüchig
Fingernägel Querstreifen
Beine – Kribbeln
Beine – Schmerzen
Beine – Lähmungen
Muskelschwund

Bleianamnese

Schwarzes Zahnfleisch
Schwarze Flecken auf der Zunge/Wangenschleimhaut
Fahle aschgraue Gesichtsfarbe
Muskelschwäche (beim Strecken der Hand)
Leibkoliken
Verstopfung
Schmerzen im rechten Oberbauch (Leber)
Bluthochdruck
Gicht
Herzanfälle
Kribbeln, Ameisenlaufen an Händen
Kribbeln, Ameisenlaufen an Füßen
Gelenkschmerzen
Gliederschmerzen
Sehstörungen
Hörstörungen
Kopfschmerzen
Schwindel
Große Müdigkeit
Schlafstörungen
Zittern in den Händen
Ohnmachtsanfälle
Krämpfe
Angstzustände
Depression
Sinnestäuschungen
Tobsuchtsanfälle
Totgeburt
Nachlassen der Geschlechtskraft
Taubheit der Finger
Gehstörungen
Gedächtnisschwäche
Sind Sie der einzige im Betrieb, der erkrankt ist
Wenn nein, wer (wieviele) noch
Wurden Sie früher wegen dieser Frage schon untersucht
Wenn ja, wo
Wann
Wurden Sie schon einmal deswegen behandelt
Wo
Wie
Arbeiten Sie mit Benzin und in der Umgebung von Benzindämpfen
Arbeiten Sie mit Sandstrahlgebläsen (Entfernung von Farbresten)

Blei-Therapieschema

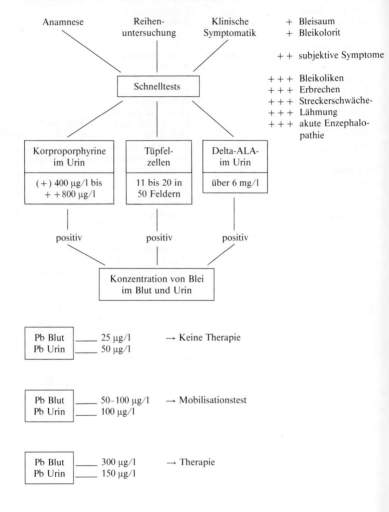

Quecksilberanamnese

Hatten Sie Amalgamplomben: wieviele:
Mit welchen Quecksilberverbindungen arbeiten Sie:
Seit wann: wie oft:
Krankheitszeichen:
Mund-, Rachen-, Magenschmerzen:
Metallgeschmack:
Viel Urin:
Kein Urin:
Reizhusten:
Atemnot:
Bronchitis:
Lungenentzündungen:
Frösteln:
Gewichtsverlust:
Allgemeine Schwäche:
Gelenkschmerzen:
Kopfschmerzen:
Schwindel:
Nervosität:
Merkfähigkeit reduziert:
Zittern, feines:
 – an Augenlidern:
 – an der Zunge:
 – verstärkt bei beabsichtigten
   Bewegungen:
Zitterschrift:
Sprechen stammelnd:
Aussprache verwaschen:
Mundzuckungen:
Magenschmerzen:
Speichelfluß:
Zahnfleischentzündung:
Mundschleimhaut kupferfarben:
Blauvioletter Saum an den Zahnhälsen:
Zahnausfall:
Schnupfen, hartnäckiger:
Nasennebenhöhlenentzündungen,
eitrige:
Herzrhythmusstörungen:
Nervosität:
Reizbarkeit:
Aufbrausen:
Gehetztes Tempo:
Schlaflosigkeit:
Energielosigkeit:
Ermüdung:
Depression:

Schüchternheit:
Schreckhaftigkeit:
Unentschlossenheit:
Menschenscheu:
Stimmungslabilität:
Empfindungsstörungen:
Schwindel:
Schwerhörigkeit:
Hautekzem:
Leberschaden:
Nierenschaden:
Blutarmut:

Nahrungsmittelvergiftungen

Schweregrad	leicht	mittel	schwer
Atemwege Beatmen Circulation			Intubation Plasmaexpander
Diagnose	Latenzzeit unter 30 Min. Chemikalien (Pflanzenschutzmittel, Desinfektionsmittel, Schwermetalle)	30 Min. bis 3 (5) Stunden: Staphylokokkenenterotoxin, über 5 Std.: Salmonellen	12–48 Stunden: Botulismus
	Brechdurchfall blutig: Schwermetalle + Miosis und Lungenödem: Alkylphosphate + Zyanose: Methämoglobinbildner	Staphylokokken: explosionsartiger Beginn eines Brechdurchfalls Salmonellen: Beginn mit Durchfall, leichtes Fieber	Evtl. Erbrechen, Mundtrockenheit, Augenmuskellähmung, Sprach- und Schluckstörungen, Muskelschwäche, Atemlähmung, kein Fieber, kein Durchfall
(Asservate)	Erbrochenes, Stuhl und Blut asservieren	2 Stuhlkulturen im Abstand von 24 Std.	vor Antitoxingabe 40 ml Blut zur Erregerbestimmung asservieren, Typ A–E
Entgiftung	Erbrechen Magenspülung Schwermetalle: evtl. Dialyse	evtl. Erbrechen	evtl. Magenspülung
Fürsorge	Mitesser ermitteln und behandeln Kantinenessen: Gesundheitsamt, Lebensmittelaufsicht (Gewerbeaufsichtsamt) Meldepflicht – Gesundheitsamt		
Gegengift	Sofort Kohle-Pulvis (10 Gramm) oral Alkylphosphate: Atropin (2-5-50 mg i.v.) Obidoxim Methämoglobinbildner: Toluidinblau (2 mg/kg KG i.v.) Schwermetalle: DMPS (G 63)		bei Verdacht sofort Botulismus-Antitoxinserum 200–400 ml initial i.v. (vorherige Allergietestung am Auge), dann täglich 2 × 50 ml i.v. 6–12 Tage lang bis zur Rückbildung der Augensymptome, zunächst polyvalent, nach Erregertestung monovalent

Schweregrad	leicht	mittel	schwer
Atemwege Beatmen Circulation			Intubation Plasmaexpander
Recht	Verursacher – Haftpflicht Rechtzeitige Verständigung der Behörden zur fachgerechten Beweissicherung Verdächtiges Nahrungsmittel an die Lebensmittelaufsicht senden		

Pflanzenbehandlungsmittel (Alkylphosphate – Carbamate)

Schweregrad	leicht	mittel	schwer
Atemwege Beatmen Circulation		Frischluft	Intubation Venenzugang Plasmaexpander Herzmassage
Diagnose	Miosis (stecknadelkopfgroße Pupillen), Schweißausbruch, blasse, kalte Haut, Erregung, Krämpfe (tonisch-klonisch), Durchfall, Erbrechen Lungenödem (bronchiale Sekretflut) Atemlähmung, Schock, Mydriasis		
	(Pseudo-)Cholinesterase im Blut unter Norm:		
	50%	70%	90% quant. Blutkonzentration
Entgiftung	Augen mit 2%iger, Haut mit 4%iger Natriumbikarbonatlösung und Wasser oder PEG 400 **(G 33)** spülen		
	sofort Erbrechen, anschließend Magenspülung, Natriumbikarbonat 4% instillieren		
		hoher Darmeinlauf	
			Hämoperfusion; nach Entgiftung Therapie des Hirnödems mit Rheomacrodexinfusionen
Fürsorge	suizidal: Psychiater gewerblich: GB-Meldung		
Gegengift		Atropin	
	1 mg	5–50 mg	500 mg
	wiederholt bis zum Auftreten eines Atropinbildes mit heißer, trockener, roter Haut, Tachykardie (Mydriasis), kein bronchiales Absaugen möglich		

Radioaktive - Entgiftung

Element	Resorption %	Ausscheidungsbeschleunigung	Resorptionshemmung
Actinium	0,1	Zn-Ditripentat	
Astatin	100		Kaliumjodid
Americum	<0,1	Zn-Ditripentat	
Antimon	10	DMPS/Metalcaptase	
Arsen	50	DMPS	
Barium	10		Natriumsulfat
Berkelium	<0,1	Zn-Ditriumpentat	
Blei	20	DMPS	Natriumsulfat
Cadmium	5	Zn-Ditripentat	
Calcium	30	Calciumglukonat	Calciumglukonat
Californium	<0,1	Zn-Ditripentat	
Cer	<0,1	Zn-Ditripentat	
Cäsium	100	Berliner Blau (auch nach Resorption)	Berliner Blau
Chrom	10	Zn-Ditripentat (nur als Kation)	
Curium	<0,1	Zn-Ditripentat (nur als Kation)	
Eisen	10	Desferroxamin	Desferroxamin oral
Einsteinium	<0,1	Zn-Ditripentat	
Europium	<0,1	Zn-Ditripentat	
Fluor	1		
Gold	10	DMPS/Metalcaptase (nicht kolloidal)	
Indium	2	Zn-Ditripentat	
Jod	100	Kaliumjodid	Kaliumjodid
Kalium	100	Diuretika (Furosemid)	Kaliumsubstitution
Kobalt	30	DMPS/Zn-Ditripentat	
Kupfer	50	DMPS/Metalcaptase	Eiweiß in Milch
Lanthan	0,1	Zn-Ditripentat	
Mangan	10	Zn-Ditripentat	
Natrium	100	Kochsalz-Infusionen	Kochsalz
Neptunium	0,1	Zn-Ditripentat	
Nickel	5	DMPS/Metalcaptase	
Phosphor	80	Natriumphosphat	Aluminiumhydroxyd, Parathormon
Plutonium	<0,1	Zn-Ditripentat	
Polonium	10	DMPS/Metalcaptase	Natriumsulfat
Promethium	<0,1	Zn-Ditripentat	
Quecksilber	100	DMPS/Metacaptase	Eiweiß in Milch
Radium	20	Calciumgluklonat	Natriumsulfat
Rubidium	100		Berliner Blau
Scandium	<0,1	Zn-Ditripentat	
Strontium	30	Calciumglukonat	Natriumsulfat
Technetium	80		Kaliumpermanganat
Thallium	100	Berliner Blau	Berliner Blau
Thorium	<0,1	Zn-Ditripentat	
Tritium	–	Wasserzufuhr	Wasserzufuhr
Uran	5	Zn-Ditripentat, Natriumbikarbonat	Ditripentat in ersten 4 Std.
Yttrium	<0,1	Zn-Ditripentat	
Wismuth	5	DMPS/Metalcaptase/Suulfactin	
Zink	50	Zn-ditripentat	
Zirkon/Niob	<1	Zn-Ditripentat	

Tiere

Besonders gefährdet sind Kinder!

Gift	Giftwirkung	Therapie
Fische Petermännchen, Muränen, Korallenfische, Steinfische, Kugelfische, Haie, Seeigel.	Schmerzen, Nekrose, Schwitzen, Tachykardie, Delirien, Krämpfe, Schock.	Stachel ausschneiden, Alkoholumschläge, Locacorten-Schaum, Calcium i.v., Cortison, Plasmaexpander (Haie!), beatmen.
Giftspinnen, Skorpione Schwarze Witwe, Vogelspinne, Kammspinne, Wolfspinne, Grüner Dornfinger, Feld- und Hausskorpion. Bananenimporte!	Starke lokale Schmerzen, Erregung, Hypertonie, tetanische Krämpfe, akutes Abdomen, Schock, Arryhtmie, Atemlähmung.	Beatmen, Schocktherapie, Ruhigstellung, *sofort* Antiserum i.v. (hilft noch nach 12 Std.), 250 mg Cortison i.v., Plasmaexpander, beatmen (evtl. nach Kurarisierung), lokal Bäder mit Kaliumpermanganatlösung, Antibiotikum.
Insekten Mücken, Bienen, Wespen, Hornissen, Ameisen, Hummeln.	Lokalreaktion, Schüttelfrost, Fieber, Urtikaria, Erbrechen, Diarrhoe, Krämpfe, Lungenödem, anaphylaktischer Schock, Glottisödem, Herz- und Atemlähmung.	Stachel entfernen, Cortison i.v., Calcium i.v., Locacorten-Schaum, bei vielen Stichen Giftblasen abtragen, evtl. Plasmaexpander, beatmen, Digitalis.
Quallen, Aktinien, Meeresschnecken	Dermatitis, Blasenbildung, Krampf der Atemmuskulatur, Schock.	Locacorten-Schaum, Doxepin i.v., Diazepam i.v., beatmen, Plasmaexpander.
Raupen, Schmetterlinge	Schmerzen, Dermatitis, Konjunktivitis.	Haare entfernen, Calcium, Cortison, Locacorten-Schaum, Augen spülen.

Schlangen	Schock, Übelkeit, Erbrechen, Angst, Schwindel, Darmspasmen, Hämolyse, Anurie, Atemlähmung, Herzstillstand.	Sofort Ruhigstellung, Schockprophylaxe, nur bei außereuropäischen Schlangen Extremitäten venös unterbinden, nach Allergietestung Schlangengiftserum (bei Kindern gleiche Dosierung), Plasmaexpander, Cortison i.v., kein Calcium, kein Digitalis, evtl. Heparin i.v., Tetanol-Tetagam.
Zecken Ixodes ricinus.	Schmerzen, Dermatitis, Infektionskrankheiten, Enzephalomyelitis.	Öl, Fett oder Wundgel auftragen, Kopf am nächsten Tag herausdrehen, Nachbeobachtung, prophylaktisch Antiserum.

Umweltgifte

Organschäden

Gift	Allergie	Atemwege	Blutbildung	Haut	Herz	Immunsystem	Krebs	Leber	Nervensystem	Niere	Speicherung	Stoffwechsel	ZNS
Arsen				+	+		+	+			(+)		
Asbest		+					+						
Benzol			+				+						
Blausäure												+	+
Blei		+							+		+	+	+
Dioxine, Furane				+		+	+	+		+			
Fluorkohlenwasserstoff			+				+						
Formaldehyd	+	+				+	+		+				
Halogenierte Lösungsmittel								+		+			+
Kadmium							+		+	+	+		
Kohlenmonoxid			+		+								+
KW-Lösungsmittel								+			+		+
Nickel	+						+				?	+	+
Ozon		+					?						
Pentachlorphenol			+			+		+					+
Polychlorierte Biphenyle						+					+		+
Polyzykl aromatische Kohlenwasserstoffe							+				+		+
Schwefeldioxid		+											
Schwefelwasserstoff		+											+
Stickstoffoxide		+											
Quecksilber	+					+			+	+	+		+

Schwermetalle

Richt- und Grenzwerte für Boden-Schwermetalle (mg/kg lufttrockener Boden)

	Blei	Cadmium	Chrom	Kupfer	Nickel	Quecksilber	Zink
Normalgehalte ("Häufig vorkommende Gehalte in Kulturböden", aus KLOKE, 1980)	0,1–20	0,1–1	2–50	1–20	2–50	0,1–1	3–50
Grenzwerte der Klärschlammverordnung (AbfKlärV) vom 25.6. 1982)	100	3	100	100	50	2	300

Orientierungsdaten für tolerierbare Gesamtgehalte einiger Elemente in Kulturböden (aus Kloke, 1980)

Element		Gesamtgehalte im lufttrockenen Boden mg/kg		
		häufig	besondere bzw. kontam. Böden	tolerierbar
As	Arsen	2 – 20	< 8000	20
B	Bor	5 – 30	< 1000	25
Be	Beryllium	1 – 5	< 2300	10
Br	Brom	1 – 10	< 100	10
Cd	Cadmium	0,1– 1	< 200	3
Co	Cobalt	1 – 10	< 800	50
Cr	Chrom	2 – 50	<20000	100
Cu	Kupfer	1 – 20	<22000	100
F	Fluor	50 – 200	< 8000	200
Ga	Gallium	< 0,5– 10	< 300	10
Hg	Quecksilber	0,1– 1	< 500	2
Mo	Molybdän	< 1 – 5	< 200	5
Ni	Nickel	2 – 50	<10000	50
Pb	Blei	0,1– 20	< 4000	100
Sb	Antimon	< 0,1– 0,5	?	5
Se	Selen	0,1– 5	< 1200	10
Sn	Zinn	1 – 20	< 800	50
Ti	Titan	<100 –5000	<20000	5000
Tl	Thallium	< 0,1– 0,5	< 40	1
U	Uran	< 0,1– 1	< 115	5
V	Vanadium	10 – 100	< 1000	50
Zn	Zink	3 – 50	<20000	300
Zr	Zirkon	< 10 – 300	< 6000	300

Mülldeponie – Diagnostik der chronischen Schädigung

Leitsymptome	Giftnachweis	Grenzwert	Speicherung
Nervosität, Hypertonie, Parästhesien	Blei nach DMPS	50 µg/l im Urin	+
Nervosität, Gedächtnisstörungen	Quecksilber nach DMPS	50 µg/l im Urin	+
Anämie	Phenole	15 mg/l im Urin	–
Allergie, Atemwegsentzündung	Formaldehyd (Ameisensäure)	30 mg/l im Urin	–
Warzen	Arsen nach DMPS	25 µg/l im Urin	(+)
Atemwegsentzündung, Niereninsuffizienz	Cadmium	3 µg/l im Urin	?
Hautentzündung	Chrom	3 µg/l im Urin	–

Verzeichnis der Gifte

Vorbemerkungen. Gifte sind nicht unter den Präparatennamen, sondern unter Überbegriffen zu suchen, z. B. Valium unter Psychopharmaka, Kombinationspräparate unter den einzelnen Giftkomponenten, Pflanzen, Insekten, Fische, Waschmittel usw. Ä siehe E.

Vergiftungsmöglichkeiten	Symptome	Sofortmaßnahmen	Klinik
Aal (anguilla) enthält in seinem Blutserum ein Gift „Ichthyotoxin"	Örtlich starke Reizung der Schleimhäute. Brechdurchfall, kann zu peripherer und zentraler Lähmung führen. Hämolyse, „Haffkrankheit", mit Fieber, starkem Muskelkater und Myoglobinurie, bei Fischern vorkommende, selten tödliche Erkrankung nach übermäßigem Genuß von Aal und Aal-Lebern.	Erbrechen, Kohle, Natriumsulfat, Beatmen.	Symptomatisch.
Abbeizmittel s. Laugen, Methanol, Lösungsmittel (Aceton, Benzol, Methanol, Methylenchlorid, Tetrachlorkohlenstoff, Terpentin) Gasspürgerät!	Unterscheidung einzelner Gifte durch typischen Geruch, örtliche Verätzung, Erregung, Krämpfe, Schock, Bewußtlosigkeit, Lungenödem, Leberschädigung.	Kohlegabe, beatmen, Schockprophylaxe, Haut (mit PEG 400) und Augen spülen, Ruhe, Wärme, Dexamethasonspray.	Magenspülung möglichst erst nach Intubation, Plasmaexpandergabe, s. Laugen, Dialyse.
Abflußrohrreiniger (Natriumhydroxid), s. Laugen			

Vergiftungsmöglichkeiten	Symptome	Sofortmaßnahmen	Klinik
Abführmittel s. Ätherische Öle, Crotonöl	Je nach eingenommener Menge und Art sofort (Crotonöl) oder später Darmkoliken, Leibschmerzen, Erbrechen, wäßrige bis blutige Durchfälle, Muskelzucken, Schock, Bewußtlosigkeit.	Kurz nach Aufnahme des Gifts noch Erbrechen sinnvoll (nachdem viel Flüssigkeit getrunken wurde), Kohle, Bettruhe, Diät, Oralpädon	Plasmaexpander, Vorsicht mit Digitalis, Kaliuminfusionen, Triflupromazin.
Abmagerungsmittel (Appetitzügler), s. Kreislaufmittel, Aufputschmittel	Erregung, Wahnvorstellung.	Kohle, beruhigen.	Plasmaexpander.
Abwasser s. Phenole, Schwefelwasserstoff, Nachweis mit Dräger-Gasspürgerät	Örtliche schmerzhafte Hautreizung, Kopfschmerzen, Schwindel, Erregung, Krämpfe, Atemlähmung, Schock, Lungenödem.	PEG 400 oder Milch trinken und dann erbrechen lassen, Kohlegabe, beatmen, Schockprophylaxe, Haut mit PEG 400 oder Wasser reinigen.	Magenspülung, Lungenödemtherapie (Furosemid, Digitalis, Cortison), evtl. Plasma(expander)gabe. Forcierte Diurese! Bei Schwefelwasserstoff (Geruch nach faulen Eiern) sofort 3 mg/kg DMAP i.v.
Acetaldehyd s. Aldehyd			
Acetamid s. Anilinderivate		Erbrechen, Kohle, Haut u. Augen spülen.	Magenspülung.
Acetatdehyd	Haut-, Augen-, Schleimhautreizung, Narkose, Krämpfe, Leberschädigung.	Haut und Augen spülen, Erbrechen, beatmen.	Magenspülung.
Aceton tödl. Dosis 75 ml, Nachweis mit Dräger-Gasspürgerät, Giftaufnahme auch durch die Haut. Nagellackentferner	Evtl. nach beschwerdefreier Zeit Übelkeit, Erbrechen, Schwindel, Kopfschmerzen, Rausch, Bewußtlosigkeit, Schock, Atemlähmung.	Nach Verschlucken Kohle eingeben. Dexamethason-Spray. Nach Einatmen Frischluft, künstl. Beatmung, Schockprophylaxe.	Therapie eines Lungenödems.
Acetonnitril s. Blausäure			

Vergiftungsmöglich-keiten	Symptome	Sofortmaßnahmen	Klinik
Acetylcholin geschluckt relativ ungiftig, gespritzt sehr giftig: tödl. Dosis 0,5 mg kg	Schweißneigung, Speichelfluß, Hautblässe, extrem enge Pupillen, Sehstörungen, Durchfall, Koliken, langsamer Puls, Schock, Herzstillstand, Lungenödem, Krämpfe, Lähmungen.	Sofort viel (Kaliumpermanganatlösung) trinken und erbrechen lassen. Kohle, Natriumsulfat eingeben, beatmen, Herzmassage, Speichel absaugen, Schockprophylaxe, Ruhe, Wärme.	Sofort Magenspülung mit Kaliumpermanganatlösung, Antidot Atropin (1–2 mg i.v. oder i.m.) laufend wiederholen (Schweißneigung, Pupillen!), Diazepam i.v., bei Krämpfen, Plasmaexpandergabe.
Aconitin echter, gelber und bunter Eisenhut, Rittersporn, Rosmarinheide, weiße Nießwurz (Wurzel!), schwarzer Germer, tödliche Dosis 1–2 g	Pelzigkeit, Gelb-Grün-Sehen, Schwindel, Ohrensausen, Übelkeit, Erbrechen, Durchfälle, Koliken, stark schmerzhafte Krämpfe, Lähmungen, Untertemperatur, Erregungszustände, Halluzinationen, Herzrhythmusstörungen, Schock, Atemlähmung.	Sofort erbrechen lassen, Gabe von Kohle, beatmen.	Magenspülung, Plasmaexpander, Valium bei Krämpfen, sofortige Klinikeinweisung, Kochsalzinfusion mit Triflupromazin.
Acrolein Aldehyd des Glyzerins. Leicht flüchtige Flüssigkeit (Kp 52 °C), deren Dämpfe sich bei Erhitzen von Fetten, Ölen, Glyzerin bilden können.	Reizt außerordentlich stark die Schleimhäute u. bewirkt Bronchitis. Bronchopneumonie. 1 ppm in 5 min unerträglich. 100 ppm: Tod in Minuten MAK = 0,1 ppm	Bei leichtem Husten Dexamethason inhalieren (alle 10 min 5 Hübe)	Dexamethason, Corticoide, Antibiotika bei Sekundärinfektion.
Acrylnitril s. Blausäure			
Acrylsäurebutylester	Schleimhautverätzung, Augenverätzung, Lungenödem.	Haut und Augen spülen, Dexamethasonspray, Augenarzt.	
Acrylsäuremethylester	Schleimhautreizung, Lungenödem, Resorption über die Haut, Leber- u. Nierenschädigung.	Haut und Augen spülen, Dexamethasonspray, Vorsicht bei Erbrechen, Kohle-Natriumsulfat.	Magenspülung.

Vergiftungsmöglichkeiten	Symptome	Sofortmaßnahmen	Klinik
Adiponitril s. Blausäure			
Adrenalin s. Kreislaufmittel			
Aethan	Atemlähmung, Schock.	Beatmen, Schockprophylaxe.	
Aethanol s. Alkohohl			
Ether	Atemlähmung, Schock, allergische Hautreaktion, Leber- und Nierenfunktionsstörungen.	s. Gasvergiftung, beatmen, Wärme, Herzmassage bei Herzstillstand, beatmen!	Plasmaersatzpräparate, beatmen.
Ätherische Öle enthalten in vielen Pflanzen (s. jeweils dort) zusammen mit Saponinen, Harzen und Gerbstoffen; Volksheilmittel (Tee), Duftstoffe, Kosmetika	Übelkeit, Erbrechen, Darmkrämpfe (blutige) Durchfälle, Schwindel, Kopfschmerzen, Herzjagen oder Pulsabfall, Atemnot, Kehlkopfkrampf, Zittern, Erregung, Krämpfe, Lähmungen, Atemlähmung, Nierenversagen.	Sofort erbrechen lassen, dann PEG 400 u Kohlegabe, viel trinken lassen. Haut und Augen mit viel Wasser spülen, beatmen, Ruhe, Wärme.	Sofort Magenspülung, PEG 400, Kohleinstillation, Infusionen, gegen Koliken Atropin, Buscopan i.v., bei Krämpfen Diazepam i.v., Sauerstoff.
Ethylalkohol s. Alkohol			
Äthylenglykol tödl. Dosis 100 ml, s. Glykol	Nierenschädigung.	PEG 400.	Magenspülung, Hämodialyse.
Ethylenoxyd Gas, flüssig in Flaschen, viel giftiger als Glykol (s. dort), bildet in Wasser Glykol	Örtlich Blasenbildung und Gewebstod, Übelkeit, Brechdurchfall, Erregung, Bewußtlosigkeit, Atemnot, Lungenwassersucht, Herzrhythmusstörungen, Leber-, Nierenstörungen.	Sofort benetzte Kleider entfernen. Haut gründlich mit Wasser und Seife (oder Lutrol) abspülen. Frischluft, Flachlagerung, Wärme, nach Einatmen sofort Auxilosonspray (5 Hübe alle 10 min) einatmen lassen.	Diazepam i.v. bei Erregung, künstl. Beatmung.

Vergiftungsmöglich-keiten	Symptome	Sofortmaßnahmen	Klinik
Ajmalin s. Herzmittel bei Rhythmusstörung			
Akazie, falsche Robinia pseudoacazia, Samen u. Rinde enthalten Robin, s. Abführmittel		Erbrechen, Kohle.	
Akonitin, s. Aconitin			
Akrolein s. Acrolein			
Aldehyde	Örtlich schmerzhafte Verätzungen, Husten, Kehlkopfschwellung, (blutige) Brechdurchfälle, Rausch, Krämpfe, Bewußtlosigkeit, Atemstillstand.	Frischluft, sofort erbrechen, Natriumsulfat, PEG 400 (keine Milch!).	Magenspülung und Infusion mit Natriumbikarbonat, Plasmaexpander, Diazepam i.v. bei Krämpfen.
Aldicarb s. Carbamate			
Aldrin (Insektizid), tödl. Dosis 5 g, Aufnahme durch die Haut s. Halogenkohlenwasserstoffe	s. DDT, Krämpfe, Leber-, Nierenfunktionsstörungen.	Erbrechen nur vor Krampfeintritt.	Magenspülung, Calzium, Diazepam i.v. bei Krämpfen.
Algenbekämpfungsmittel s. Quecksilber, Azide			
Aliphatische Amine	Haut- u. Augenverätzung, Blutdruckanstieg, später Schock, Herz-, Leber-, Nierenschäden.	Haut mit PEG 400 u. Augen spülen, Kohle, beatmen.	evtl. Natriumthiosulfat (s. Lost) i.v. Plasmaexpander.
Aliphatische Kohlenwasserstoffe s. Benzin			
Alkohol (Ethylalkohol) viele Medikamente verstärken die Wirkung Alkotest	Typischer Atemgeruch, allgemeines Wärmegefühl, Enthemmung, Überheb-	Stabile Seitenlage, Atemwege von Erbrochenem reinigen, evtl. beatmen, Wär-	Plasmaexpander, O$_2$-Beatmung, Antidot Physostigmin.

Vergiftungsmöglich-keiten	Symptome	Sofortmaßnahmen	Klinik
	lichkeit, Rötung der Bindehaut, Erbrechen, Schwank- u. Drehschwindel, Erregung, Krämpfe, Bewußtlosigkeit, Unterkühlung, Schock, Atemstillstand.	me, vor Unterkühlung schützen.	
Alkylantien s. Lost/Stickstofflost, Zytostatika = Krebsmittel	Hautverbrennung, Blasen.	Haut und Augen sofort spülen!!	Natriumthiosulfat i.v.
Alkylphosphate s. Phosphorsäureester	Magen-Darm-Reizung, extrem enge Pupillen, Krämpfe, Atemnot, Lungenödem.	Erbrechen, Kohle, Haut und Augen spülen, beatmen, Herzmassage.	Magenspülung, hochdosiert Atropin, Toxogonin.
Allergie-Mittel s. Juckreizstillende Mittel	Müdigkeit, Atemnot, Schock.	Beatmen, Schockvorsorge.	Magenspülung, Physostigmin als Antidot.
Allylamin	Haut-, Augen- und Lungenreizung, Hautresorption, Magen-Darmreizung, Narkose.	Haut und Augen spülen, Dexamethasonspray, beatmen.	Magenspülung, Augenarzt, Plasmaexpander.
Allylalkohol Viel giftiger als Ethylalkohol!	Haut- u. Lungenreizung, Magen-Darmstörung, zentralnervöse Erscheinung, Schock, Leber-Nierenstörung.	Erbrechen, Kohlegabe.	Magenspülung, Hämodialyse.
Aloe tödl. Dosis ca. 8 g, s. Abführmittel	Durchfälle, Schock.	Erbrechen, Kohle.	Kaliumsubstitution.
Aluminium s. Säuren (Flußsäure)	Örtliche Verätzung, Magenschmerzen, Erbrechen, Verbrennung, nach Einatmen Fieber, Lungenentzündung.	Sofort viel trinken lassen, s. Säuren.	Sofort Antidot Desferroxamin.
Ameisenmittel s. Lindan, Phosphorsäureester, Antimon		Sofort Kohle oder Erbrechen.	

Vergiftungsmöglichkeiten	Symptome	Sofortmaßnahmen	Klinik
Ameisensäure Kesselsteinentferner, tödl. Dosis 200 ml; 25%ig	Sehr starke lokale Reizwirkung, Blutzersetzung, Leber- und Nierenschädigung.	Sofort viel trinken lassen, Schockprophylaxe.	Plasmaexpander, Azidoseausgleich, Hämodialyse.
Amine, aliphatische aromatische, s. Anilin. Halogenalkylamine s. Lost, örtlich schwache Laugen (Ammoniak)	Lokale Reizwirkung, Leber- und Nierenschädigung.	Haut u. Augen spülen.	
Aminoanthrachinon s. Anilin	Erregung, blaue Lippen.	Erbrechen, Kohle, beatmen.	Antidot Toluidinblau.
Aminobenzoesäure s. Anilin (nach Aufnahme größerer Mengen)	Lokale Reizwirkung, Erregung.	Erbrechen, Kohle, beatmen.	Nur nach großer Menge Antidot Toluidinblau.
Aminophenazon s. Pyrazolon	Gastroenteritis, Schock, Leberschädigung.	Erbrechen, Kohle.	Plasmaexpander.
Aminophenole Photoentwickler, Farbstoff s. Anilin	Methämoglobinbildner; blaue Lippen.	Kohle, beatmen.	Toluidinblau i.v. (2 mg/kg)
Aminopyridin	Hautreizung, Narkose, Krämpfe, Leber-, Nierenschädigung.	Haut und Augen spülen, Kohle.	Magenspülung, Diazepam bei Krämpfen.
Amitryptilin s. Antidepressiva trizyklische, tödl. Dosis 0,5 g!	Herzrythmusstörungen, Koma, Atemdepression.	Kohle, beatmen.	Magenspülung, Antidot Physostigmin.
Ammoniak Salmiak s. Laugen, Reizgase, Gasvergiftung	Schleimhaut- und Augenverätzung, Kehlkopfkrampf, Krämpfe, Schock, Lungenwassersucht, Herzrhythmusstörungen.	Haut und Augen spülen, Frischluft, Sauerstoffbeatmung, Ruhe, Dexamethasonspray (5 Hübe alle 10 min), viel Wasser trinken lassen.	Cortison i.v., Plasmaexpander bei Schocksymptomen, Diazepam i.v. bei Krämpfen.
Ammonium s. Laugen, s. Anionen, Giftwirkung nur nach	Brechdurchfall, Erregung, Krämpfe, Be-	Sofort Kohle und Natriumsulfat, beat-	Diazepam bei Krämpfen, Plasmaexpander,

Vergiftungsmöglichkeiten	Symptome	Sofortmaßnahmen	Klinik
Einnahme sehr großer Mengen zu erwarten	wußtlosigkeit, Schock, Atemlähmung, Lungenödem.	men, pH-Bestimmung, viel Wasser trinken lassen.	bei Hämolyse: Hämodialyse! Psyquil.
Amphetamine s. Aufputschmittel			
Amphibia enthalten in der Haut Reizgifte, Nervengifte, Halluzinogene, s. dort			
Amylnitrit	Haut- u. Augenreizung, Methämoglobinbildner, Schock, Leber-, Nierenstörung.	Haut- und Augen spülen, beatmen, Schockprophylaxe.	Toluidinblau i.v. (2 mg/kg).
Anabolika s. Geschlechtshormone			
Analeptika s. Krampfgifte	Krämpfe, Schock.	Schockvorbeugung, beatmen.	Diazepam i.v. bei Krämpfen.
Analgetica s. Schmerzmittel			
Anfärbetinktur s. Anilin, Glykol			
Anilin Kugelschreibermine, Haarfarben, Schuhcreme, Stempel, Lösungsmittel, z.T. Filzstifte, Photoentwickler, tödl. Dosis ab 5 ml	Euphorie, Kopfschmerzen, Erbrechen, Atemnot, langsamer Puls, Blutdruckabfall, Krämpfe, Hautallergie, Hämolyse.	Frischluft, bei Hautbenetzung Haut (mit PEG 400) und Augen spülen.	Magenspülung, bei Zyanose (Methämoglobinämie) Toluidinblau 4%ige Lösung i.v. (2 mg/kg), bei Krämpfen Diazepam i.v.
Anilinderivate Acetanilid, Paracetamol, Phenacetin	Erregung, Schwindel, Ohrensausen, Augenflimmern, Bewußtlosigkeit, Schock, Atemlähmung, Untertemperatur, Leber- und Nierenversagen.	Nach großen Mengen sofort viel trinken und erbrechen lassen, Kohle, kein Natriumsulfat! Wärme.	Magenspülung, Plasmaexpander, Kontrolle der Urinausscheidung, sofort Antidot N-Acetylcystein!
Anthrachinon s. Abführmittel			
Antiallergika s. Juckreizstillende Mittel	Atemnot, Koma.	Kohle.	Magenspülung, Antidot Physostigmin.

Vergiftungsmöglichkeiten	Symptome	Sofortmaßnahmen	Klinik
Antibabypille s. auch Geschlechtshormone. Auch für Kinder bei einmaliger Überdosierung meist harmlos	Starkes Erbrechen, bei Kleinkindern dadurch evtl. Wasserverlust und Elektrolytstörungen.	Zäpfchen oder Tbl. gegen Reisekrankheit bzw. Erbrechen geben (z. B. Psyquil, Bonamin), gesalzene Schleimsuppe anschließend Bettruhe, Elektrolytkonzentrate.	Evtl. Elektrolytsubstitution, Plasmaexpander.
Antibiotika	Allergie mit Übelkeit, Erbrechen, Fieber, Schüttelfrost, Atemnot (Bronchospasmus), Hautausschlag, Bewußtlosigkeit, Schock, Erregungszustände, Krämpfe, Lähmungen, selten Blutdurchfall.	Sofort erbrechen lassen oder Kohle, Schockprophylaxe.	Bei anaphylaktischem Schock sofort Adrenalin i.v., Plasmaexpander, Cortison 80 mg i.v. bei Krämpfen Diazepam, Doxepin bei Allergie. Hämodialyse!
Antidepressiva trizyklische	Erregungszustände, Krämpfe, Bewußtlosigkeit, Herzrhythmusstörungen, Atemlähmung, Schock.	Beatmen, Schockprophylaxe, Kohle.	Magenspülung, Intubation, Physostigmin als Antidot.
Antidiabetika Insulin bzw. Tabletten (z. B. Euglucon, Glutril)	Heißhunger, Schwäche, Übelkeit, Erbrechen, Rötung des Gesichts, Schwitzen, Herzjagen, Blutdruckabfall, Zittern, Sehstörungen, Verwirrung, Lähmungen (wie bei einem Schlaganfall), Bewußtlosigkeit, Krämpfe, Lungenödem, Herzrhythmusstörungen.	Erbrechen lassen, Kohle, sofort Coca-Cola oder Zuckerwasser. Glukoseinfusion.	Sofort hochprozentige Glukoselösung i.v. bis zum Wiedererlangen des Bewußtseins, dann peroral fortfahren (evtl. tagelang!). Kontrolle des Kaliumspiegels u. Säure-Basen-Haushalts.
Antiepileptika s. Schlafmittel	Koma, Atemdepression.	Kohle, Schockvorbeugung.	Magenspülung, Hämodialyse.
Antihistaminika s. Juckreizstillende Mittel	Koma, Atemdepression.	Kohle, Schockvorbeugung.	Magenspülung, Antidot Physostigmin.

Vergiftungsmöglichkeiten	Symptome	Sofortmaßnahmen	Klinik
Antiklopfmittel Anilin, Beli(-tetraäthyl), Eisen(carbonyl), Nickel(tetracarbonyl), sehr giftig, z.T. sehr gefährlich durch anfangs beschwerdefreie Zeit	Kopfschmerz, Erregung, Krämpfe, Schock, nach beschwerdefreier Zeit Atemnot, blaue Lippen, Lungenödem, Atemlähmung.	Sofort viel trinken und erbrechen lassen, Kohle, Frischluft, Dexamethasonspray (des scheinbar gesunden Patienten), benetzte Kleider entfernen, Haut mit PEG 400 oder Wasser und Seife abspülen.	Magenspülung, Kohle, Lungenödemtherapie, Atropin bei Koliken, Diazepam bei Krämpfen, Plasmaexpander. Bei Methämoglobinämie Toluidinblau i.v. (2 mg/kg).
Antimon s. Säuren	(Blutige) Brechdurchfälle, Krämpfe, Schock, nach Einatmen Erstickungsgefühl, Atemlähmung.	Sofort viel trinken, s. Metalle, Säuren. Haut und Augen sofort spülen. Ruhe, Wärme.	Sofort DMPS, Magenspülung, Plasmaexpander, Herzglykoside.
Antiparkinsonmittel Akineton, Artane, Larodopa, Tremarit, Mephenamin	Wie Atropin: Erregung, Krämpfe, Koma, Atemdepression.	Kohlegabe, beatmen, Eisbeutel auf die Haut, Schocklagerung.	Magenspülung, Antidot Physostigmin, Plasmaexpander.
Antipyretica s. Pyrazolone (Aminophenazon-Pyramidon, Phenylbutazon) s. Aniline (Acetanilid, Paracetamol, Phenacetin)	Magen-Darm-Beschwerden, akute Leberschädigung (tödliche!).	Erbrechen, Kohle, Schockvorbeugung.	Magenspülung, Plasmaexpander. Antidot N-Acetylcystein.
Appetitzügler s. Aufputschmittel	Erregung, Koma, Atemdepression.	Kohle, beatmen.	Magenspülung, Antidot Physostigmin.
Aquariumfische Drachenkopffische (scorpaena), Rotfeuerfische (pterosis), Steinfische, Korallenwels, Muränen	Durch Verletzung mit den Flossen (Giftstacheln, Zähnen) örtlich brennende Schmerzen, Krämpfe.	Stachel entfernen (ausschneiden), Wunde sofort ausbluten lassen. Cortisonsalbe auf verletzte Haut. Alkoholumschläge, evtl. beatmen.	Diazepam bei Krämpfen, Cortison i.v., Calcium, Plasmaexpander.
Arsen tödl. Dosis 60–300 mg	Knoblauchgeruch der Atemluft, örtliche Reizerscheinungen,	Sofort erbrechen, Kohle, Natriumsulfatgabe, beatmen,	Sofort Antidot DMPS (Dimaval i.v., oral), Magenspülung, Plas-

Vergiftungsmöglichkeiten	Symptome	Sofortmaßnahmen	Klinik
	(blutige) Brechdurchfälle, Trockenheit der Schleimhäute, Wadenkrämpfe, kalte und graue Haut, Blutdruckabfall, Herzjagen, Verwirrtheit, Krämpfe, Lähmung, Atemlähmung, durch Dämpfe Lungenödem.	Wärme, Schockprophylaxe.	maexpander, forcierte alkalisierende Diurese, Hämodialyse!
Arsenwasserstoff, Arsin Gas mit Knoblauchgeruch	Stunden nach Einatmen Brechdurchfall, blutiger Urin (Hämolyse), Atemnot, Erstickungsgefühl, Lungenödem, Atemlähmung, Schock.	Sofortige Giftentfernung, viel trinken lassen. Dexamethason-Spray (5 Hübe alle 10 min), Bettruhe, beatmen.	Sofort Antidot DMPS (Dimaval), forcierte alkalisierende Diurese!
Asbest	Lungenkrebs.	Atemschutz.	
Aspirin s. Salizylsäure			
Asplit (Para-Toluolsulfochlorid) s. Halogenkohlenwasserstoffe, in Industrie als Kitt und Kunstmörtel verwendet	Reizung der Haut und Schleimhäute. Kopfschmerzen, Müdigkeit, Übelkeit, Brechreiz, Appetitlosigkeit, Bronchitis, Bewußtlosigkeit mit Krämpfen, Herzbeschwerden.	Haut und Augen spülen, Kohle.	Magenspülung, Diazepam i. v. bei Krämpfen.
Asthmamittel s. Kreislaufmittel Adrenalin (Ephedrin), Koffein (Theophyllin), Atropin, Schlafmittel	Erregung, Krämpfe, Koma.	Kohle, beatmen.	Magenspülung, Plasmaexpander, evtl. Antidot Physostigmin.
Atropin Nachtschattengewächse (Alraune), Bilsenkraut (Asthmazigaretten), Stechapfel (Samen sieht aus wie Kümmel!), grüne Tomate, grüne Kartoffel	Mundtrockenheit, Schluckbeschwerden, Sehstörungen, weite Pupillen, Erbrechen, trockene und heiße Haut, schneller und unregelmäßiger Puls,	Sofort viel trinken und erbrechen lassen. Kohle, beatmen, naßkalte Tücher und Eisbeutel auf die Haut. Beine hochlagern.	Bei Atemdepression, Tachykardie, Hypertonie oder Krämpfe Antidot Physostigmin, Plasmaexpandergabe, Blasenkatheter.

Vergiftungsmöglich-keiten	Symptome	Sofort-maßnahmen	Klinik
Aufputschmittel Dopingmittel, Appetitzügler, Kreislaufmittel, atemanregende Mittel	Erregungszustände, Wahnvorstellungen, Krämpfe, Schock, Bewußtlosigkeit, Harnsperre, Atemlähmung. Erregung, Herzjagen, Herzklopfen, Hochdruck, weite Pupillen, extrem trockener Mund, Zittern, Kopfschmerzen, Krämpfe, heiße Haut, Atemlähmung, Schock.	Beruhigen, innerhalb der ersten 2 Std. Erbrechen auslösen, Kohle, beatmen, nasse kalte Tücher auf den Körper legen.	Magenspülung, Kohle, bei Atemdepression, Krämpfen oder Herzrhythmusstörungen Physostigmin, Plasmaexpander.
Auspuffgase s. Kohlenmonoxid, Nitrose-Gase, Kohlendioxid	Lungenödem, Verwirrtheit, Koma.	Dexamethasonspray, künstl. Beatmung.	O_2-Beatmung, Überdruckbehandlung.
Auspuffkonservierungsmittel s. Benzin, Alkohl	Koma, Herzrhythmusstörungen.	Kohle, beatmen.	
Auster s. Muscheln	Nervenlähmung, Magen-Darm-Störung.	Kohle, beatmen.	
Autoabgase s. Kohlenmonoxid, Nitrose-Gase	Lungenödem, Verwirrtheit, Koma.	Dexamethason-Spray, Frischluft.	O_2-Beatmung.
Autobatterie s. Schwefelsäure	Verätzung.	Verdünnung mit Wasser.	Plasmaexpander.
Autopflegemittel s. Glykole, Lösungsmittel (Benzin, Trichloräthylen-„Tri", Benzol, Azeton, Perchloräthylen, „Tetra"-Tetrachlor-Kohlenstoff)	Lungen-, Leber-, Nierenschädigung, Atemdepression.	Haut und Augen spülen, Kohle.	Magenspülung, Plasmaexpander.
Autopolitur s. Glyzerin, Lösungsmittel, Mineralöle	Lungen- und Leberschädigung.	Frischluft, viel trinken, PEG 400.	Magenspülung, Hämodialyse.
Autowaschmittel s. Waschmittel, Phosphorsäure (20%)	Lokale Verätzung.	Viel trinken, Kohle.	Plasmaexpander.

Vergiftungsmöglichkeiten	Symptome	Sofortmaßnahmen	Klinik
Azide Stickstoffwasserstoffsäure	Lokale Reizwirkung, Schock.	Beatmen, Schocklagerung.	4-DMAP i.v., Plasmaexpander.
Azinphos s. Phosphorsäureester	Enge Pupillen, Erbrechen, Krämpfe, Atemdepression.	Erbrechen, Haut und Augen spülen, hochdosiert Atropin.	Magenspülung. Alkalisierung (lokal und i.v.), hochdosiert Atropin.
Azobenzol	Methämoglobinbildner, Reizung d. Augen, Atemwege, Leberschäden.	Augen spülen, PEG E400, beatmen.	Magenspülung, Toluidinblau (2 mg/kg i.v.), beatmen.
Azofarbstoffe s. Anilin			
Backofenreiniger s. Alkohol, Lösungsmittel (Benzin), Laugen (Natronlauge)	Örtliche Verätzung, Schock.	Sofort viel trinken, Schockprophylaxe.	Plasmaexpander.
Backpulver s. Laugen (Ammoniumcarbonat, Natriumbicarbonat, Natriumtartrat)	Örtliche Verätzung, Krämpfe, Bewußtlosigkeit, Schock.	Sofort viel trinken, Schockprophylaxe.	Plasmaexpander.
Badethermometer (rot, blau) s. Alkohol, Toluol, Xylol, Trimethylphosphat	Magen-Darm-Reizung.	Kohle.	
Badezusätze s. Ätherische Öle, Alkohole, Laugen (Borax), Polyphosphate, Säuren	Magen-Darm-Reizung.	Haut und Augen spülen, Kohle.	
Baldrian Nur bei Kombinationspräparaten Vergiftung möglich, s. Schlafmittel	Schläfrigkeit, Atemdepression.	Kohle, beatmen.	Magenspülung nur in ernsten Fällen.
Barrakuda-Fisch s. Ciguatera-Toxin	Nervenstörung, Atemdepression.	Kohle, beatmen.	
Barban s. Carbamate	Cholinesterasehemmer.	Haut und Augen spülen, Kohle.	Hochdosiert Atropin.

Vergiftungsmöglichkeiten	Symptome	Sofortmaßnahmen	Klinik
Barbiturate s. Schlafmittel, tödl. Dosis ab 2 g, gefährlich in Kombination mit Alkohol	Atemdepression, Koma, Schock.	Atemwege freihalten, Kohle oder Erbrechen.	Magenspülung, Plasmaexpander.
Barium Bariumsalze	Übelkeit, Brechdurchfall (Darmkrämpfe), Blutdruckanstieg, Pulsabfall, Herzunregelmäßigkeit, Gefühlsstörungen, Lähmungen.	Sofort erbrechen, beatmen, evtl. Herzmassage, unbedingt Natriumsulfatgabe.	Magenspülung mit Natriumsulfat, anschließend 30 g instillieren. Dolantin S oder Atropin gegen Koliken, Calciumsubstitution (gegen digitalisähnliche Herzwirkungen).
Bariumnitrat s. Methämoglobinbildner	Zyanose.	Kohle, Haut und Augen spülen.	Antidot Toluidinblau.
Bariumzyanid s. Blausäure	Hellrote Haut, Koma.	Erbrechen.	Antidot 4-DMAP, Natriumthiosulfat.
Batterie s. Quecksilber s. Autobatterie	Nervenlähmung, Verätzung, Schock.	Erbrechen, viel trinken, Kohle.	Antidot DMPS.
Beckenrandreiniger s. Tenside, Laugen	Lokale Verätzung, Lungenschädigung bei Erbrechen.	Sofort viel Wasser trinken lassen.	Plasmaexpander.
Beize Wachse, 70% Benzin (s. dort), s. Saatbeizmittel	Schleimhautreizung.	Kohle, beatmen.	Plasmaexpander.
Belladonna s. Atropin	Koma, Atemdepression.	Kohle, beatmen.	Antidot Physostigmin i.v.
Bengalisches Feuer u.a. s. Quecksilber(1)-chlorid	Beim Einatmen Lungenödem.	Dexamethasonspray.	Evtl. Antidot DMPS.
Betonreiniger s. Trichlorethylen	Narkose.	Beatmen, Kohle.	Forcierte Abatmung.
Benzaldehyd	Narkose, Krämpfe, Nierenschädigung.	Beatmen, Kohle.	Magenspülung.

Vergiftungsmöglichkeiten	Symptome	Sofortmaßnahmen	Klinik
Benzidin	Magen-Darmreizung, Methämoglobinbildner, Augenreizung, Hautresorption, Nierenschädigung.	Haut (mit PEG E 400) und Augen spülen.	Magenspülung, Toluidinblau i.v. (2 mg/kg).
Benzilate Nach Aufnahme v. einigen mg kann die Wirkung einige Tage anhalten	„Horror-Trip", nur akustische Halluzinationen, Mydriasis, Hautrötung, Tachykardie, Mundtrockenheit.	Beruhigen, beaufsichtigen.	Antidot Physostigmin
Benzin ebenso Benzol, Toluol, Xylol; i.v.-Injektion besonders gefährlich	Schleimhautreizung, Erbrechen, Kopfschmerzen, Rausch, Schwindel, Gesichtsröte, Atemnot, blaue Lippen, Erregung, Krämpfe, Atemlähmung, Schock, Bewußtlosigkeit, Lungenödem.	s. Gasvergiftung, Frischluft, Sauerstoffbeatmung, Erbrechen verhüten, Kohle (10 g oral), keine Milch oder Öle, und Natriumsulfat, Haut (mit PEG 400 oder Seife und Wasser) und Augen spülen.	Magenspülung (Intubation!), Plasmaexpander bei Krämpfen i.v., bei Methämoglobinämie Toluidinblau (2 mg/kg i.v.).
Benzodiazepine s. Psychopharmaka	Koma, Atemdepression.	Atemwege freihalten.	Antidot Flumazenil.
Benzol tödl. Dosis 20 ml Lösungsmittel. Dämpfe sehr giftig (Krebserzeugend)	Brechdurchfall, Schwindel, Kopfschmerzen, Erregung, Krämpfe, Herzrhythmusstörungen, Bewußtlosigkeit, Schock, Atemlähmung.	Sofort Frischluft, Haut mit PEG 400 oder Wasser und Seife abwaschen. Augen spülen, kein Erbrechen, sofort Kohle, Wärme.	Magenspülung nur nach Intubation, Diazepam bei Krämpfen. Plasmaexpander.
Beruhigungsmittel s. Schlafmittel, Psychopharmaka	Koma, Atemdepression.	Atemwege freihalten, beatmen.	Plasmaexpander.
Beryllium	Örtliche Verätzung, nach Einatmen harmloses Fieber, evtl. Lungenentzündung, Atemnot, Leber-Nierenschädigung.	Ruhe, Sauerstoff.	Wundexzision, Antiallergika (Doxepin), Cortison, Antibiotikum.

Vergiftungsmöglichkeiten	Symptome	Sofortmaßnahmen	Klinik
Beta-Rezeptorenblocker Gefährlich bei Herzkranken	Langsamer Puls, absinkende Herzleistung, mehrmals kurzfristiger Herzstillstand, Blutdruckabfall, Schock, Atemnot durch Verkrampfung der Bronchien.	Patienten sofort hinlegen, Kohle (10 g). Frischluft, evtl. beatmen. Herzmassage.	Glukagon i.v., evtl. Orciprenalin, forcierte Diurese.
Betaine s. Quartäre Ammoniumverbindungen			
Betäubungsmittel s. Opiate, Morphin, Opium, Codein, Heroin, synthetische Opiate wie Dolantin, Dilaudid, Cliradon, Eukodal, Palfium, Polamidon, u.a.	Extrem enge Pupillen, langsamer Puls, langsame Atmung, blaue Lippen, Atemstillstand, epileptische Krämpfe, Krampf des Magenpförtners und des Blasenschließmuskels, Darmlähmung, Übelkeit, Erbrechen, Untertemperatur, Hautblässe, Lungenödem, Kopfschmerzen, Unruhe, Nackensteifigkeit (Hirnödem).	Kohle oder Erbrechen lassen (falls Gift geschluckt wurde), beatmen, Mund von Erbrochenem reinigen, stabile Seitenlagerung, warm zudecken, Herzmassage.	Bei Zyanose sofort Antidot Naloxon bis zur Behebung der Ateminsuffizienz geben (0,4 mg i.v. Wiederholung in 30minütigen Abständen), evtl. Herzmassage, bei (Kammer-)Arhythmie Lidocain (100 mg i.v.). Bei Krämpfen Diazepam, bei Hirnödem 40 mg Furosemid und 40 mg Dexamethason i.v.
Bienen s. Insekten			
Bittere Mandeln tödl. 1 Mandel/kg Körpergewicht s. Blausäure	Innere Erstickung.	Sofort Erbrechen.	Antidot 4-DMAP, Natriumthiosulfat.
Bittermandelöl Benzyldehyd, tödl. Dosis 50 g, s. Aldehyde		Haut und Augen spülen, Erbrechen oder Kohle.	Magenspülung.
Bittersalz = Magnesiumsulfat, früher Abführmittel, s. Magnesium	Atemlähmung, Bewußtlosigkeit.	Erbrechen.	Magenspülung.
Blausäure Cyanwasserstoffsäure, Cyankali, Ungeziefer-	Typischer Bittermandelgeruch der Ausat-	Sofortige Klinikeinweisung! Falls Gift	Unbedingt sofort 1 Amp. (3 mg/kg)

Vergiftungsmöglichkeiten	Symptome	Sofortmaßnahmen	Klinik
vertilgungsmittel, Chlorcyan, tödl. Dosis ab 0,5–1 mg/kg KG. Einfacher Nachweis: Einige ml Blut in Becherglas, Säure (Schwefel-, Salzsäure) dazu, das entweichende HCN mit Drägerschem Spürröhrchen nachweisen.	mungsluft, Kratzen im Hals, tiefes Atmen, Angstgefühl, Speichelfluß, Erbrechen, Schwindel, oder: sofortige Bewußtlosigkeit mit oder ohne Krämpfen, anfangs hellrote Hautfarbe, später Atemlähmung, blaue Lippen, Herzstillstand (einige Minuten nach Atemstillstand).	geschluckt wurde, sofort Erbrechen herbeiführen. Frischluft, Sauerstoffbeatmung, Vorsicht vor Vergiftung der Helfer (Gift dringt durch die Haut!), Antidot besorgen! Bei Bewußtlosen 1 Amp. 4-DMAP i.v.	4-DMAP=4 Dimethylaminophenol i.v., anschließend 50–100 ml 10% Natriumthiosulfatlösung, Plasmaersatzpräparat, Natriumbikarbonat (Säuren-Basen-Gleichgewicht), evtl. Herzmassage.
Blei selten akute, meist chron. Vergiftung durch Einatmen v. Bleiverbindungen	akut: Speichelfluß, Metallgeschmack, Übelkeit, Erbrechen, Blutdruckanstieg, Pulsabfall, Untertemperatur, Schock, kalter Schweiß, Atemnot, später Lähmungen, chronisch: Nervosität, Anämie.	Sofort Erbrechen, Kohle, Haut reinigen, warme Getränke.	Magenspülung, Calcium-EDTA oder DMPS als Antidot, Atropin und Buscopan bei Koliken, Diazepam bei Krämpfen. Zinksubstitution.
Bleichmittel s. Borsäure (Natriumperborat), Chlorsalze, Chromate, Cyanate, Oxalsäure, Perschwefelsäure, Phosphate, Schwefeldioxid, Silicate, Soda, Wasserstoffperoxid, Salzsäure	Lokale Verätzung, evtl. Lungenreizstoffvergiftung.	Beatmen, pH-Bestimmung (Laugen/Säuren), viel trinken, evtl. Kohle.	s. Methämoglobinbildner, Reizgase, bei Zyaniden DMAP i.v.
Bleifarben s. Blei(-chromate)	nur chronisch.	Expositionsstop.	DMPS als Antidot.
Bleiglätte Blei(II)-oxyd	nur chronisch.	Expositionsstop.	DMPS als Antidot.
Blumendünger evtl. s. Nitrat	evtl. Atemnot, Zyanose.	Nur Kleinkinder erbrechen lassen, Kohle.	Toluidinblau i.v. bei Methämoglobinämie.
Blutdrucksenkende Mittel s. Hochdruckmittel	Schwindel, Herzrhythmusstörungen.	Kohle, Frischluft.	Magenspülung, Plasmaexpander.

Vergiftungsmöglichkeiten	Symptome	Sofortmaßnahmen	Klinik
Blutläusemittel s. Nikotin			
Blutzuckersenkende Mittel s. Antidiabetika	Erregung, Verwirrtheit, Koma.	Khle, Zuckerwasser.	Glukose i.v., Natriumbikarbonat bei Azidose.
Bodenreiniger s. (Butyl)-Glykol, Laugen	Örtliche Verätzung, Nierenschädigung.	Oral Kohle, PEG 400.	Magenspülung, Azidoseausgleich, Nierenfunktion?
Bodenwachs 15-20% Wachse, Paraffin, 70-75% Testbenzin, bzw. Terpentinöl, Seifen	Brechdurchfall, Atemnot.	PEG 400, nicht erbrechen.	
Bohnen weiße, grüne, Garten-Bohnen. Giftig sind nur ungekochte Bohnen. Gifte: Phasein (Albumin) und Phaseolunatin (blausäurehaltig) (s. dort), s. Abführmittel, rohe Früchte und Samen in großer Zahl giftig, s. Pflanzen (S. 209)	Erregung, Berchdurchfall, Atemnot, Koma.	Erbrechen, Kohle, evtl. beatmen.	Magenspülung, in Extremfällen Natriumthiosulfat i.v.
Bohnerwachs s. Bodenwachs			
Bor (Borax, Borsäure, Borwasser, Borpuder, Natriumperborat). Auch kleinste Mengen können, über die Haut aufgenommen, giftig wirken, s. auch Reizgase	(Blutiger) Brechdurchfall, Übelkeit, Schwindel, Kopfschmerzen, Erregung, Krämpfe, Lähmungen, Bewußtlosigkeit, Atemnot, Blutdruckabfall, Herzjagen, Nieren-, Blutschäden, Tod.	Beatmen, viel trinken lassen, Kohlegabe, Haut und Augen spülen, Ruhe, Wärme, Dexamethasonspray.	Sofort Magenspülung mit 2%iger Natriumbikarbonatlösung, Kohle, Natriumsulfat, Diazepam i.v. bei Erregung, Plasmaexpander, nach Einatmen s. Reizgase, forcierte Diurese, Dialyse bei Niereninsuffizienz.
Borsäure tödl. Dosis ab 5 g. Säuglinge ab 2 g, s. Bor			

Vergiftungsmöglichkeiten	Symptome	Sofortmaßnahmen	Klinik
Botulismus Chlostridium botulini, lebt unter Luftabschluß, geht durch 15 min Kochen zugrunde, in Fisch, Käse, Wurst, Früchte-, Fleisch- und Gemüsekonserven, gifthaltige Lebensmittel weisen meist äußerlich keine Veränderungen auf, säuerlicher Geruch oder Gasbildung durch Begleitbakterien! Schnelle Giftaufnahme durch Mund, Haut und über Atemwege 7 verschiedene Typen (Typ A–G)	Symptomfreies Intervall 12–48 Std. (minimal 2 Std., maximal 14 Tage), Übelkeit, Erbrechen, Mundtrockenheit, starker Durst, Kopfschmerzen, Lichtempfindlichkeit, Augenmuskellähmung (Schielen, Hängen der Augenlider), Augenflimmern, Sprach- u. Schluckstörungen, Muskelschwäche am Hals, dann an Extremitäten, Verstopfung, Herzjagen, Atemlähmung, Reflexlosigkeit, Herzstillstand. Kein Fieber, meist kein Durchfall.	Sofortige Giftentfernung (s. Lebensmittelvergiftung), Kohle.	Magenspülung, bei Verdacht sofort Botulismus-Antitoxinserum (initial 200–400 ml i.v.), Plasmaexpander, Intubation, künstl. Beatmung, künstl. Diarrhoe (Lactulose), Mestinon.
Brandgase Bei Bränden freiwerdende Gase wie Kohlenmonoxid (s. dort). Kohlendioxid, Reizgase, Nitrose Gase s. Gasvergiftung. Bei Verbrennung von Kunststoffen (Filmen, Flugzeugen, Haushaltsgeschirr aus Kunststoff u.a.) wird Blausäure frei, s. dort	Lungenreizstoffvergiftung, Atemnot, Hustenreiz, Koma, Herzrhythmusstörungen.	Frischluft, Sauerstoff, Ruhe, Wärme, Dexamethasonspray.	Giftblut zum Nachweis asservieren, Beatmung, Lungenödemtherapie, Monitorkontrolle, HES 10% bei Hirnödem.
Bremsflüssigkeit s. Glykol	ZNS- und Nierenschäden.	Sofort Erbrechen, PEG 400, beatmen.	Magenspülung, Hämodialyse!
Brennspiritus s. Alkohol (vergällter)	Gastroenteritis, Atemdepression, Koma.	Kohle, beatmen.	Antidot Physostigmin.
Brom tödl. Dosis 1 ml, s. Reizgase, geschluckt viel harmloser als eingeatmet	Hautgeschwüre, Übelkeit, Erbrechen, Erregung, Lähmungen, Schock, Lungenödem.	Sofort viel trinken lassen, Kohle, Haut (mit Milch) und Augen spülen, Dexamethasonspray.	s. Reizgase. Lungenödemtherapie, s. Verätzungsschema.

Vergiftungsmöglichkeiten	Symptome	Sofortmaßnahmen	Klinik
Bromaceton, Bromwasserstoff s. Brom	Lungenreizstoffvergiftung.	Augen und Haut spülen, Dexamethasonspray.	Lungenödemtherapie, Verätzung.
Bromchlorophen s. Phenol	Örtliche Verätzung.	Viel trinken, Haut und Augen spülen (PEG 400).	Verätzungsschema.
Bromide s. Schlafmittel	Atemdepression, Koma, Abhängigkeit.	Kohle, beatmen.	Magenspülung, Plasmaexpander, entgiften.
Bromophos s. Phosphorsäureester	Miosis, Koma, Atemdepression.	Erbrechen, Kohle, Haut und Augen spülen, Atropin, beatmen.	Magenspülung, Natriumbikarbonat, hochdosiert Atropin.
Bronzepulver Aluminium: Al in Xylol Gold: Cr, Zn, in Benzin Silber: Cr, Zn, Ni, in Benzin, s. Lösungsmittel, Metallvergiftung	Schock, Nierenversagen, Azidose.	Haut (PEG 400) und Augen reinigen, Kohle, Dexamethasonspray, beatmen.	Beatmen, Plasmaexpander, Azidoseausgleich, Nierenwerte?
Brucin s. Strychnin			
Brunnenwasser s. Nitrate	Methämoglobinämie, Brechdurchfall.	Kleinkinder erbrechen lassen. Kohle!	Bei Methämoglobinämie Toluidinblau i.v. (2 mg/kg Körpergewicht).
Buchweizen, echter enthält Fagopyrin	Lichtempfindlichkeit der Haut (wie ein Sonnenbrand) und in sehr hoher Dosierung Leberschäden.	Erbrechen, Kohle.	Magenspülung.
Butan	Narkose, Atemlähmung, Hirnödem.	Beatmen, Sauerstoff.	Haes 10%.
Butanol s. Alkohol	Narkose, Atemlähmung.	Beatmen, Sauerstoff.	Magenspülung.

Vergiftungsmöglich-keiten	Symptome	Sofortmaßnahmen	Klinik
Butaperazin s. Phenothiazine	Koma, Herzrhythmusstörungen.	Kohle, Beatmen.	Magenspülung, Physostigmin.
Butylglykol s. Glykol	Leber- und Nierenschäden.	Kohle oder erbrechen.	Magenspülung.
Butyrophenone Neuroleptikum	Müdigkeit, Atemlähmung, Schock.	Kohle, beatmen.	Magenspülung, Kohle, Antidot Physostigmin.
Cadmium tödl. Dosis 30 mg (lösliche Salze), Reizgase	Übelkeit, Brechdurchfall, Speichelfluß, Schock, nach Einatmen Metallgeschmack, Schwindel, Erbrechen, nach 12–36 Std. Lungenödem, Nieren-, Leberschäden.	Viel trinken, erbrechen, Kohle, Dexamethasonspray.	Magenspülung, Ca.-Trinatriumpentat, Plasmaexpander, DMPS (nicht nach oraler Vergiftung!), Diazepam bei Krämpfen.
Calcium s. Laugen, Düngemittel, Frostschutzmittel, Enthaarungsmittel	Örtliche Verätzung, nach Injektion Schweißausbruch, Blutdruckabfall, Schock.	Milch trinken, s. Laugen (Auge spülen mit Wasser oder physiologischer Kochsalzlösung). Nach Injektion Beine hochlagern, unblutiger Aderlaß durch Anlegen einer Staubinde, z. B. an beiden Oberschenkeln.	Cortison i.v., Plasmaexpander.
Calciumhydroxyd s. Laugen	Örtliche Verätzung.	Augen und Haut spülen.	Plasmaexpander.
Captafol, Captan Phthalsäurederivat	Örtliche Haut- und Schleimhautschädigung.	Augen und Haut mit lauwarmem Wasser spülen.	Plasmaexpander.
Carbamate Schädlingsbekämpfungsmittel. Einige Stoffe werden leicht durch die Haut aufge-	Sofort einsetzend und rasch wieder abklingend. Übelkeit, Erbrechen, Darmkrämpfe,	Sofort Erbrechen, Kohlegabe, Haut mit PEG 400 spülen.	Magenspülung, Atropin i.v. (1–5–50 mg i.v.) Wiederholung bis Symptome verschwin-

Vergiftungsmöglichkeiten	Symptome	Sofortmaßnahmen	Klinik
nommen, inhalatorisch hoch toxisch.	Schweißausbruch, Schwindel, Sehstörungen, enge Pupillen, Herz- und Atemstillstand.		den. Kein Obidoxim.
Carbaryl s. Carbamate			
Carbetamid s. Carbamate			
Carbolineum	Narkose, Magen-Darmreizung, Schock.	Beatmen, PEG 400.	Plasmaexpander.
Carbonsäureester s. Reizgase, Lösungsmittel, Methanol, giftig sind besonders die halogenierten Carbonsäureester	Übelkreit, Brechreiz, Erregung, Rausch, Bewußtlosigkeit, Kehlkopfschwellung, Lungenödem, Atemnot.	Kein Erbrechen, Kohle, Natriumsulfat, Paraffinöl, Frischluft, Ruhe, Wärme, Auxilosonspray.	Magenspülung (möglichst nach Intubation), Kohle.
Carbonsäuren, chlorierte s. Säuren	Örtliche Verätzung.	pH-Bestimmung, viel trinken.	Plasmaexpander.
Carbonylchlorid s. Phosgen	Lungenödem nach Latenzzeit.	Dexamethasonspray.	Im Lungenödem PEEP-Beatmung u.a.
Carbophenothion s. Phosphorsäureester	Miosis, Koma.	Erbrechen, Kohle, beatmen.	Magenspülung, hochdosiert Atropin.
CB-Löscher enthält Chlorbrommethan u. Kohlensäure (s. chlorierte Kohlenwasserstoffe)	Atemnot.	beatmen.	
Cheliodonin	Blutige Brechdurchfälle, Schock.	Sofort viel trinken und erbrechen lassen, Kohle, Schockvorsorge, beatmen.	Plasmaexpander, Diazepam bei Krämpfen.
Chemische Kampfstoffe s. Tränengas, CS-Gas, Nasen-Rachen-Reizstoffe, Lungenkampfstoffe, Hautkampfstoffe, Nervenkampfstoffe, Blausäure, Psychokampfstoffe	s. jeweiliges Gift.	Haut u. Augen spülen, Dexamethasonspray.	Antidot Dexamethasonspray, Natriumthiosulfat, Obidoxim, Atropin, 4-DMAP oder Physostigmin.

Vergiftungsmöglichkeiten	Symptome	Sofortmaßnahmen	Klinik
Chem. Reinigung s. Lösungsmittel (Tetrachlorethylen Perchlorethylen = Halogenkohlenwasserstoff)	Rausch, Leber- und Hirnschäden, evtl. Krebs.	Kohle, beatmen.	Haes 10%.
Chinidin s. Chinin			
Chinin Grippemittel, Abtreibungsmittel, Herzmittel (Chinidin) in bitteren („trockenen") Getränken, tox. Dosis ab 1 g f. Kinder, ab 3 g f. Erwachsene	Benommenheit, Nebel- oder Farbensehen, Erblindung, Ohrensausen, Übelkeit, Erbrechen, Durchfall, Herzjagen, Herzrhythmusstörungen, Herzstillstand, Schock, Allergie, Blutungsneigung, Nierenversagen.	Sofort Erbrechen, Kohlegabe, Schockprophylaxe, bei Herzstillstand Herzmassage und Beatmung.	Plasmaexpandergabe, Kaliumgabe, Orciprenalin bei Bradykardie (halbstündlich ½ Tabl.). Hämodialyse.
Chinoline s. Chinin			
Chlor Bleich- und Desinfektionsmittel, Gas und Reizgase	Heftigster Husten, Atemnot, blaue Lippen, Lungenödem, Schock, Kehlkopfkramp, Atem- oder Herzstillstand, örtlich Schleimhautreizung.	s. Gasvergiftung, Kleider entfernen, Frischluft, Sauerstoffbeatmung, Wärme, Dexamethasonspray, Ruhe.	Cortison i.v., PEEP-Beatmung, Furosemid i.v., Herzglykoside, sedieren.
Chloral(hydrat)	Haut u. Augen reizend, Narkose, Herz-, Leber-, Nierenschäden.	Kohle, beatmen.	wie Schlafmittelvergiftung, forcierte alkalisierende Diurese, Plasmaexpander.
Chlorbenzaldehyd	Haut- u. Augenverätzung, Lungenödem, Krämpfe, Leber-, Nierenschäden.	Giftentfernung von d. Haut (PEG 400) u. den Augen, Dexamethasonspray.	Magenspülung, erst nach Intubation Diazepam bei Krämpfen, Hämodialyse.
Chlorbufam s. Carbamate	Miosis, Koma.	Sofortige Giftentfernung!	Hochdosiert Atropin.
Chlordan s. Halogenkohlenwasserstoffe	Leber- und ZNS-Schäden.	Kohle, PEG 400, Dexamethasonspray.	Hes 10%.

Vergiftungsmöglichkeiten	Symptome	Sofortmaßnahmen	Klinik
Chlordiazepoxyd s. Psychopharmaka	Koma, Atemdepression.	Kohle, beatmen.	Antidot Physostigmin.
Chlorfenson s. Halogenkohlenwasserstoffe	Leber- und ZNS-Schäden.	Kohle, PEG 400, Dexamethasonspray.	Hes 10%.
Chlorfenvinfos s. Phosphorsäureester	Miosis, Koma.	Giftentfernung.	Hochdosiert Atropin, Obidoxim.
Chlorierte Kohlenwasserstoffe s. Halogenkohlenwasserstoffe	Leber- und ZNS-Schäden, Lungenödem.	Kohle, PEG 400, Dexamethasonspray.	Forcierte Abatmung, Hes 10%.
Chloriertes Camphen s. Halogenkohlenwasserstoffe	Leber- und ZNS-Schäden.	Kohle, PEG 400.	Hes 10%.
Chlorkalk s. Laugen	Örtliche Verätzung.	Haut und Augen spülen.	Verätzungsschema.
Chlorkohlenwasserstoffe s. Halogenkohlenwasserstoffe	Leber- und ZNS-Schäden.	Kohle, PEG 400.	Hes 10%, evtl. Dialyse.
Chloroform unter Lufzutritt Zersetzung in Phosgen (s. Reizgase), tödl. Dosis ab 10–30 ml. Ebenso Tetrachlorkohlenstoff, tödl. Dosis ab 2–4 ml	Örtliche Reizung, Schwindel, Übelkeit, (blutige) Brechdurchfälle, Erregungszustände, Krämpfe, Blutdruckabfall, Atemlähmung, Herzflimmern, später Leber- u. Nierenversagen.	Sofort Frischluft, Kohlegabe, Haut und Augen spülen, warm halten, Schockprophylaxe, evtl. Herzmassage.	Magenspülung, Plasmaexpander, Hämodialyse!
Chlorophacinon Indandion s. Cumarine	Einmalige Aufnahme ungiftig.	Erbrechen, Kohle.	Magenspülung, Phytomenadion.
Chlorphenamidon Anilinderivat	Haut- und Schleimhautreizung, Erregung, Methämoglobinämie.	Erbrechen, Kohle, beatmen.	Antidot Toluidinblau.

Vergiftungsmöglichkeiten	Symptome	Sofortmaßnahmen	Klinik
m-Chlorphenol, p-Chlorphenol	Haut-, Augenverätzung, Lungenödem, Hautresorption, Lähmungen, Nierenschädigung, Alkoholunverträglichkeit, Magen-Darmreizung.	Kleider entfernen, Haut mit PEG 400 reinigen, Dexamethasonspray, Alkohol meiden.	Magenspülung, Leber- und Nierenkontrolle.
Chloroquin Resochin Malariamittel	Krämpfe, Herzstillstand nach 1-3 Std.	Kohle, beatmen.	Magenspülung, prophylaktisch Diazepam und Adrenalin i.v., mechan. Beatmung.
Chlorphenothan tödl. Dosis 0,1 g/kg (ölige Lösung), s. Halogenkohlenwasserstoffe	Leber- und ZNS-Schäden.	Kohle, PEG 400.	Magenspülung, Spätkontrolle.
Chlorpikrin	Haut-, Augen- u. Lungenreizung, Narkose, Methämoglobinbildner, Leber-, Nierenschädigung.	Haut (mit PEG 400) u. Augen spülen, Dexamethasonspray.	Plasmaexpander, Azidoseausgleich.
Chlorpromazin s. Phenothiazine	Koma, Atemdepression, Herzrhythmusstörungen.	Kohle, beatmen.	Magenspülung, Physostigmin als Antidot.
Chlorpropham s. Carbamate	Miosis, Koma.	Sofortige Giftentfernung.	Magenspülung, hochdosiert Atropin.
Chlorprothixen gefährl. Dosis ab 2 g, s. Phenothiazine	Koma, Atemdepression, Herzrhythmusstörungen.	Kohle, beatmen.	Magenspülung, Physostigmin als Antidot.
Chlorstickstoff =Stickstofftrichlorid, s. Nitrose-Gase	Lungenödem.	Dexamethasonspray.	PEEP-Beatmung.
Chlorsulfonsäure	Haut-, Augen- u. Lungenreizung.	Viel trinken, Haut mit PEG 400 reinigen, Dexamethasonspray.	Plasmaexpander.

Vergiftungsmöglichkeiten	Symptome	Sofortmaßnahmen	Klinik
Chlorthion s. Phosphorsäureester	Miosis, Koma.	Giftentfernung.	Magenspülung, hochdosiert Atropin.
Chlorwasserstoff s. Chlor	Lungenödem.	Dexamethasonspray.	PEEP-Beatmung.
Cholinesterase-Hemmstoffe s. Phosphorsäureester	Miosis, Koma.	Giftentfernung.	Antidot Atropin.
Chrom s. Säuren, tödl. Dosis ab 1 g	Gelb-grüner Schorf, örtliche Schleimhautschädigung, Brechdurchfall (blutig), Schock, Blutungsneigung, Nierenversagen, Krämpfe, Bewußtlosigkeit.	Haut sofort waschen, PEG 400, viel trinken.	Sofort Magenspülung, forcierte Diurese, Calcium-EDTA.
Chromreinigungsmittel s. Laugen (Salmiakgeist)	Örtliche Verätzung.	Viel trinken, PEG 400.	Plasmaexpander.
Chromsäure s. Chrom	Örtliche Verätzung.	Viel trinken, PEG 400.	Plasmaexpander.
Chromschutz s. Benzin	Atemdepression, Herzrhythmusstörungen.	Kohle.	Monitorkontrolle.
Chromschwefelsäure s. Chrom	Schwere Verätzung.	Haut und Augen entgiften.	Plasmaexpander, Ätzmittelschema.
Ciguatera-Toxin in Seefischen tropischer Meere (Karibik). Das Toxin stammt ursprünglich von Algen und wird im Verlauf der Nahrungskette in den Fischen angereichert	Schlaflosigkeit, Angstzustände, Übelkeit, Taub- u. Pelzigsein um Mund, Zunge, Rachen, Schüttelfrost, Fieber, Magen-Darm-Beschwerden, Krämpfe, Atemstörungen, Schock.	Erbrechen lassen, Kohle, beatmen.	Hochdosiert Atropin, Diazepam bei Krämpfen, Plasmaexpander, beatmen.
Citrat	Krämpfe, Kammerflimmern.	Herzmassage, beatmen.	Calcium i.v., Monitorkontrolle.

Vergiftungsmöglichkeiten	Symptome	Sofortmaßnahmen	Klinik
Clophen	Lungenreizstoff, Nieren- u. Leberschäden.	Haut mit PEG 400 reinigen, Dexamethasonspray.	Plasmaexpander.
CO-Vergiftung s. Kohlenmonoxyd	Rosige Haut, Koma.	Frischluft, beatmen.	Sauerstoff (Überdruck).
Coca-Cola s. Coffein	Erregung	Kohle.	
Cocain s. Aufputschmittel	Trockener Mund, Angst, Tachykardie, Krämpfe, Zyanose.	Kohle, beatmen.	Magenspülung, Physostigmin.
Cocoi-Gift Gifte der Farbfrösche (Dendrobatidae), Pfeiffrösche (Leptodactyline), des Pfeilgiftfrosches (Phyllobates Bicolor)	Zentral ausgelöste Krampfwirkung, irreversible Blockierung des Nervensystems, Atemlähmung.	Kohle, beatmen.	Beatmung, Diazepam bei Krämpfen.
Codein tödl. Dosis ab 0,5 g s. Opiate	Miosis, Atemdepression.	Kohle, beatmen.	Magenspülung, Nalaxon.
Coffein in Kaffee, Mokka, Tee, Coca-Cola, Stärkungsmitteln (Aktivanad), Schmerzmitteln, tödl. Dosis 60 mg/kg KG i.v., oral ab 1 g. Ebenso Theophyllin, enthalten in Asthmamitteln, Herz-Kreislaufmitteln (Euphyllin, Cordalin). Ebenso Theobromin	Schwindel, Erbrechen, Durchfall, heiße Haut, starke Erregung, Halluzinationen, Muskelzittern, epileptische Krämpfe, Herzjagen, schnelle Atmung, Atemnot, Herz-Kreislaufversagen, Atemlähmung.	Erbrechen, Kohlegabe, Schockprophylaxe, beruhigen, beatmen, abkühlen.	Magenspülung nach Intubation, evtl. Curarisierung, stark sedieren (20 bis 30 mg i.v.), Plasmaexpandergabe. Kein Adrenalin! Hämodialyse.
Colchicin Alkaloid, Herbstzeitlose (tödl. Dosis oral 20 g), Zytostatikum, Gichtmittel	Nach Latenz (2-6 Std.) Brennen im Mund, Übelkeit, Erbrechen, Darmkrämpfe, wäßrige, evtl. blutige Durchfälle, Durst, Atemnot, Halluzinationen, Angst, Lichtscheu, Gefühlsstörun-	Sofort erbrechen lassen, Kohle, Schocklagerung, Wärme, warmen Tee oder Kaffee trinken lassen, Frischluft, beatmen.	Magenspülung, Kohle, Plasmaexpandergabe, bei Krämpfen Diazepam, gegen Darmspasmen Atropin (1 mg 2stündlich s.c.), künstl. Beatmung.

Vergiftungsmöglichkeiten	Symptome	Sofortmaßnahmen	Klinik
	gen, Lähmungen, Krämpfe, Untertemperatur, Herzjagen, Herzrhythmusstörungen, Schock, Atemlähmung.		
Colophonium Harze	Gastroenteritis.	Kohle.	
Coniin tödl. Dosis 0,5 g	Sofort Speichelfluß, Übelkeit, Erbrechen, später trockener Mund, Durst, Schluckbeschwerden, Durchfall, Seh- u. Hörstörungen, Atemnot, Untertemperatur, Herzrhythmusstörungen, langsamer Puls, von den Beinen aufsteigende Lähmung, Atemlähmung.	Sofort viel (Kaliumpermanganatlösung) trinken und erbrechen lassen, Kohle, beatmen.	Sofort Magenspülung mit Kaliumpermanganatlösung. Forcierte Diurese! Plasmaexpander.
Cortison Nebennierenrindenhormon ACTH, Hypophysenvorderlappenhormon	Bei einmaliger massiver Überdosierung (Grammdosen) keine Nebenwirkungen zu erwarten. Bei wiederholter Gabe: Erregung, Psychose, Blutdrucksteigerung, Krämpfe, Ödeme.		Kaliumsubstitution.
CPAS s. Halogenkohlenwasserstoffe	Leber- und ZNS-Störungen.	PEG 400, Kohle, Dexamethasonspray.	Magenspülung, Hes 10%, Leberwerte.
Crotonöl, Crotonaldehyd Samenkörner, Abführmittel, Hautresorption	Örtlich Rötung und Blasenbildung, Schmerzen, Erbrechen, Durchfall, Darmkrämpfe, Kopfschmerzen, Halluzinationen, Benommenheit, Atemlähmung, Schock.	Erbrechen lassen, Kohlegabe (kein Natriumsulfat!), Haut mit PEG 400 spülen.	Plasmaexpander, beatmen, Magenspülung. Diazepam i.v. bei Krämpfen.

Vergiftungsmöglich-keiten	Symptome	Sofort-maßnahmen	Klinik
CS-Gas (o-Chlor-benzyliden-malodinitril), Tränengas der Polizei und militärischer Übungskampfstoff	Sofortiger Nasenreiz mit heftigen Schmerzen. Sekunden später Augenreiz, Tränenfluß, Brennen an allen feuchten Hautstellen, Nasenlaufen, Rachenreiz, Husten, Atembeschwerden, „Luft bleibt weg", Schmerzen hinter dem Brustbein, Engegefühl, Nebenhöhlenreiz→Kopfschmerz, Druck.	Sofortiger Expositionsstop, Kleider entfernen, Haut und Augen (mit Natriumbikarbonat) spülen, Dexamethasonspray.	Behandlung eines toxischen Lungenödems. Locacortenschaum lokal.
Cumachlor, Cumafuryl s. Cumarine	Einmalige Aufnahme harmlos. Blutungsneigung.	Erbrechen, Kohle.	Magenspülung, Phytomenadion.
Cumarine Schädlingsbekämpfungsmittel, Vitamin-K-Antagonist, einmalige Vergiftung harmlos, mehrmalige Aufnahme kleinerer Mengen jedoch gefährlich	Hirn-, Magen- oder Nierenblutung, Schock, Blutarmut bei wiederholter Giftaufnahme.	Erbrechen, Kohle. Zufuhr von Phytomenadion stündlich 10 Tropfen Konakion einnehmen. Schockprophylaxe.	Plasmaexpander, Bluttransfusion, Kontrolle der Prothrombinzeit (Quickwert).
Cumatetralyl s. Cumarine	Blutungsneigung.	Kohle.	Phytomenadion.
Cumol Hautresorption	Haut-, Augen- u. Lungenreizung, Narkose, Krämpfe, Atemlähmung, Leberschädigung.	Haut (mit PEG 400) u. Augen spülen, beatmen.	Magenspülung, Beatmung, Leberwerte.
Curare Wirkdauer 20–30 min Pfeilgift	Lähmung aller Muskeln, auch der Atemmuskulatur bei vollem Bewußtsein, Erstickung, Schock, Krämpfe.	Sofort künstl. Beatmung mit Sauerstoff.	Intubation und Beatmung, Plasmaexpander.
Cyanamid Kunstdünger, durch gleichzeitige Alkohol-	Örtliche Hautschädigung, Schwindel,	Haut und Augen sofort gründlich spü-	Magenspülung, Plasmaexpander.

Vergiftungsmöglichkeiten	Symptome	Sofortmaßnahmen	Klinik
einnahme Gifteinwirkung potenziert! s. Laugen	blauroter Kopf, Übelkeit, Schweißausbruch, Herzjagen, Schock, Krämpfe, Bewußtlosigkeit.	len; nach Schlucken des Giftes sofort Kohle, flach lagern, beatmen.	
Cyanate, Cyansäure	Örtliche Reizwirkung.	Haut u. Augen spülen, Dexamethasonspray.	
Cyanide, Cyankali, Cyansäure s. Blausäure	Innere Erstickung.	Sofort Antidot 4-DMAP, Giftentfernung.	Sofort Antidot 4-DMAP i.v., Natriumthiosulfat.
Cyanurchlorid, Cyanursäure s. Säuren	Starke örtliche Haut- u. Schleimhautreizung, Augenentzündung, Allergie (Asthma), Lungenödem.	Haut (mit PEG 400) und Augen gründlich spülen, Kohle, Frischluft, O_2, nach Einatmen Dexamethasonspray (5 Hübe alle 10 min).	Therapie eines Lungenödems, PEEP-Beatmung, (Furosemid, Herzglykoside, Cortison).
Cyanwasserstoff =Blausäure (s. dort)	Innere Erstickung.	Sofort Antidot 4-DMAP, Giftentfernung.	Sofort 4-DMAP, Natriumthiosulfat.
Cyclohexan	Narkose, Atemlähmung, zentral nervöse Erregung.	PEG 400, beatmen.	Plasmaexpander.
Cytisin s. Coffein	Erregung, Krämpfe, Atemdepression.	Kohle.	Magenspülung, Plasmaexpander.
Cytostatica s. Krebsmittel	Verätzung, Anämie.	Giftentfernung.	Blutbild-Kontrolle.
2,4-D s. Phenoxycarbonsäuren	Leber- und ZNS-Schäden.	PEG 400.	Organspätkontrolle.
Dauerwellenmittel s. Aliphatische Amine, Laugen, Sulfide, Säuren, pH-Bestimmung	Konzentriert: Örtliche Verätzung, Allergie.	Augen und Haut spülen.	Cortison lokal.

Vergiftungsmöglich-keiten	Symptome	Sofort-maßnahmen	Klinik
DDD Dichlordiphenyldi-chlorethan, s. Halo-genkohlenwasserstoffe	ZNS-Schäden.	PEG 400.	Magenspülung, Plasmaexpander.
DDT (Insektizid) Dichlordiphenyltri-chloräthan, s. Halo-genkohlenwasserstoffe, tödl. Dosis ab 10 g. Anreicherung in der Nahrungskette durch Fettlöslichkeit.	Nervöse Übererreg-barkeit, Krämpfe wie Strychninvergiftung.	Giftentfernung, Kohle.	Calcium 10% i.v., mehrmals 10 ml, Intubation, Beatmung, Magenspülung.
Decafentin s. Zinn			
Deiquat s. Dipyridinium, Schnellnachweis Na-dithionit	Erbrechen, Durchfall, Leber- und Lungen-schäden (Lungenfibrose).	Sofort Kohle trin-ken, erbrechen, Haut reinigen, De-xamethasonspray.	Sofort toxikol. Spezialstation, Hämoperfusion.
Dekalin (cis, trans)	Hautresorption, zentralnervöse Erregung, Methämoglobinbildung, Nierenschädigung.	Sofort Haut mit PEG 400 reinigen, Augen spülen, Kohle.	Toluidinblau i.v. 2 mg/kg.
Demeton s. Phosphorsäureester	Miosis, Krämpfe, Koma.	Sofort Kohle, erbrechen, Haut reinigen, Atropin!	Magenspülung, hochdosiert Atropin, Natriumbikarbonat.
Deodorantien s. Aluminium, Alkohol, Desinfektionsmittel, Phenol (Hexachlorophen), Säuren	Allergie, leichte Verätzung, Organschäden.	Giftauskunft einholen, Kohle.	Organspätkontrolle.
Depigmentierungsmittel s. Peroxyde, Quecksilber (Präzipitat), Wismut, s. Quecksilber!	Weißfärbung der Haut durch harmloses Sauerstoffemphysem.	Haut und Augen spülen.	Schwermetallmessung.
Deseril retard s. Mutterkornalkaloide			
Desinfektionsmittel Alkohol, Bleiacetat, Borsäure, Bromchlo-	s. einzelne Gifte, örtlich Schmerzen durch	Haut und Augen spülen, beatmen,	Magenspülung, Kohle, Analgetika bei

Vergiftungsmöglichkeiten	Symptome	Sofortmaßnahmen	Klinik
rophen, Calciumhydroxid, Chlor, Formaldehyd, Hexamethylentetramin, Jod, Kaliumpermanganat, Kampfer, Oxychinolinsulfat, Phenole, Quartäre Ammoniumverbindungen, Rhodanide, Schwefeldioxid, Silbernitrat	Verätzung, Atemnot, Schock.	pH-Bestimmung, Giftauskunft! Viel trinken.	Schmerzen, Plasmaexpander.
Desmetryn nur konzentriert giftig, Triazin	Organschäden.	Kohlegabe.	Spätkontrolle Organschäden.
Dextramoramid tödl. Dosis: geschluckt ab 200 mg, s. Opiate	u.a. Miosis, Atemdepression.	Beatmen.	Antidot Naloxon.
DFDT Difluordiphenyltrichlorethan, s. Halogenwasserstoffe	Leber- und ZNS-Schäden.	Kohle.	Spätkontrolle Organschäden.
Diabetes-Mittel s. Antidiabetika	Hypoglykämie, Schock.	Coca-Cola, Zuckerwasser.	Glukose i.v., Alkalisierung.
Dialifor s. Phosphorsäureester	u.a. Miosis, Atemdepression.	Erbrechen, Kohle, Haut u. Augen spülen, Atropin, beatmen.	Magenspülung, hochdosiert Atropin, Natriumbikarbonat.
Diallat	u.a. Koma, Atemdepression.	Erbrechen, Kohle.	Magenspülung.
Diazepam s. Psychopharmaka	Atemdepression, Koma.	Schocklagerung, Kohle, beatmen.	Magenspülung, Antidot Flumazenil.
Diazinon s. Phosphorsäureester	u.a. Miosis, Atemdepression.	Erbrechen, Kohle, Haut u. Augen spülen, Atropin.	Magenspülung, hochdosiert Atropin, Natriumbikarbonat.
Dibrom s. Phosphorsäureester	u.a. Miosis, Atemdepression.	Erbrechen, Kohle, Haut u. Augen spülen, Atropin.	Magenspülung, hochdosiert Atropin, Natriumbikarbonat.

Vergiftungsmöglichkeiten	Symptome	Sofortmaßnahmen	Klinik
Dichlorethan (1,1 und 1,2)	Haut- u. Augenverätzung, Magen-Darmreizung, Lungenödem, Narkose, Nerven-, Leber-, Nierengift.	Haut und Augen spülen, Dexamethasonspray, beatmen.	Magenspülung, Spätkontrolle Organschäden.
p-Dichlorbenzol	Bewußtlosigkeit, Atemstillstand, Haut- und Augenreizung.	Haut und Augen spülen, beatmen.	Magenspülung.
Dichlorbenzol tödl. Dosis ab 15 g, s. Benzol	Haut- u. Augenreizung, Narkose, Methämoglobinämin.	Kohle, beatmen.	Magenspülung, Antidot Toluidinblau.
Dichlorfenthion s. Phosphorsäureester	u.a. Miosis, Atemdepression.	Haut u. Augen spülen, erbrechen, Atropin.	Magenspülung, hochdosiert Atropin, Natriumbikarbonat.
Dichlormethan tödl. Dosis ca. 18 ml, s. Chloroform	Leber- und ZNS-Schäden.	PEG 400, beatmen.	Magenspülung, Monitorkontrolle.
Dichlorprop s. Phenoxycarbonsäuren	Herzrhythmusstörungen, ZNS-Depression, Lungenödem.	PEG 400, Dexamethasonspray, beatmen.	Magenspülung, Lidocain.
Dichlorvos s. Phosphorsäureester	u.a. Miosis, Atemdepression.	Erbrechen, Kohle, Haut und Augen spülen, beatmen.	Magenspülung, hochdosiert Atropin, Natriumbikarbonat.
Dichtungsmittel s. (Ethylen) Glykol, Benzol (Styrol), Blei (glätte), Laugen (Borax, Wasserglas), Magnesium, Metalle, Terpentinöl, Giftwirkung nur nach großen Mengen zu erwarten	Schleimhautverätzung, Atemlähmung, ZNS-Schäden.	Giftauskunft einholen! Kohle, PEG 400, beatmen, erbrechen.	Magenspülung. Spätkontrolle Organschäden.
Dicidrin s. Halogenkohlenwasserstoffe	ZNS-Schäden.	Haut entgiften (PEG 400), Dexamethasonspray.	Spätkontrolle Organschäden (EEG).
Dicofol s. Halogenkohlenwasserstoffe	ZNS-Schäden.	Haut entgiften (PEG 400), Dexamethasonspray.	Spätkontrolle Organschäden (EEG).

Vergiftungsmöglichkeiten	Symptome	Sofortmaßnahmen	Klinik
Dicrotophos s. Phosphorsäureester	u.a. Miosis, Koma.	Erbrechen, Kohle, Haut und Augen spülen, Atropin, beatmen.	Magenspülung, hochdosiert Atropin, Natriumbikarbonat.
Digitalis s. Herzmittel, Herzglykoside	Herzrhythmusstörungen.	Erbrechen, Kohle.	Magenspülung, Digitalis-Antidot, Monitorkontrolle.
Dihydroergotamin s. Mutterkornalkaloide	Gefäßkrämpfe, Nekrose.	Erbrechen, Kohle.	Magenspülung, Nitrolingual bei Gefäßkrämpfen.
Dimefox s. Phosphorsäureester	u.a. Miosis, Koma.	Erbrechen, Kohle, Haut und Augen spülen, beatmen, Atropin.	Magenspülung, hochdosiert Atropin, Natriumbikarbonat.
Dimetan s. Carbamate	u.a. Miosis, Koma.	Erbrechen, Kohle, Haut und Augen spülen, beatmen, Atropin.	Magenspülung, hochdosiert Atropin, Natriumbikarbonat.
Dimethoat s. Phosphorsäureester	u.a. Miosis, Koma, Atemdepression.	Erbrechen, Kohle, Haut und Augen spülen, beatmen.	Magenspülung, hochdosiert Atropin, Natriumbikarbonat, Obidoxim.
Dimethylsulfat tödl. Dosis ab 1 g, sehr giftige Flüssigkeit (Dampf!), s. Reizgase, Säuren	Einige Stunden nach dem Einatmen Reizung der Atemwege, Lungenödem, Augenverätzung, Empfindungslosigkeit der Haut, Hautverbrennung 3. Grades, Krämpfe, Lähmungen, Bewußtlosigkeit, Schock.	Nach Schlucken sofort viel trinken und erbrechen lassen, nach Einatmen Dexamethasonspray (5 Hübe alle 10 min), äußerste Ruhe, Wärme, Augen (mit Wasser) und Haut (mit Wasser und Seife) intensiv spülen.	Therapie des Lungenödems (Cortison, Furosemid, PEEP-Beatmung, Herzglykoside) und der Verätzungen. Augenarzt!
Dimethylsulfoxyd s. Lösungsmittel, gilt als relativ harmlos		PEG 400.	

Vergiftungsmöglichkeiten	Symptome	Sofortmaßnahmen	Klinik
Dimetilan s. Carbamate	u.a. Miosis, Koma, Atemdepression.	Erbrechen, Kohle, Haut und Augen spülen, beatmen.	Magenspülung, hochdosiert Atropin, Natriumbikarbonat.
Dinatriumphosphat	Augen- und Hautreizung, Lungenödem, Herzrhythmusstörungen, Calciummangeltetanie.	Haut und Augen reinigen, erbrechen, Kohle, Schockvorbeugung.	Magenspülung, Kohle, Natriumsulfat, Lidocain, Calcium i.v.
m-Dinitrobenzol	Haut- und Augenreizung, starkes Erbrechen, Hautresorption, Methämoglobinbildner, zentralnervöse Ausfälle, Leber-, Blutbildschädigung.	Haut mit PEG 400, Wasser u. Seife reinigen, Augen spülen, sofortiges Erbrechen, Kohle, beatmen.	Magenspülung, Kohle, Antidot Toluidinblau.
Dinitrokresol tödl. Dosis 0,3 g, s. Dinitrophenol	u.a. Lungenödem, Schock.	Erbrechen, Kohle, Dexamethasonspray.	Magenspülung.
Dinitrophenol tödl. Dosis 1 g, Giftaufnahme auch durch die Haut, ebenso: Dinobutan Dinocab Dinoseb Dinosebacetat Dinoterb	Kopfschmerzen, Übelkeit, Brechreiz, Schweißausbruch, Fieber, Durst, Atemnot, Erregung, Krämpfe, Herzrhythmusstörungen, zunächst Blutdruckanstieg, Lungenödem, Schock, Atemlähmung, Allergie. Bei Anwendung im Sommer oft Verwechslung mit Hitzschlag.	Sofort viel Wasser trinken und erbrechen lassen, Kohle, Natriumsulfat, Haut (mit PEG 400) u. Augen sofort spülen, Frischluft, kalte Leibwickel, nach Einatmen sofort Dexamethasonspray.	Sofort Magenspülung mit 5%iger Natriumbikarbonatlösung, Diazepam bei Krämpfen, Therapie des Lungenödems (Cortison, Herzglykoside, Furosemid, PEEP-Beatmung).
2,4-Dimitrotoluol	Magen-Darmreizung, Methämoglobinbildner, Hautresorption, Benommenheit, Lähmung.	Haut mit PEG 400, Wasser u. Seife reinigen, Erbrechen, beatmen.	Magenspülung, Kohle, Antidot Toluidinblau.
Diphenhydramin s. juckreizstillende Mittel	u.a. Koma, Atemdepression.	Kohlegabe.	Magenspülung, Antidot Physostigmin.

Vergiftungsmöglichkeiten	Symptome	Sofortmaßnahmen	Klinik
Dioxathion s. Phosphorsäureester	u.a. Miosis, Koma, Atemdepression.	Erbrechen, Kohle, Haut u. Augen spülen, beatmen.	Magenspülung, hochdosiert Atropin, Natriumbikarbonat, Obidoxim.
Dioxin s. TCDD			
Diphosgen s. Phosgen	Lungenreizstoff.	Sorot Dexamethasonspray.	Lungenödemtherapie.
Dipyridinium Herbizid	Brechdurchfall, nach einer Latenzzeit von 2 Tagen: örtl. Kolliquationsnekrosen wie bei Laugen, Nieren-, Leberschädigung, später Lungenfibrose (Lungenödem).	Haut sofort mit PEG 400 oder Wasser spülen, Kohlegabe, Darmeinläufe mit Kohle, Dexamethasonspray (5 Hübe alle 10 min), Schockprophylaxe.	Sofort Magenspülung zur Prophylaxe gegen Lungenveränderungen, Fortsetzung des Dexamethasonspray Applikation, Hämoperfusion.
Disulfiram (Antabus)	Mit Alkohol Gesichtsrötung, Erregung, Atemnot, Herzrhythmusstörungen, Schock.	Erbrechen, Kohle, beatmen.	Magenspülung, Plasmaexpander, Diazepam.
Disulfoton s. Phosphorsäureester	u.a. Miosis, Koma, Atemdepression.	Erbrechen, Kohle, Haut u. Augen spülen, beatmen.	Magenspülung, hochdosiert Atropin, Natriumbikarbonat, Obidoxim.
Diuretika s. Wassertreibende Mittel	Hypokaliämie, Schwäche, Wadenkrämpfe.	Erbrechen, Kohle.	Elektrolytsubstitution.
DMDT Dimethoxydiphenyltrichloräthan, s. Halogenkohlenwasserstoffe	ZNS- und Leberschäden.	Haut und Augen spülen, Kohle, Dexamethasonspray.	Spätkontrolle auf Organschäden.
DNOC s. Dinitrophenol	Verätzung, ZNS-, Leberschäden.	Erbrechen, Kohle.	Magenspülung, Organkontrolle.
Drogen-Entzugserscheinungen Alkohol, Schlafmittel, Opiate, Aufputschmittel. Psychopharmaka (Valium)	Verwirrtheit, Unruhe, Muskelkrämpfe, Knochen- u. Muskelschmerzen, hoher	Patienten hinlegen, auf regelmäßige Atmung achten, beruhigen, Süßigkeiten	Doxepin i.m. bei Bedarf Wiederholung. Keine Opiate (z.B. Polamidon), Drogenbe-

Vergiftungsmöglichkeiten	Symptome	Sofortmaßnahmen	Klinik
	Blutdruck, heiße Haut, schneller Puls und schnelle Atmung, fiebriges Aussehen, Schweiß, Durchfall, Erbrechen, Schock, Tod.	und süße Obstsäfte trinken.	ratungsstellen zu Nachbehandlung befragen.
Düngemittel Kaliumsalze, Laugen (Calciumoxid), Mangansulfat (brauner Schorf), Selen, weißer Phosphor	Atemlähmung, Schock, Verätzung.	Beatmen, Schocklagerung.	Magenspülung, Plasmaexpander.
E 605 tödl. Dosis ab 5 mg/kg KG, s. Phosphorsäureester	enge Pupillen, Schleim-, Schweißbildung, Tachycardie, Krämpfe, Atemstillstand, Koma.	Erbrechen, Kohle, Haut u. Augen spülen, Reanimation, Atropin.	Magenspülung, hochdosiert Atropin, Toxogonin, Natriumbikarbonat.
Eibe (Taxus baccata) Gifte: Alkaloide, Taxia und Ephedrin. Spuren von Blausäure. Zweigspitzen und Samenkeime gefährlich. Fruchtfleisch relativ ungiftig, s. Ätherische Öle	Brechdurchfälle, Erregung, Krämpfe, Atemlähmung, Schock, Herzrhythmusstörungen.	Sofort viel trinken und erbrechen lassen, Kohle, Natriumsulfat, beatmen, Schockprophylaxe.	Sofort Magenspülung mit Kaliumpermanganat (1%ig), Plasmaexpander.
Eierfarben ungiftig			
Einweichmittel s. Waschmittel			
Eisen tödl. Dosis: Kinder ab 2 g, Erwachsene etwa 30 g, als Salz (Medikament gegen „Blutarmut") Vergiftung bei parenteral wiederh. Gabe	Brechdurchfall (blutig), Allergie, Schock, blaue Lippen, Lungenödem, Krämpfe, Lähmungen, später Leber-, Nierenschäden.	Sofort Eiermilch trinken, beatmen, Schockprophylaxe, Wärme.	Magenspülung, Desfoxamin in Magensonde und i.v., DMPS, Plasmaexpander, Hämodialyse!
Emulgatoren untoxisch			
Endosulfan s. Halogenkohlenwasserstoffe	Herzrhythmusstörungen, Koma.	PEG 400, Auxilosonspray.	Magenspülung.

Vergiftungsmöglichkeiten	Symptome	Sofortmaßnahmen	Klinik
Endothion s. Phosphorsäureester	u. a. Miosis, Koma.	Erbrechen, Kohle, Haut u. Augen spülen, Atropin.	Magenspülung, hochdosiert Atropin, Obidoxim, Natriumbikarbonat.
Endrin s. Halogenkohlenwasserstoffe	Haut-, Augen-, Magen-Darmreizung, Krämpfe.	PEG 400, Auxilosonspray.	Magenspülung.
Entfärber Schwefeldioxid, Sulfite, s. Reizgase (Schwefelwasserstoff), Säuren	Örtliche Verätzung, Lungenödem.	Sofort Dexamethasonspray, viel trinken.	Ösophagoskopie nach Verschlucken.
Entfroster Ethylenglykol, Alkohol, Methanol, s. Nitrite	ZNS-Nierenschäden.	Sofort Erbrechen, Kohle.	Magenspülung, Dialyse!
Enthaarungsmittel s. Laugen, Sulfide, Thalliumacetat	Örtliche Reizwirkung.	Viel trinken und erbrechen lassen, Kohle- und Natriumsulfatgabe.	Zusammensetzung erfragen (Thallium!).
Entkalker (Ameisensäure, Essigsäure, Salzsäure), s. Säuren	Örtliche Verätzung.	Sofort viel trinken lassen.	Plasmaexpander, Ösophagoskopie.
Entlaubungsmittel s. Herbizide	ZNS-, Leberschäden.	Erbrechen, Kohle, PEG 400.	Magenspülung. Spätkontrolle.
Entrostungsmittel s. Säure (evtl. Laugen), Benzin	Örtliche Verätzung.	Viel trinken lassen, Schockprophylaxe.	Ösophagoskopie.
Entwickler (Fotogr.) s. Aminophenole, Hydrazin, Phenylendiamin, Formaldehyd, Androchinon, Bromide, Chromate, Rhodanide, Säuren, Laugen	Methämoglobinämie, örtl. Verätzung, Leber- und Nierenschäden.	Schockprophylaxe, beatmen, viel trinken lassen.	Plasmaexpander, Antidot Toluidinblau, Ösophagoskopie.
Entzugserscheinungen s. Drogen-Entzugserscheinungen	Unruhe, Zittern, Erbrechen.	Beruhigen, viel trinken.	Sedieren mit Doxepin.
Ephedrin tödl. Dosis ab 1 g, s. Adrenalin	Erregung, Krämpfe, Schock.	Schockvorbeugung, evtl. beatmen.	Sedieren, Ekg.

Vergiftungsmöglich-keiten	Symptome	Sofort-maßnahmen	Klinik
Epoxydharze	Haut-, Augen-, Lungenreizung.	Haut mit PEG 400, Wasser u. Seife reinigen, Erbrechen, Augen spülen, Dexamethasonspray.	Magenspülung, PEG 400, Lunge röntgen.
Ergotamin tödl. Dosis 10 mg, s. Mutterkornalkaloide	Gangrän.	Erbrechen, Kohle.	Plasmaexpander, Nitrolingual.
Esbit Hexamethylentetramin, das bei Verbrennen unter Sauerstoffmangel zu Blausäure wird	s. Blausäurevergiftung, Erregung, hellrote Hautfarbe, Koma.	Rettung aus Giftmilieu, eiligst Antidote.	4-DMAP i.v., Natriumthiosulfat, Natriumbikarbonat.
Essigsäure tödl. Dosis 20–50 ml 96%ig. Essigsäure 50–80%ig. Salze und Ester, Amylacetat = Zaponlack, Essigsäureanhydrid	Lungenödem, Hämolyse, Blutungsneigung, Nierenversagen.	Sofort viel trinken lassen, Schockvorbeugung, beatmen.	Plasmaexpander, Azidosetherapie (s. Säuren), Hämodialyse, Gerinnungsstatus.
Ester Alkohole u. organ. Säuren	Haut- u. Schleimhautreizung, Erregung, Narkose, Leber- u. Nierenschädigung, Lungenödem.	Haut u. Augen reinigen, Kohle, Natriumsulfat, beatmen.	Magenspülung, Organkontrolle.
Ethion s. Phosphorsäureester	u.a. Miosis, Krämpfe, Koma.	Erbrechen, Kohle, Haut u. Augen spülen.	Magenspülung, hochdosiert Atropin, Obidoxim, Natriumbikarbonat.
Eukalyptusöl s. Ätherische Öle	Erregung, Krämpfe.	PEG 400, Kohle.	Beatmen.
Farbfrösche (Dendrobatidae) s. Cocoi-Gift	ZNS-Lähmung.	Beatmen, Kohle.	Diazepam bei Krämpfen.
Farbstoffe Nach Einnahme großer Mengen fester Substanzen und durch Lösungsmittel (s. Methanol) Giftwirkung zu erwarten	Brechdurchfall, örtliche Haut- und Schleimhautverätzung.	Bis auf die Gabe von Kohle und Natriumsulfat keine weiteren Maßnahmen, nur nach großen Mengen (feste	Nur in Extremfällen Magenspülung, Giftauskunft! Organkontrolle, Ösophagoskopie.

Vergiftungsmöglichkeiten	Symptome	Sofortmaßnahmen	Klinik
		Stoffe) sowie bei unbekannten Lösungsmitteln viel trinken und erbrechen lassen.	
Fellreinigungsmittel s. Methylenchlorid, Benzin	ZNS-, Leberschäden.	Frischluft, Kohle, beatmen, Dexamethasonspray.	Magenspülung, Organkontrolle.
Fenchelöl tödl. Dosis ab 10 ml, s. Ätherische Öle	ZNS-, Leberschäden.	Kohle, beatmen.	Magenspülung, Organkontrolle.
Fenchlorphos s. Phosphorsäureester	u.a. Miosis, Krämpfe, Koma.	Erbrechen, Kohle, Haut u. Augen spülen, beatmen.	Magenspülung, hochdosiert Atropin, Obidoxim, Natriumbikarbonat.
Fenitrothion s. Phosphorsäureester	u.a. Miosis, Krämpfe, Koma.	Erbrechen, Kohle, Haut u. Augen spülen, beatmen.	Magenspülung, hochdosiert Atropin, Obidoxim, Natriumbikarbonat.
Fenoprop s. Phenoxycarbonsäuren	ZNS- und Leberschäden.	Erbrechen oder Kohle.	Magenspülung, Organkontrolle.
Fensterkitt ungiftige Kreide und Öle, evtl. Zusatz von 20% Bleiglätte, 5% (Ethylen)Glykol	ZNS- oder Nierenschäden.	Viel trinken, erbrechen lassen, Kohle, Giftauskunft einholen.	Magenspülung, Organkontrolle.
Fensterputzmittel s. Lösungsmittel (Alkohol, Aceton, Benzin, Netzmittel), Laugen (Ammoniak), Fluor, Waschmittel	Örtliche Reizwirkung, Atemdepression, Lungenödem.	Viel trinken, Kohle oder erbrechen lassen.	Magenspülung, Giftauskunft! (Ösophagoskopie, Dexamethason-Spray).
Fensulfothion s. Phosphorsäureester	u.a. Miosis, Schweißausbruch, Koma.	Erbrechen, Kohle, Haut u. Augen spülen, beatmen.	Magenspülung, hochdosiert Atropin, Obidoxim, Natriumbikarbonat.
Fenthion s. Phosphorsäureester	u.a. Miosis, Schweißausbruch, Koma.	Erbrechen, Kohle, Haut u. Augen spülen, beatmen.	Magenspülung, hochdosiert Atropin, Obidoxim, Natriumbikarbonat.

Vergiftungsmöglichkeiten	Symptome	Sofortmaßnahmen	Klinik
Fentinacetat, Fentinhydroxyd s. Zinn			
Ferbam nur in Extremfällen giftig, s. Thiocarbamate	ZNS-Schäden.	Erbrechen, Kohle, Haut u. Augen spülen, beatmen.	Magenspülung, Diazepam.
Feuerlöscher CB-Löscher enthält: Chlorbrommethan (s. Kohlenwasserstoffe, chlorierte) und Kohlensäure Ethan, Aluminiumsalze, Magnesiumsalze, Methan (Phosgenfreisetzung), Methylhalogenide, Oxalsäure, Phenole, Phosgen, Schwefelsäure, Seifen, Tetrachlorkohlenstoff (nicht in der Bundesrepublik), Trichloräthylen, s. Reizgase (Phosgen: beschwerdefreies Intervall), Säuren, Laugen, s. Methylhalogenide	Brechdurchfall, Lungenödem, Atemlähmung, Erfrierungen, Anoxie durch Sauerstoffverdrängung, Hirnödem.	Frischluft, Haut reinigen, Erfrierungen steril abdecken, evtl. Dexamethasonspray.	Diazepam i.v. bei Erregung, Giftauskunft, HES 10% bei Hirnödem.
Feuerwerkskörper Bariumperoxid, Cadmiumsulfid, Kaliumchlorat, Metalloxide, weißer Phosphor, Quecksilbersalze, Rhodanide, Schwefel, Thalliumnitrat	Brechdurchfall, Atemlähmung, Krämpfe.	Sofort viel trinken, dann erbrechen lassen. Haut spülen (mit PEG 400), Kohle, Natriumsulfat.	Sofort Magenspülung mit 0,1%iger Kaliumpermanganatlösung, weiter wie Verbrennung, Giftauskunft.
Fiebersenkende Mittel s. Antipyretika	Leber- und Nierenschäden.	Kohle oder erbrechen.	Magenspülung, Organkontrolle.
Fieberthermometer s. Quecksilber. Nach Verschlucken keine Giftwirkung zu ewarten (erst ab 10 ml). Nachweis im Urin	Dämpfe führen nach einer langen Latenzzeit zu Hirnschäden.	Verschüttetes Quecksilber mit Mercurisorb binden und aufkehren, Haut mit PEG 400 reinigen.	Röntgenkontrolle, nach Verschlucken, nach Einatmen DMPS.

Vergiftungsmöglichkeiten	Symptome	Sofortmaßnahmen	Klinik
Filzstifte s. Lösungsmittel (Xylol, Methylglykol s. Formamid), ungiftige Xanthenfarbstoffe	Nur bei Nitrit-haltigen Stiften bei Kleinkindern Methämoglobinämie.	Mund spülen, Kohlegabe.	
Fische s. Fleischvergiftung s. Aquariumfische, Tetroodon (Kugelfisch) s. Tetrodotoxin (Fugu), s. Petermännchen (Trachinus). Muräne besitzt Giftzähne mit Giftdrüsen, Knurrhahn (Trigla-Arten) Giftstachel, Stechrochen (Dasyatis) Giftstachel. Flußwels (Silurus) giftiges Blut s. Aal (Anguilla), giftiger Blutbarbe (Barbus), Rogen zur Laichzeit giftig (durch Kochen nicht zerstört). Seefische aus tropischen Meeren (Barracudas, Seebarsche, Deletorfische, Schnappern, Papageienfische) enthalten das sog. Ciguatera-Toxin (s. dort)	Lokale Schmerzen, Gewebstod, Schitzen, Herzjagen, Bewußtlosigkeit, Krämpfe, Schock.	Stachel entfernen (ausschneiden), Alkoholumschläge, evtl. beatmen, Schockprophylaxe.	Cortison i.v., Doxepin, Plasmaexpander, Tetanusprophylaxe.
Fleckenentferner s. Alkohol, Lösungsmittelgemische, Benzin, Oxalsäure, Tenside, Tetrachlorkohlenstoff, Trichloräthylen	(Blutige) Brechdurchfälle, Bewußtlosigkeit, Atemlähmung, Blutdruckabfall, unregelmäßiger Herzschlag, Dämpfe s. Reizgasvergiftung.	Frischluft, Sauerstoff, Augen und Haut (mit PEG 400) spülen, s. Reizgase, Dexamethasonspray.	Magenspülung, Sedieren mit Diazepam.
Fliegenköder s. Phosphorsäureester	u.a. Miosis, Schweißausbruch.	Kohle oder Erbrechen.	Magenspülung, Atropin.
Fliegenkugel s. Phosphorsäureester	u.a. Miosis, Schweißausbruch.	Kohle oder Erbrechen.	Magenspülung, Atropin.

Vergiftungsmöglichkeiten	Symptome	Sofortmaßnahmen	Klinik
Fliegenpilz (Ammanita muscaria) s. Muscarin			
Fliegenräucherkerzen s. Lindan	ZNS-Symptome.	Kohle.	
Fliesenreiniger s. Laugen (Borax, Natriumhydroxyd), Säuren (Phosphorsäure, Salzsäure), Lösungsmittel (Benzin, Trichlorethylen), Alkohol	Örtliche Verätzung, ZNS-Symptome (Verwirrung).	Viel trinken, pH-Bestimmung, Kohle.	Plasmaexpander, Giftauskunft, Kohle.
Fluor Flußsäure, s. Säuren, Reizgase Fluoride in Holzkonservierungsmitteln, Bautenschutzmitteln	Brechdurchfall, Durst, Schwäche, Krämpfe, Schock, Fieber, Erregungszustände, Herzrhythmusstörungen, Bewußtlosigkeit, örtliche Verätzung.	Haut und Augen spülen, PEG 400, Calciumgluconat eingeben, Milch trinken lassen, Sauerstoffbeatmung, Dexamethasonspray.	Sofort Calcium i.v. oder intraarteriell, örtlich Calcium (Gel) und Lidocain in Mischspritze, umspritzen, evtl. wiederholen.
Fluorcarbonsäuren 2-10 mg/kg für den Menschen tödlich. Hemmt Aconitase im Zitronensäurezyklus	Nach Latenzzeit von ½-6 Std. motorische Unruhe, muskuläre Zuckungen, Übelkeit, Erbrechen, Speichelfluß, verschwommenes Sehen, epileptiforme Anfälle, Depressionen, Herzrhythmusstörungen, Kammerflimmern, Tod durch Herz- u. Kreislaufversagen.	Erbrechen, Trinken von 100-200 ml $CaCl_2$-Lösung, Kohle.	Kreislauf, Atmung stützen. Bei Krämpfen Diazepam i.v., Lidocain i.v. bei Kammerflimmern.
Fluorstreuköder gegen Schädlinge s. Fluor	u.a. Brechdurchfall, Herzrhythmusstörungen.		
Fluphenazin Phenothiazine	u.a. Erregung, Koma, Herzrhythmusstörungen.	Kein Erbrechen, Kohle.	Magenspülung, Antidot Physostigmin.
Flußsäure Fluor, industrielles Oxydationsmittel,	Örtliche Schleimhautreizung, Übelkeit, blu-	Frischluft, künstl. Beatmung, Haut mit	Sofort 2 Amp. 20%iges Calciumglu-

Vergiftungsmöglichkeiten	Symptome	Sofortmaßnahmen	Klinik
Holzkonservierungsmittel, Rostentferner, Schädlingsbekämpfungsmittel	tiger Brechdurchfall, heftiger Husten, Atemnot, blaue Lippen, Lungenödem, Kehlkopfkrampf, tetanische Krämpfe, Herzflimmern, Lungenentzündung, Atemlähmung.	PEG 400 spülen. Eier und/oder Milch trinken lassen, nach Einatmen Dexamethasonspray (5 Hübe alle 10 min), Calciumgluconat als Lösung oder Pulver eingeben.	conat i.a. oder i.v., halbstündlich Wiederholung, lokal mit Lidocain-Calciumgluконat-Mischspritze unterspritzen, Calciumgel, Plasmaexpander, Überdruckbeatmung, Calciumgluconat-Infusion.
Folpet Phthalsäurederivat	Örtliche Haut- u. Schleimhautreizung.	Haut und Augen spülen, Kohle.	Magenspülung.
Formaldehyd Karzinogen, Desinfektionsmittel, tödl. Dosis ab 10 ml, s. Aldehyde, s. Wohngifte	Stechender Geruch, Lungenödem, Verätzung.	Sofort viel trinken, PEG 400, Dexamethasonspray.	Magenspülung, Kohle, Plasmaexpander, PEEP-Beatmung, Lungenkontrolle
Formalin s. Formaldehyd (40%ig)	Stechender Geruch, Lungenödem, Verätzung.	Sofort viel trinken, PEG 400, Dexamethasonspray.	Magenspülung, Kohle, Plasmaexpander, PEEP-Beatmung, Lungenkontrolle
Formamid s. Blausäure (nach Erhitzen über 80°)		Sofort Erbrechen, Haut mit PEG 400 reinigen.	Evtl. Antidot DMAP.
Formetanat s. Carbamate	u.a. Miosis, Krämpfe, Koma.	Erbrechen, Kohle, Haut u. Augen spülen, PEG 400.	Magenspülung, hochdosiert Atropin, Natriumbikarbonat.
Formothion s. Phosphorsäureester	u.a. Miosis, Krämpfe, Koma.	Erbrechen, Kohle, Haut u. Augen spülen, PEG 400, beatmen.	Magenspülung, hochdosiert Atropin, Obidaxim, Natriumbikarbonat.
Foto-Beschleuniger s. Nitrite	Schock, Methämoglobinämie.	Kohle, erbrechen, beatmen.	Schockvorsorge, Toluidinblau als Antidot.
Fotoentwickler s. Phenol (Hydrochinon)	Örtl. Verätzung, Methämoglobinämie.	Viel trinken, beatmen.	Plasmaersatz, Organkontrolle.
Foto-Fixierbad ungiftig (Natriumthiosulfat)			

Vergiftungsmöglichkeiten	Symptome	Sofortmaßnahmen	Klinik
Foto-Konservierer			
s. Brom	Verätzung, Lungenödem.	Viel trinken, Dexamethasonspray.	Ösophagoskopie, PEEP-Beatmung.
Foto-Unterbrecherlösung			
s. Formaldehyd (Formalin)	Örtl. Verätzung, Lungenödem.	Viel trinken, Dexamethasonspray.	Ösophagoskopie, PEEP-Beatmung.
Franzbranntwein 50%iger Alkohol vergällt mit etwas Ethylacetat (s. Carbonsäureester)	Gastroenteritis, Atemdepression, Koma.	Kohle, Natrium, beatmen.	Magenspülung, Blutzuckertest, Plasmaersatz.
Freon s. Halogenkohlenwasserstoffe	Lungenödem.	Dexamethasonspray.	PEEP-Beatmung.
Frigen s. Halogenkohlenwasserstoffe	Lungenödem.	Dexamethasonspray.	PEEP-Beatmung.
Frisiercreme 25% Isopropylalkohol, 1% anion. Ammoniumverbindung, 5% Polyglykolether	Atemdepression, Hypoglykämie, Koma.	In Extremfällen Kohle, PEG 400, beatmen.	
Frostschutzmittel s. Barium(chlorid), s. Glykole (Ethylenglykol), Magnesium, Methanol, Nitrite, Isopropylalkohol	Atemdepression, Koma, Schock, Niereninsuffizienz.	Künstliche Beatmung, Schockprophylaxe, sofort erbrechen, PEG 400.	Magenspülung, Kohle, Natriumsulfat, Plasmaexpander, Dialyse!
Fuchsin s. Teerfarbstoffe	Gastroenteritis.	Kohle.	
Fußbodenpflegemittel s. Lösungsmittel (Alkohole, Benzin, Nitrobenzol), s. Laugen (Ammoniak) (s. dort). Ätherische Öle (Terpentinöl), Glykol, Methanol, Phosphate, Nitrobenzol, Nitrocelluloselacke, Trichlorethylen, Toluol, Xylol	ZNS-, Leber-, Nierenschäden möglich, örtl. Verätzung.	Sauerstoff-Beatmung, Kohle, Natriumsulfat, Haut und Augen mit PEG 400 spülen. Giftnachweis!	Magenspülung, in Extremfällen Organkontrolle, Zusammensetzung erfragen.
Fußbodenreiniger bis 30% Kaliseife, Netzmittel, Benzin, Trichlorethylen, Tetrachlorethylen	Schwere örtliche Verätzung, ZNS-Schäden	Viel trinken, pH-Bestimmung.	Ösophagoskopie.

Vergiftungsmöglichkeiten	Symptome	Sofortmaßnahmen	Klinik
Gallamin s. Curare	Atemlähmung.	Beatmen, sofort Erbrechen.	Maschinelle Beatmung.
Galvanisierungsbad enthält bis zu 4 kg Cyankali/10 l, s. Blausäure	Hellrote Haut, Erregung, Koma.	Sofort erbrechen, Antidot beschaffen.	Sofort Antidot 4-DMAP und Natriumthiosulfat.
Gammexan s. Halogenkohlenwasserstoffe		Paraffinöl.	Magenspülung.
Gasvergiftung Brände, Auspuffgase, Stadtgase, Grubengas. Je nach Art des verbrannten Materials, s. auch Kohlenmonoxid, Reizgase, Kohlendioxid, Blausäure (Kunststoffe)	Hustenreiz, Lungenödem, Koma, Hirnödem.	1) Vergifteten sofort an die frische Luft bringen, entkleiden (Selbstschutz! In Gruben anseilen, geschlossene Räume nur mit Sauerstoffatemgerät oder feuchtem Tuch vor Nase und Mund betreten; kein offenes Licht). 2) Vergifteten in stabile Seitenlage bringen, zudecken; absolute Ruhigstellung. Keine Flüssigkeitszufuhr. 3) Bei Bedarf künstl. beatmen, möglichst mit reinem Sauerstoff (Beatmungsbeutel). 4) Jeden Vergiftungsverdacht sofort ärztlich untersuchen lassen, auch bei Fehlen jeglicher Symptome. 5) Dexamethasonspray.	1) Sofort Dexamethasonspray (5 Hübe alle 10 min), Cortison 250 mg i.v., stündl. 100 mg nachspritzen. 2) Intubation, Beatmung. 3) Herzmassage, Adrenalin in Tubus. 4) Bei Blausäure oder Schwefelwasserstoff sofort 4-DMAP (250 mg) i.v. 5) HES 10% bei Hirnödem.
Geschirrspülmittel s. Alkohol, Chlor, Polyphosphate, Laugen (Soda), Silikate, Tenside, (Zitronen)Säure.	Örtliche Verätzung, Lungenödem bei Erbrechen.	Vorsicht bei Erbrechen, pH-Bestimmung, viel trinken.	Ösophaguskopie. Giftauskunft.

Vergiftungsmöglichkeiten	Symptome	Sofortmaßnahmen	Klinik
Handspülmittel relativ ungiftig (wie Waschmittel), sehr giftig: Maschinenzusätze, Laugen			
Geschlechtshormone s. Antibabypille; männl. Hormone in vielen Aufbaumitteln enthalten (Durabolin)	Erbrechen, Durchfall, Störung des Wasser- u. Elektrolythaushalts.	Erbrechen dämpfen (Triflupromazin) und Flüssigkeit- u. Salzzufuhr (gesalzene Schleimsuppe löffelweise, schwarzer Tee). Auch für Kleinkinder ist die Einnahme einer größeren Menge Antibabypillen harmlos: Schaden nur durch langanhaltendes Erbrechen.	Wasser- u. Elektrolytsubstitution.
Gewürze s. Ätherische Öle, Vergiftung nur bei Kleinkindern möglich	Unruhe, Zittern, Schlaflosigkeit, Rausch, Sinnestäuschungen, epileptiforme Krämpfe, Koma, Atemlähmung.	Erbrechen, Kohle, beatmen.	Nur in Extremfällen Magenspülung.
Gichtgase 20-30% Kohlenmonoxyd (s. dort)	Erregung, Koma, Hirnödem.	Beatmen, Sauerstoff, Dexamethasonspray.	Plasmaersatz, HES 10%.
Gichtmittel s. Colchicin	Durchfälle, Schock.	Kohle.	Magenspülung.
Gießfieber s. Metallvergiftung	Hohes Fieber.	Metamizol.	Organkontrolle.
Giftspinnen, Skorpione Tarantel, Schwarze Witwe, Vogelspinne, Kammspinne, Wolfspinne, Grüner Dornfinger, Feld- u. Hausskorpion, Bananenimporte!	Starke örtliche stechende Schmerzen, Erregung, Blutdruckabfall, Krämpfe ausgehend von der Stich- oder Bißstelle, örtliche Lähmungen, akute Bauchsymptomatik, Schock, unregelmäßiger Herzschlag, Atemlähmung.	Unterbinden der betreffenden Vene, Ausdrücken der Wunde, lokal Bäder mit Kaliumpermanganatlösung, evtl. beatmen.	Antiserum i.v. (hilft noch nach 12-24 Std), vorher Empfindlichkeitsprüfung (s. S.8), Cortison i.v., evtl. Neostigmin (Mestinon). Antibiotikum, Inzision der Wunde, Tetanusprophylaxe.

Vergiftungsmöglich-keiten	Symptome	Sofortmaßnahmen	Klinik
Giftweizen s. Thallium, Cumarin, Zinkphosphid, Pyrimidin, Thioharnstoff	Haarausfall, Gerinnungsstörung, Lungenödem, Leberstörung.	Erbrechen, Kohle.	Magenspülung, Giftauskunft.
Glasreiniger s. Fensterputzmittel (Alkohol)	Atemdepression, Koma, Lungenödem.	Erbrechen, Kohle, beatmen, Dexamethasonspray.	Magenspülung, Giftauskunft.
Glastinten s. Barium(sulfat), Flußsäure, Laugen	Örtl. Verätzung.	Haut sofort intensiv spülen, pH-Bestimmung (Lauge oder Säure?).	Giftauskunft, Ösophagoskopie!
Glaubersalz = Natriumsulfat, s. Abführmittel	Durchfälle, Muskelschwäche.	Viel trinken, salzhaltige Suppen.	Kaliumhaltige Infusionen.
Glaukom-Mittel s. Acetylcholin (Neostigmin, Physostigmin, Pilocarpin), Adrenalin	Durchfall, Koma, Miosis, Herzrhythmusstörungen.	Erbrechen, Kohle, beatmen.	Antidot Atropin.
Glutethimid tödl. Dosis ab 7 g, s. Schlafmittel	Schock, Atemlähmung, Koma.	Kein Erbrechen, Kohle, beatmen.	Magenspülung, Plasmaexpander, Dialyse.
Glykolate s. Benzilate			
Glykole, Glycerin (s. Lösungsmittel) tödl. Dosis 100 ml	(Blutige) Brechdurchfälle, Schwindel, Schock, Krämpfe, Lähmungen, Bewußtlosigkeit, Lungenödem, Atemlähmung.	Sofort erbrechen lassen, PEG 400, Frischluft, beatmen, Dexamethasonspray, beatmen.	Magenspülung, Plasmaexpander, Theapie des Lungenödems, Hämodialyse (Hämolyse!).
Glyoxylsäure in unreifen Früchten (Stachelbeeren), wird zu Oxalsäure abgebaut (s. dort)	Hämolyse.	Kohle, viel trinken.	Plasmaexpander, Organkontrolle.
Goldsalze	Brechdurchfall, schwere Allergie, Fieber, Hämolyse, Schock.	Viel trinken, Erbrechen, Natriumsulfat, Kohle.	D-Penicillamin oder evtl. $CaNa_2$-EDTA, Cortison, Plasmaexpander.
Grammoxone s. Dipyrdinium (Paraquat)	Lungenfibrose nach Latenz.	Kohle, Dexamethasonspray.	Magenspülung, Hämodialyse.

Vergiftungsmöglichkeiten	Symptome	Sofortmaßnahmen	Klinik
Grillreinigungsmittel s. Laugen	Schwere örtliche Verätzung.	Viel trinken.	Plasmaersatz.
Grippemittel s. Chinin	Herzrhythmusstörungen, Schock.	Erbrechen, Kohle.	Plasmaexpander, Orciprenalin.
Gummi arabicum Saft echter Akazienarten, bisher keine Vergiftung	Magen-Darm-Reizung.	Kohle.	
Haarentferner s. Aceton, Mercaptane, Schwefelwasserstoff, Calciumthioglykolat, Bariumsalze, Reizgas, Laugen	Örtliche Verätzung, Allergie, Lungenödem.	Kohle, Dexamethasonspray.	Giftauskunft.
Haarfärbemittel s. Alkohole, Ammoniak, Aniline (für dunkle Farben), Kaliumsalze, Metallstaub, Polyethylenglykole, Pyrogallol (tödl. Dosis 2 g), Wasserstoffperoxyd, s. Laugen	Allergie, örtliche Verätzung, Methämoglobinämie bei Kleinkindern, Hyperkaliämie.	Kohle, Dexamethasonspray.	Magenspülung, Giftauskunft, evtl. Toluidinblau i.v.
Haarfestiger s. Alkohole, Dichlormethan, Carbonsäureester, Nitrose-Gase, Reizgase	Lungenödem, Koma.	Kein Erbrechen (Aspirationsgefahr), Dexamethasonspray.	
Haarshampoo Anionen- und kationenaktive Detergentien, s. Waschmittel, Laugen	Verätzung, Lungenödem.	Augen spülen, Kohle, Dexamethasonspray.	Ösophagoskopie.
Halogenhydrine Ethylenchlorhydrin, Chlorhydrine u.a. Lösungsmittel. Giftaufnahme tödl. Dosen auch über die Haut!	Örtliche Reizerscheinungen, Schwindel, Übelkeit (blutige) Brechdurchfälle, Erregungszustände, Krämpfe, Schock, Atemlähmung, Herzrhythmusstörungen, blutiges Lungenödem, später Leber- u. Nierenversagen.	Sofort Frischluft, Schutz vor Selbstvergiftung des Retters (Atemschutz). Haut (mit PEG 400 oder Wasser) und Augen spülen. Kein Erbrechen auslösen, Kohle, warmhalten, evtl. Herzmassage.	Magenspülung, Therapie des Lungenödems (s. Reizgase).

Vergiftungsmöglichkeiten	Symptome	Sofortmaßnahmen	Klinik
Gramoxone s. Paraquat			
Halogenkohlenwasserstoffe Giftwirkung abhängig von der Art des Lösungsmittels, s. Chloroform. Lösungsmittel, „Tri", Tetrachlorkohlenstoff, PCB, DDT, HCH, Chlordan, Dieldrin, Aldrin	Lebergifte, führen zu Narkose, oberflächliche Atmung, blaue Lippen und Haut, schwacher Puls, Untertemperatur, bei Einatmen Lungenödem.	Bei Einatmung Dexamethasonspray einatmen (5 Hübe alle 10 min), Sauerstoff. Bei Krämpfen Diazepam i.v. oder Atropin (Erregung, Bradykardie, Miosis, Salivation).	Magenspülung, Kohle, Giftauskunft! Forcierte Abatmung, Hämodialyse.
Halluzinogene s. Haschisch, LSD, Mescalin, Benzilate	Erregung, Halluzinationen.	Kohle, beruhigen.	Doxepin.
Hartwachs, flüssiges s. Benzin, Mineralöl	ZNS-Störg.	Kohle, beatmen.	
Harze Feste Harze relativ ungiftig. Flüssige Harze nur durch deren Lösungsmittel (s. dort) und evtl. Zusätze, z.B. Weichmacher (s. Phosphorsäureester) und Verbrennungsprodukte (s. Kunstharze) giftig	Örtliche Reizwirkung mit Übelkeit, Brechdurchfall, Krämpfe, Hautallergie, beim Einatmen Lungenödem, Schock, Atemlähmung.	Nach festen Harzen nur Gabe von Kohle. Nach flüssigen Harzen viel trinken und erbrechen lassen, PEG 400, Natriumsulfat, Giftauskunft einholen!	Diazepam i.v. bei Krämpfen.
Haschisch Harze der Hanfpflanze (Canabis sativa)	Herzjagen, kalte Extremitäten, Schwindel, Euphorie, Kopfschmerzen, Brechreiz, Rausch, hoher Blutdruck.	Ruhe, beruhigendes Zureden, beaufsichtigen, auf Atmung achten, warmhalten, evtl. beatmen.	Meist keine medikamentöse Therapie nötig, keine i.v. Injektionen (Bahnung einer Spritzensucht), bei hochgradiger Erregung Doxepin (50 mg oral oder i.m.) oder Diazepam (10-20 mg oral).
Hautbräunungsmittel verschiedene Pigmentierungsmittel	Nach Verschlucken örtl. Reizwirkung, Retina-Spätschäden.	Kohle.	

Vergiftungsmöglichkeiten	Symptome	Sofortmaßnahmen	Klinik
Hautkampfstoffe s. Lost, Stickstoff-Lost, Lewisit	Blasen, Organschäden.	Haut sofort mit PEG 400 spülen, Dexamethasonspray.	Natriumthiosulfat i.v. (500 mg/kg), Organkontrolle.
Hautpuder s. Alkohole, Aluminium, Glycerin, Magnesium, Zink, Desinfektionsmittel	Beim Einatmen: Lungenödem, Schock, Fieber, Magen- und Darmreizung.	Dexamethasonspray, Kohle.	Therapie des Lungenödems.
Hautwässer s. Alkohole, Ätherische Öle, Aluminiumsalze, Chloroform (bis 45%, tödl. Dosis 10-30 ml), Kampfer (bis 5%, tödl. Dosis 2-3 g), Organische Säuren (1%), Phenole	Übelkeit, Erbrechen, Durchfall, Verätzung, Erregungszustände, Krämpfe, Bewußtlosigkeit, Lungenödem, Schock.	Vorsicht bei Erbrechen (Aspiration), beatmen, Haut spülen, Dexamethasonspray, Kohle u. Natriumsulfatgabe, Giftreste aufheben!	Plasmaexpander, Lungenödemtherapie, Diazepam bei Krämpfen, Toluidinblau bei Methämoglobinämie der Kleinkinder.
Heckenkirsche, rote ebenso Tatarische Heckenkirsche, Saponine, Phenol (Xylostein), Beeren sehr giftig	Gastroenteritis, Schock.	Erbrechen, Kohle.	Magenspülung, falls mehr als 10 Beeren gegessen wurden.
Heizflüssigkeit s. Glykole	Nieren- und ZNS-Schädigung.	Sofort erbrechen, Kohle.	Magenspülung, Hämodialyse.
Heizkörperuhrenlösung Diethylsuccinat, Methylbenzoat, gilt als relativ ungiftig, Tetralin	Örtl. Reizung. Tetralin: Leber- und ZNS-Schädigung.	Kohle, PEG 400, beatmen.	Kontrolle der Leberwerte.
Heizöl s. Mineralöle	Allergie, Pneumonie nach Aspiration!	PEG 400, Kohle.	Antibiotika.
Heparin wirkt nur gespritzt	Blutungen, Allergie, Schock.	Schocktherapie.	Sofortige Antidotgabe: Protaminsulfat (1 Amp. à 5 ml 1% i.v. oder i.m., Wiederholung nach 15 min möglich), bei Allergie Cortison i.v.

Vergiftungsmöglichkeiten	Symptome	Sofortmaßnahmen	Klinik
Heptachlor s. Halogenkohlenwasserstoffe	Leber- und ZNS-Schädigung.	PEG 400.	Kontrolle der Organfunktion.
Heptane, Heptene	Haut-, Augen-, Magen-, Darm- u. Lungenreizung, Atemlähmung, Herzrhythmusstörungen.	Haut sofort mit PEG 400 (Wasser, Seife) reinigen, Augen spülen, Erbrechen, Kohle, Dexamethasonspray.	Magenspülung, Monitorkontrolle.
Herbizide Pflanzengifte zur Unkrautbekämpfung, Entlaubungsmittel, s. auch Dinitro-o-Kresol, Dinitrophenole, Paraquat, Dipyridinium	Müdigkeit, Kopfschmerzen, Durst, Hitzegefühl, Appetitlosigkeit, Leibschmerzen, Darmkoliken, Durchfälle, Gewichtabnahme, Hypotonie, Herzjagen, erhöhte Temperatur (Verwechslung mit Hitzschlag).	Sofortiges Erbrechen, Kohle, Natriumsulfat, Klinik!	Sofortige Magenspülung, Zusammensetzung – Giftnotruf, erfragen (Paraquat?), Antipyretika.
Herdputzmittel s. Ätherische Öle, Laugen (Ammoniak, Ammoniumbifluorid), Lösungsmittel, Petroleum, Schwefelsäure, Fluor	Örtl. Verätzung, Schock.	Haut u. Augen spülen, pH-Bestimmung (Lauge oder Säure), viel trinken, Schockprophylaxe, Dexamethasonspray.	Plasmaexpander, Ösophagoskopie.
Heroin tödl. Dosis ab 50 mg, s. Opiate	Atemdepression, Miosis, Koma.	Beatmen.	Antidot Naloxon (0,4 mg i.v., i.m.).
Herzmittel (Digitalis) Herzglykoside gefährdet sind besonders Patienten mit einer gestörten Nierenfunktion und mit einer Hypokaliämie (Durchfall, Erbrechen, Diuretica). Tägl. Maximaldosis: Strophanthin i.v.: 1,0 mg; Digoxin 1 mg oral, Digitoxin 0,2 mg oral	Erbrechen, Durchfall, Augenflimmern, Gelbsehen, Verwirrtheit, psychotische Zustände, Herzrhythmusstörungen, anfangs Herzjagen, später langsamer, unregelmäßiger Puls.	Sofort nach Verschlucken der Tabletten Erbrechen auslösen, Kohlegabe. Beruhigen (Valium 10), kein Abführmittel, kein Diureticum, Kaliumzufuhr (Maggi, Obstsäfte, Bananen, Kalium Duriles).	Sofort Digitalis-Antidot BM. Hochdosiert Kaliumzufuhr, Diphenylhydantoin, Lidocain i.v. bei tachykarden, Atropin bei bradykarden Rhythmusstörungen, Hämoperfusion, Herzschrittmacher!

Vergiftungsmöglichkeiten	Symptome	Sofortmaßnahmen	Klinik
Herzmittel bei Rhythmusstörungen			
β-Rezeptorenblocker, Digitalis, Chinin, Procain, Ajmalin	Langsamer Puls, Schock, Atemlähmung.	Schockprophylaxe, Herzmassage, beatmen, Kohle.	Atropin oder Orciprenalin bei bradykarden Herzrhythmusstörungen.
Hexachlorethan	Haut-, Augenreizung, Atemlähmung, Hautresorption, Leberschädigung.	Haut sofort mit PEG 400 (Wasser, Seife) reinigen, Augen spülen, Erbrechen, beatmen.	Magenspülung, Kohle.
Hexachlorbenzol s. Halogenkohlenwasserstoffe	ZNS- und Leberschaden.	Kohle.	Magenspülung.
Hexachlorcyclohexan, HHC, HCH s. Halogenkohlenwasserstoffe	ZNS- und Leberschaden, Lungenödem.	Kohle, PEG 400, Dexamethasonspray.	Magenspülung.
Hexachlorophen tödl. Dosis 2–10 g, s. Phenol	Nieren- und ZNS-Schädigung, örtl. Verätzung.	Viel trinken.	Magenspülung, Dialyse!
Hexamethylendiamin	Haut-, Augen-, Magen-Darmverätzung, Lungenödem, Hautresorption, Schock.	Haut und Augen spülen, viel trinken, Dexamethasonspray.	Plasmaexpander.
Hexamethylentetramin s. Desinfektionsmittel, Trockenbrennstoff Blausäure beim Verbrennen	Lokale- und ZNS-Wirkung.	Erbrechen, Kohle.	Magenspülung.
Histamin tödl. Dosis i.v. ab 0,02 mg, i.m. 3 mg	Örtliche Rötung und Schwellung, Kopfschmerzen, Schwindel, Übelkeit, Juckreiz, schwerer Schock.	Sofort Flachlagerung, Beine hoch, dann Unterbindung an beiden Oberschenkeln anlegen, Frischluft, Sauerstoffbeatmung.	Sofort hohe Dosen Cortison i.v., Adrenalin, Doxepin, sofort Plasmaexpander, Reanimation.
Hochdruckmittel z.B. Reserpin, Hydralazin	Enge Pupillen, Sehstörungen, Kopfschmerzen, Erregungszustände, Übelkeit, Erbre-	Vorsicht bei Erbrechen wegen Krampfneigung und trockener Schleim-	Plasmaexpander (kein Adrenalin!), Atropin gegen Bradykardie, Plasmaersatz.

Vergiftungsmöglich-keiten	Symptome	Sofortmaßnahmen	Klinik
	chen, Mundtrockenheit, Schwitzen, Schleimhautschwellungen, Atemnot, Bronchospasmus, Blutdruckabfall, Herzjagen oder Pulsabfall, Nierenversagen, epileptische Krämpfe.	häute, Kohlegabe, Schocklagerung, evtl. beatmen.	
Höllensteinstift s. Silber(nitrat)	Verätzung.	Haut spülen.	Ösophagoskopie.
Hoffmannstropfen Ether in Alkohol gelöst, s. Alkohol	Atemdepression, Koma, Hypoglykämie.	Beatmen.	
Holzschutzmittel s. Fluor, Chrom, Arsen, Zink, Teer, Rohöle, Phenole, Chlorkohlenwasserstoffe (Dioxine, Lindan), Laugen, Kupfersalze, Borsäure, Tenside, Quecksilber, Petachlorphenol	Verätzungen, Erbrechen, Durchfall, Krämpfe, Koma, Schock, Atemlähmung, Allergie.	Giftauskunft, Kohle, Natriumsulfat, Haut und Augen spülen.	Magenspülung, Valium bei Krämpfen, Calcium.
Hornissen s. Insekten	Schmerz, Schwellung, Allergie, Schock.	Stachel entfernen, Schockvorbeugung.	Plasmaexpander, Cortison.
Hühneraugenmittel s. Salicylsäure	Verätzung.	Haut spülen.	Ösophagoskopie.
Hummeln s. Insekten	Lokale Schmerzen, Schwellung, Allergie.	Stachel entfernen, Schockvorbeugung.	Plasmaexpander, Cortison.
Hundertfüßler (Centipedes chilopode), Neurotoxin, Giftapparat an Unterseite des Körpers	Beschleunigung d. Atems, Schweißausbruch, Gleichgewichtsstörungen, Erbrechen, Atemlähmung, Krämpfe.	Abbinden, beatmen.	Atropin.
Hustenmittel s. Opiate, Schlafmittel, Ephedrin	Erregung, Atemlähmung.	Erbrechen, Kohle, beatmen.	Monitorkontrolle.

Vergiftungsmöglich-keiten	Symptome	Sofortmaßnahmen	Klinik
Hydrazine s. Laugen	Örtliche Verätzung (Augen!), Kopfschmerzen, Übelkeit, Erregung, Kraftlosigkeit, Krämpfe, Fieber, Allergie, Lungenödem.	Nach Verschlucken sofort viel trinken, Kohle, Natriumsulfat, nach Einatmen Dexamethasonspray und Frischluft, Haut und Augen spülen.	Diazepam i.v. bei Krämpfen. Therapie des Lungenödems, Ösophagoskopie.
Hydrine s. Halogenhydrine			
Hydrochinon s. Phenol	Methämoglobinbildung, Verätzung.	Haut u. Augen spülen, beatmen.	Magenspülung, Antidot Toluidinblau.
Hydrocodon tödl. Dosis, geschluckt ab 100 mg, s. Opiate	Enge Pupillen, Atemdepression.	Beatmen.	
Hydromorphon viel giftiger als Morphin, s. Opiate	Miosis, Atemdepression.	Beatmen.	
Hydroxylamine	Brechdurchfall, Schock, Atemlähmung.	Sofort viel trinken und erbrechen lassen, Kohle.	Magenspülung, Plasmaexpander.
Hydroxyzin s. Psychopharmaka		Kohle.	Magenspülung.
Hyoscyamin s. Atropin	Weite Pupillen, Herzrhythmusstörungen, Koma.	Kohle.	Magenspülung, Antidot Physostigmin.
Imipramin tödl. Dosis für Erwachsene ab 1,5 g: sehr giftig für Kinder! s. Phenothiazine	Weite Pupillen, Herzrhythmusstörungen, Koma.	Kohle.	Magenspülung, Kohle, Antidot Physostigmin.
Imprägnierungsmittel s. Senföl (Isocyanat), Lösungsmittel (Ethylacetat), Benzin	Örtl. Verätzung, ZNS-, Leberstörung.	Kohle, beatmen.	Organkontrolle.
Indandione Schädlingsbekämpfungsmittel	Blutungsneigung.	Kohle.	Vitamin K.
Insekten Mücken, Bienen, Wespen, Hornissen, Amei-	Starke örtliche Reaktion (bes. bei Neigung	Stachel entfernen, Cortison-Salbe, evtl.	Cortison i.v., Plasmaexpander; bei vielen

Vergiftungsmöglichkeiten	Symptome	Sofortmaßnahmen	Klinik
sen, Hummeln, Skorpione	zu Allergie), Schüttelfrost, Fieber, allergischer Hautausschlag, Erbrechen, Durchfall, Lungenödem, allergischer Schock, Kehlkopfödem, Herz- u. Atemlähmung.	beatmen, Schockprophylaxe, Dexamethasonspray bei Atemnot.	Stichen Giftblasen abtragen, anaphylakt. Schock: Adrenalin.
Insektenbekämpfungsmittel s. Halogenkohlenwasserstoffe, s. Phosphorsäureester	Enge Pupillen, Koma.	Erbrechen, Kohle, beatmen.	Magenspülung, evtl. hochdosiert Atropin, Natriumbikarbonat.
Insektenlockmittel s. Aldehyde, Ätherische Öle, Ester der Carbonsäuren, Ketone	Übelkeit, Brechdurchfall, Atemnot, Krämpfe, Schock, Kehlkopfschwellung, Lungenödem.	Sofort erbrechen, Kohle, Natriumsulfat, pH-Bestimmung, Dexamethasonspray.	Magenspülung mit Natriumbikarbonat, Plasmaexpander.
Insektenschutzmittel s. Ätherische Öle, Alkohole, Dimethylphthalat, Benzoesäurediethylamid nur bei Verschlucken gefährlich	Erregung, Atemnot, Krämpfe.	Augen spülen, Vorsicht bei Erbrechen (Aspiration!), Kohle.	Magenspülung, Diazepam bei Krämpfen.
Insektizide s. Halogenkohlenwasserstoffe, s. Phosphorsäureester	u. a. Miosis, Koma.	Erbrechen, Kohle, Haut u. Augen spülen, beatmen.	Magenspülung, evtl. hochdosiert Atropin.
Insulin s. Antidiabetika	Erregung, Verwirrtheit, Koma.	Zuckerwasser od. Coca-Cola trinken.	Glukoseinfusion.
Ionisierende Strahlen Röntgenstrahlen, Neutronen, Protonen, γ-Strahlen, α- und β-Strahlen	Unaufhörliches Erbrechen, Übelkeit, Röntgenkater, Fieber, Infektionsneigung, Blutarmut. Beim Verschlucken von α- und β-strahlendem Material $\rightarrow$ Blutungsneigung im Magen-Darm.	Schwarzen Tee trinken lassen, Schockprophylaxe; Haut mit Wasser spülen.	Calcium-EDTA, Verbrennungstherapie.
Ioxynil auch durch die Haut und beim Einatmen giftig	Schlafsucht, Speichelfluß, Temperaturanstieg, zunächst verstärkte, dann langsame Atmung, Krämpfe.	Sofort viel trinken und erbrechen lassen, Kohle, beatmen.	Magenspülung, bei Krämpfen Diazepam i. v.

Vergiftungsmöglich-keiten	Symptome	Sofortmaßnahmen	Klinik
Isocyansäure, Isocyanate			
s. Cyanamid	Örtl. Reizwirkung.	Haut u. Augen spülen, Dexamethasonspray.	
Isodrin			
s. Halogenkohlenwasserstoffe	Leber- und ZNS-Störung.	Kohle, beatmen.	Magenspülung, Organkontrolle.
Isolan			
s. Carbamate	u. a. Miosis, Koma.	Erbrechen, Kohle, Haut u. Augen spülen, beatmen.	Magenspülung, hochdosiert Atropin, Natriumbikarbonat.
Isophoron	Haut- u. Augenreizung, Hautresorption, Atemlähmung, Schock, Leber-, Nierenschädigung.	Haut mit PEG 400 (Wasser, Seife) reinigen, Augen spülen, Erbrechen, beatmen.	Magenspülung, Plasmaexpander.
Isopropylalkohol tödl. Dosis ab 250 ml, doppelt so giftig wie Ethylalkohol, Dräger-Alkohol 100/a u. Formaldehyd 0,002	Rausch, Narkose, Atemlähmung, Schock, Nierenversagen, Blut im Urin.	Erbrechen, Kohle, beatmen, warmhalten.	Magenspülung, Hämodialyse, Azidoseausgleich.
Isothiocyansäure			
s. Senföle	Örtl. Reizwirkung.	Haut u. Augen spülen, Dexamethasonspray.	Organkontrolle.
Jod tödl. Dosis 2–3 g od. 300 ml Jodtinktur s. Reizgase, Giftaufnahme durch d. Haut	Braune Schleimhäute, Metallgeschmack, Erbrechen brauner Massen, (blutige) Durchfälle, Kehlkopfschwellung, Erregung, Lähmungen, Atemnot, Hautschwellung, Krämpfe, Schock.	Sofort Stärkelösung, Mehl, Haferschleim, 1%ige Natriumthiosulfatlösung oder Milch trinken lassen, erbrechen, erneut obiges trinken lassen und wiederholt erbrechen lassen.	Magenspülung mit 1% Natriumthiosulfatlösung, bei Allergie Cortison und Plasmaexpander, Diazepam bei Krämpfen. Bei Jod-Allergie Schockprophylaxe.
Jodofenphos			
s. Phosphorsäureester	u. a. Miosis, Koma.	Erbrechen, Kohle, Haut u. Augen spülen, beatmen.	Magenspülung, hochdosiert Atropin, Obidoxim, Natriumbikarbonat.
Juckpulver			
s. Histamin	Schleimhautreizung, Lungenödem.	Kohle, Dexamethasonspray.	Schockprophylaxe.

Vergiftungsmöglichkeiten	Symptome	Sofortmaßnahmen	Klinik
Juckreizstillende Mittel Avil, Fenistil, Tavegil, Synpen, Wirkung wie bei Schlafmitteln; tödl. Dosis ab 2 g, gefährlich in Verbindung mit Alkohol, Schlafmitteln, Beruhigungsmitteln	Müdigkeit, Erregungszustände, Wahnvorstellungen, Schwindel, Übelkeit, Blutdruckabfall, Brechdurchfall, Mundtrockenheit, Fieber, Sehstörungen (Gelbsehen), weite Pupillen, Herzjagen, Herzrhythmusstörungen, Gleichgewichtsstörungen, Krämpfe, Atemnot, Atemlähmung, Herz- u. Kreislaufversagen.	Sofort viel trinken und erbrechen lassen (nicht bei Krämpfen!), Kohle, Natriumsulfat, beatmen, Schocklagerung, warm zudecken, bei Fieber naßkalte Umschläge, Herzmassage.	Magenspülung nach Intubation, Kohle, Antidot Physostigmin, Plasmaexpander, bei Krämpfen Physostigmin.
Kadmium s. Cadmium			
Kalium	Schwäche, Lähmungserscheinungen an den Extremitäten, Sprach- und Schluckstörungen, Verwirrtheit, Atemlähmung, Herzrhythmusstörungen.	Sofort viel trinken, Haut mit PEG 400 reinigen, mit Lactulose Durchfall erzeugen, beatmen, evtl. Herzmassage, Dexamethasonspray.	Hochprozentige NaCl-Infusion, Pyridostigmin i. m., Ca-Serdolit oral, Resonium-Einlauf, Hämodialyse!
Kaliumchlorat s. Chlor			
Kaliumpermanganat tödl. Dosis 5 g, s. Mangan, 0,1% Lösung harmlos	Braunfärbung von Haut und Schleimhäuten, Verätzung, Magenschmerzen, Brechdurchfall, schwere Magen-Darm-Blutung, Gefahr des Magendurchbruchs, Kehlkopfschwellung.	Sofort viel trinken lassen, Natriumsulfat, Diät (Schleime).	Magenspülung (unaufgelöste Kristalle), Plasmaexpander, Analgetika, Ösophagoskopie.
Kalkstickstoff s. Cyanamid	ZNS-Schäden, Alkoholunverträglichkeit.	Erbrechen, Kohle, Haut u. Augen spülen.	Magenspülung, Plasmaersatz.
Kalomel Quecksilber(1)-chlorid, Abführmittel, s. Quecksilber	Brechdurchfälle, ZNS-Schaden, Schock.	Erbrechen (kein Kochsalz!), Kohle.	Magenspülung, Antidot DMPS.

Vergiftungsmöglich-keiten	Symptome	Sofort-maßnahmen	Klinik
Kaltdauerwellen Thioglykolate s. Schwefelwasserstoff			
Kampfer(öl) tödl. Dosis 2 g, für Kinder 1 Teelöffel, s. Krampfgifte	Krämpfe, Schock.	Kohle, (PEG 400), beatmen.	Bei Krämpfen Diazepam, beatmen.
Kampfgase s. Chemische Kampfstoffe	Lungenödem, ZNS-Schäden.	PEG 400, Dexamethasonspray.	Antidote!
Kampfstoffe s. Chemische Kampfstoffe			
Kanthariden Spanische Fliege; tödl. Dosis 0,25 g/kg KG	Übelkeit, Erbrechen, Durst, Speichelfluß, Koliken, Erregung, Krämpfe, Erektion des Gliedes, Schock.	Sofort viel trinken und erbrechen lassen, Kohle, Natriumsulfat, Atemwege freihalten, Frischluft, Schockprophylaxe.	Magenspülung, Diazepam i.v. bei Krämpfen. Forcierte alkalische Diurese!
Karbamate s. Carbamate	u.a. enge Pupillen, Koma.	Erbrechen, Kohle, Haut u. Augen spülen, beatmen.	Magenspülung, hochdosiert Atropin.
Karbolfuchsin s. Phenol	Örtl. Verätzung.	Viel trinken, PEG 400, Haut u. Augen spülen.	Plasmaersatz, Ösophagoskopie.
Karbonsäureester Lösungsmittel, Riechstoffe	Haut- u. Augenreizung, Narkose, Leber-, Nierenfunktionsstörung, Lungenreizung.	Kohle, Haut (PEG 400) und Augen spülen, Dexamethasonspray.	Magenspülung, Sauerstoff, Organkontrolle.
Karlsbader Salz = Natriumsulfat, Abführmittel, relativ ungiftig bei normaler Dosierung	Durchfälle, Hypokaliämie.	Bananen, getrocknete Aprikosen.	Kaliumsubstitution.
Keimhemmer Keimverhütungsmittel, s. Carbamate	u.a. enge Pupillen, Koma.	Erbrechen, Kohle, beatmen.	Magenspülung, hochdosiert Atropin.

Vergiftungsmöglichkeiten	Symptome	Sofortmaßnahmen	Klinik
Kelevan s. Halogenkohlenwasserstoffe	Lungenödem, ZNS-Störung.	PEG 400, Dexamethasonspray.	Magenspülung, Organkontrolle.
Kerzen Paraffin, giftig erst ab 2 g/kg KG, Bienenwachs ungiftig	Magen-Darm-Störung.	Nur nach großen verschluckten Mengen viel trinken und erbrechen lassen.	
Kesselsteinentferner s. Säuren (organ. Ameisensäure)	Örtl. Verätzung, Schock.	Sofort viel trinken, Augen und Haut spülen.	Plasmaersatz, Ösophagoskopie.
Ketobemidon tödl. Dosis: geschluckt ab 50 mg, s. Opiate	u.a. enge Pupillen, Koma.	Beatmen.	Antidot Naloxon.
Kitte s. Dichtungsmittel	ZNS-Störung.	Kohle, PEG 400.	Giftauskunft.
Klarspüler s. Geschirrspülmittel			
Klebstoffe Organische Lösungsmittel (Dichloräthan, Methylenchlorid), Metalloxide, Weichmacher (Trikresylphosphat bis 5%)	Örtl. Verätzung, Narkose, Leber-, Nierenstörung.	Dexamethasonspray, Kohle- u. Natriumsulfatgabe, künstl. Beatmung, Schockprophylaxe.	Magenspülung, Plasmaexpandergabe, Giftauskunft! Organkontrolle.
Kleesalz s. Oxalsäure	Örtl. Verätzung, Nierenschaden.	Viel trinken.	Plasmaersatz, Nierenkontrolle.
Kleiderfarbe s. Anilin	Zyanose.	Erbrechen, Kohle, PEG 400.	Toluidinblau i.v. als Antidot.
Kobalt	Atembeschwerden, blaue Lippe, Blutdruckabfall, Brechdurchfall (blutig), Krämpfe, Schock.	Viel trinken, sofort erbrechen, evtl. beatmen, Schockprophylaxe.	Magenspülung, Calcium EDTA oder DMPS, Natriumsulfat.
Kochsalz Natriumchlorid, tödl. Dosis unter 1 g/kg KG, Kleinkinder!	Durst, Benommenheit, Schwäche, Verwirrtheit, Bewußtlosigkeit.	Viel Wasser trinken lassen (bes. bei Kleinkindern wichtig!).	Magenspülung, Dialyse.

Vergiftungsmöglichkeiten	Symptome	Sofortmaßnahmen	Klinik
Koffein s. Coffein	Erregung, Herzrhythmusstörungen.	Erbrechen, Kohle.	Magenspülung, Plasmaexpander.
Kohlendioxid säuerlich riechendes Gas, schwerer als Luft, Vorkommen bei Bränden, in Abortgruben, in Getreide- u. Futtersilos, in Höhlen, Hundsgrotte (Neapel)	Kopfschmerzen, Ohrensausen, Schwindel, Herzjagen, Atemnot, weite Pupillen, Unruhe, Bewußtlosigkeit, epileptische Krämpfe, Atemlähmung, bläuliches Gesicht, Hirnödem.	s. Gasvergiftung, Frischluft, O_2-Beatmung, Herzmassage.	HES 10% bei Hirnödem.
Kohlenmonoxid (s. Gasvergiftung) etwas leichter als Luft, explosiv, farb- u. geruchloses Gas, wird frei bei Bränden, Auspuffgase, im Rauch von Zigaretten, Zigarren, Pfeife	Kopfschmerzen, Übelkeit, Mattigkeit, Unruhe, Rausch, Tobsuchtsanfälle, Tod (sofort oder später), hellrotes Gesicht, bei Krämpfen Schock, Zyanose.	s. Gasvergiftung, Vergifteten in gebückter Haltung aus Räumen bergen! Sofortige Sauerstoff- oder zumindest Frischluftbeatmung. Sofortige Klinikeinweisung (auch scheinbar gesunde Patienten!).	Azidose durch Bicarbonat rechtzeitig behandeln, Intubation, Beatmung, Überdruckkammer.
Kohlensäureschnee s. Kohlendioxid	Anoxie.	Beatmen Sauerstoff.	HES 10%.
Kohlenwasserstoffe flüssige, s. Benzin chlorierte, s. Halogenkohlenwasserstoffe	Herzrhythmusstörungen, ZNS- und Leberstörung.	Kohle, PEG 400.	Magenspülung, Organkontrolle.
Konservierungsmittel Konzentrate	Brechdurchfall, evtl. örtl. Verätzung, Organschäden.	Kohle, Natriumsulfat, viel trinken.	Organkontrolle.
Kopierstift s. Tintenstift			
Kopierwasser s. Lösungsmittel, Korrekturlack s. Essigsäureester, Alkohol, Ether	Erregung, Lungenödem, Koma, ZNS- und Leberschäden.	Kohle, Dexamethasonspray, Augen und Haut spülen, beatmen.	Organkontrolle.

Vergiftungsmöglich-keiten	Symptome	Sofortmaßnahmen	Klinik
Kornkäfermittel s. Lindan, Pyrethrum	ZNS-Störung, Krämpfe, Allergie.	Kohle, Haut und Augen spülen.	Diazepam bei Krämpfen.
Kosmetika s. Hautpuder und Hautwässer, relativ ungiftig bis 5 g/kg KG, Alkohol	Allergie, Lungenödem nach Einatmen von Puder, Hypoglykämie durch Alkohol.	Falls mehr als 5 g/kg KG geschluckt wurden, erbrechen lassen, Kohle- u. Natriumsulfatgabe, beatmen.	Organkontrolle.
Krampfgifte	Übelkeit, Erbrechen, Erregung, Bewußtlosigkeit, anfangs Blutdrucksteigerung, später starker Blutdruckabfall, Herzjagen, beschleunigte Atmung, später Krampf der Atemmuskulatur und blaue Lippen, Atemlähmung, Lungenödem, Pupillen meist weit, Fieber, schwerste Krampfanfälle.	Wasser oder Kaliumpermanganatlösung trinken und vorsichtig erbrechen lassen (wegen Krampfgefahr nicht stark reizen!). Kohle- u. Natriumsulfatgabe, Ruhe, keine äußeren Reize, bei Krämpfen Taschentuch zwischen Zähne klemmen, beatmen, Haut mit feuchten, kalten Tüchern abkühlen.	Keine Magenspülung vor Intubation (Krampfgefahr), bei Krämpfen Diazepam i.v., Intubation, künstl. Beatmung.
Krebsmittel s. auch Alkylantien	Übelkeit, Brechdurchfälle, Blutungsneigung mit Hautblutungen, Blasenblutung, Magen-Darm-Blutungen, Schock, Lungenentzündung, Haarausfall, Leberschäden, Nervenentzündung.	Schockvorsorge, Haut u. Augen spülen, PEG 400.	Natriumthiosulfat (500 mg/kg i.v.), Frischblut-Transfusion, Antibiotika, Blutbildkontrolle (Thrombozyten!).

Kreiden
bisher auch bei farbigen Kreiden keine Vergiftung bekannt.

| **Kreislaufmittel** Adrenalinabkömmlinge | Übelkeit, Erbrechen, Zittern, Erregungszustände, Wahnvorstellungen, Herzstolpern, anfangs Blutdrucksteigerung, Pupillen weit, | Erbrechen auslösen, Kohle, Natriumsulfat, Beine hochlagern, Frischluft beatmen, Herzmassage. | Magenspülung, bei Krämpfen Diazepam, Plasmaexpander, Lidocain zur Prophylaxe eines Kammerflimmerns, Lungenödem- |

Vergiftungsmöglichkeiten	Symptome	Sofortmaßnahmen	Klinik
	Atemnot, blaue Lippen, später Blutdruckabfall, Krämpfe, Herzversagen, Bewußtlosigkeit, Herz- u. Atemstillstand.		therapie (Furosemid, Digitalis).
Kresol s. Phenol	Örtl. Verätzung, ZNS- und Nierenschäden.	Viel trinken, PEG 400, Haut u. Augen spülen.	Magenspülung, Organkontrolle.
Kröten (Bufonidae) Hautsekrete enthalten Herzgifte, s. dort	Schock, Herzrhythmusstörungen.	Kohle, Haut und Augen spülen, Schockvorsorge.	Monitorkontrolle, Plasmaersatz.
Krotonöl s. Crotonöl	Durchfälle, Schock.	Erbrechen, Kohle, PEG 400.	Magenspülung, Plasmaexpander.
Kühlerdichtungsmittel s. Salzsäure (1,5%)	Örtl. Reizwirkung.	Haut und Augen spülen.	
Kühlerreinigungsmittel 10% Natronlauge (s. dort)	Örtl. Verätzung, Schock.	Viel trinken, Haut und Augen spülen.	Plasmaersatz, Ösophagoskopie.
Kühlmittel s. Clophen	Lungenödem.	Dexamethasonspray.	PEEP-Beatmung.
Kugelschnecke s. Curare	ZNS-Störung.	Haut spülen.	Beatmung.
Kugelschreibermine s. Anilin, Ester der Carbonsäuren, Glykole. Nur für Kleinkinder giftig!	Atemlähmung, Halluzinationen, Methämoglobinämie bei Kleinkindern.	Viel trinken und erbrechen lassen, beatmen.	Magenspülung, Toluidinblau (2 mg/kg KG i.v.).
Kunstharze selbst relativ ungiftig, deren Lösungsmittel jedoch giftig, giftige Dämpfe beim Verbrennen: aus Acrylnitrilharzen Blausäure, aus PVC Salzsäure, aus Polystyrolen aromat. Kohlenwasserstoffe, aus Epoxydharzen Ethylenoxyd, s. dort, s. Harze	Lungenödem oder innere Erstickung bei Einatmen.	Dexamethasonspray beim Verbrennen, Frischluft, Sauerstoff, PEG 400.	Antidot Natriumthiosulfat und 4-DMAP bei Blausäure (rosa Lippen), Lungenödemtherapie (PEEP-Beatmung u.a.).

Vergiftungsmöglichkeiten	Symptome	Sofortmaßnahmen	Klinik
Kunstlederreiniger s. Alkohol, Tenside			
Kunststoffhärter Benzoylperoxid	Starke örtl. Verätzung, Brechdurchfall.	Haut u. Augen reinigen, Kohle, Natriumsulfat.	Magenspülung.
Kunststoffreiniger s. Lösungsmittel		Viel trinken lassen, erbrechen, Kohle, Lutrol.	Calcium i. v., Magenspülung.
Kupfer s. Säuren! Metall relativ ungiftig: Kupfersulfat tödl. Dosis ab 8 g: Schädlingsbekämpfungsmittel, chron. Vergiftung bei Säuglingen durch Leitungswasser	Blau-grüner Schorf, massive Brechdurchfälle (blutig), Schock, Krämpfe, Hämolyse, ZNS- und Leberschäden.	Viel trinken, erbrechen (s. Metalle), Kohle, Natriumsulfat.	Magenspülung, DMPS, evtl. D-Penicillamin, Calcium-EDTA, Plasmaexpander, Hämodialyse! (wegen Hämolyse).
Lachgas Distickstoffmonoxid (Stickstoffoxydul) gilt als relativ ungiftig	Bewußtlosigkeit, Atemlähmung.	Beatmen.	Plasmaexpander, Monitorkontrolle.
Lackbeize s. Lösungsmittel (Xylol, Toluol, Alkohol)	ZNS-, Leber- und Blutbildschäden.	PEG 400, Kohle, beatmen.	Organkontrolle.
Lacke giftig sind hauptsächlich die Verdünnungs- u. Lösungsmittel (s. dort) (Alkohole, Benzole, Ester)	Erregung, Koma, Atemnot.	Beatmen, Vorsicht beim Erbrechen wegen Aspirationsgefahr (Kopf tief!), PEG 400.	Magenspülung, Plasmaexpander.
Lackreiniger s. Methylenchlorid, Benzin	ZNS- und Leberschäden, Lungenödem.	Dexamethasonspray, Haut mit PEG 400 reinigen.	Cortison, PEEP-Beatmung, Organkontrolle.
Laugen gefährlicher als Säurevergiftung! (Tödl. Dosis: Salmiakgeist 3–4 ml, alle übrigen Laugen 10–15 ml 15%ig). Ammoniumhydroxid, Kaliumhydroxid, Lithiumhy-	Örtlich starke Tiefenwirkung mit starken Schmerzen, glasig geschwollene Lippen und Mundschleimhaut, blutiges Erbrechen, blutiger Durchfall, Schluckauf, teta-	Sofort viel Wasser trinken lassen. Haut und Augen mit viel Wasser spülen, Kalkpartikelchen mit Wattebausch aus dem Auge entfernen. Haut m. Lo-	Schmerzbekämpfung mit Morphin (cave: akutes Abdomen!), Intubation bei Glottisödem, Schockprophylaxe mit Plasmaexpander, Augenarzt nach Einwirkung auf das

Vergiftungsmöglich-keiten	Symptome	Sofortmaßnahmen	Klinik
xid, Natriumhydroxid, Barium-, Calcium- u. Strontiumoxide gehen beim Auflösen in Hydroxide über	nische Krämpfe, Schock, Magendurchbruch, Mund- und Speiseröhrenverätzung.	cacortenschaum einreiben, Schockvorsorge.	Auge, Cortison-Stenoseprophylaxe, Infusionstherapie wie bei Verbrennungen, Hautverätzungen, Hämolyse-Dialyse.
Laxantien s. Abführmittel	Schock.	Erbrechen, Kohle.	Plasmaexpander, Kaliumsubstitution.
Lebensmittelvergiftung Latenzzeit bis 2 Std: Pilzvergiftung, chem. Verunreinigung (Arsen, Cadmium, Nitrite, Zinn) ½–5 Std: gastrointestinales Pilzsyndrom, Staphylokokken (Enterotoxine, kein Fieber); 5–36 Std: Knollenblätterpilzvergiftung (s.) 11 Std: Clostridium perfringens in Rindfleisch, Truthahn, bei Kohlenhydratvergärung; 10–12 Std: Salmonellen (Geflügel, durch Hitze zerstört, Fieber), 12–48 Std: Botulismus, selten ab 2 Std.	Brechdurchfall, Leibschmerzen, allgemeine Schwäche, Wadenkrämpfe, Schock, Untertemperatur, evtl. Fieber; ohne Erbrechen Verdacht auf interne Erkrankungen.	Bei geringstem Verdacht sofort viel trinken (jede andere Flüssigkeit, außer Milch) und dann erbrechen lassen, Kohle (10 g), 2 EBl. Natriumsulfat, Durchfall erzeugen mit Lactuloselösungen (Bifiteral, Laevilac), Diät (zunächst schwarzer Tee, später Schleim), Bettruhe, Wärme, künstl. Beatmung, bei Erbrechen Zäpfchen Triflupromazin, Elektrolytkonzentrate.	Infusionen, physiol. Kochsalzlösung mit Kaliumzusatz und Triflupromazin, 2 Stuhlkulturen, im Abstand von 24 Std., Antibiotika nach Keimtestung. Meldepflicht.
Lederfärber s. Azeton, Azetat	Verätzung, ZNS-Schäden.	Haut und Augen spülen.	Organkontrolle.
Leinsamen ab 100 g, in Extremfällen s. Blausäure	Erregung, innere Erstickung.	Erbrechen, Kohle.	Antidot Natriumthiosulfat.
Levomepromazin s. Phenothiazine	u.a. Koma.	Kohle, beatmen.	Antidot Physostigmin.
Levorphanol tödl. Dosis geschluckt ab 100 mg, s. Opiate	u.a. Miosis, Koma.	Beatmen.	Antidot Naloxon.

Vergiftungsmöglichkeiten	Symptome	Sofortmaßnahmen	Klinik
Lewisit Arsenhaltiger Hautkampfstoff	Sofort leichtes Brennen an der betroffenen Hautstelle mit zunehmenden Schmerzen. Nach 30 min Rötung der Haut mit intensiv brennendem Gefühl. Nach ca. 15 Std Blasenbildung, Zusammenfließen zu größeren Blasen, die nach 1 Woche wieder mit Schrumpfung beginnen und nach 1 weiteren Woche verschwinden. Ohne Behandlung Heilung in 3-4 Wochen.	Tropfen abtupfen, evtl. mit Puder, Chloramin-T-Lösung oder Lauge oder 10%iger Sodalösung.	DMPS i.v. oder oral, Plasmaersatz und intensive Infusionstherapie.
Lidocain s. Procain	Allerg. Schock, Herzrhythmusstörungen.	Kohle, beatmen.	Plasmaexpander, Monitorkontrolle.
Lindan (z.B. ölige Lösung) tödl. Dosis je nach Lösungsmittel ab 4 g, s. Halogenkohlenwasserstoffe, s. Wohngifte	Brechdurchfall, Erregung, Kopfschmerzen, Krämpfe, Atemlähmung, Schock.	Erbrechen, beatmen, PEG 400.	Magenspülung, Diazepam i.v. bei Krämpfen.
Lippenstift s. Alkohole, Glykole, Mineralöle, Seifen. Nur für Säuglinge giftig	Brechdurchfall, Schock, Atemlähmung.	Erbrechen, Kohle, Natriumsulfat, beatmen.	Plasmaexpander.
Lithium s. Laugen	Brechdurchfall, Seh- u. Hörstörungen, Krämpfe, Herzrhythmusstörungen.	Erbrechen, Kohle.	Kochsalzzufuhr, forcierte Diurese.
Lobelin geschluckt harmlos, i.v. giftig (ab 10 mg), s. Nikotin	Krämpfe.	Beatmen.	Diazepam bei Krämpfen.

Vergiftungsmöglichkeiten	Symptome	Sofortmaßnahmen	Klinik
Lösungsmittel s. Ether (Ethylacetat), Aceton, Alkohole, Ammoniak, Anilin, Benzin, Benzol, halog. (Carbonsäure) Ester, Dimethylformamid, Dimethylsulfoxid, Glykole, Halogenhydrine, Halogenkohlenwasserstoffe, Karbonsäureester, Laugen, Methanol, Nitrobenzol, Phenol, Pyridin, Säuren, Schwefelkohlenstoff, Terpentinöl, Tetrachlorkohlenstoff, Trichlorethylen, o-Trikresylphosphat	Örtliche Reizwirkung, Brechreiz, Atemnot, Atemlähmung, Erregung, Krämpfe, Bewußtlosigkeit, Schock, Herzrhythmusstörungen, blaue Lippen, Lungenödem.	Kein Erbrechen, durch Gabe von Eisstückchen am Erbrechen hindern, Kohle, Natriumsulfat, Haut (mit PEG 400) und Augen spülen, Frischluft, beatmen, Ruhe, Wärme, Giftreste aufheben! Gift erfragen!	Magenspülung möglichst erst nach Intubation, Plasmaexpander, Diazepam bei Krämpfen, Paramomycin, ATIII, Hämodialyse! Giftnachweis mit Dräger-Gasspürgerät, forcierte Abatmung mit CO_2.
Lötwasser Zinkchlorid in Salzsäure, s. Säuren und Zink	Örtl. Ätzwirkung, Schock.	Viel trinken, Augen und Haut spülen.	Plasmaexpander, Ösophagoskopie.
Lost S-Lost, Senfgas, Yperit, Mustardgas, Geruch nach Senf, Meerrettich, Knoblauch	2-6(-8) Std nach Hauteinwirkung Juckreiz, Rötung, Schwellung, dann nach ca. 24 Std Blasenbildung (vom Rand der Rötung her). Blasen fließen zusammen, bernsteingelber Inhalt, bei Platzen schlechte Heilungstendenz, Heilung nach 30-40 Tagen. Mit Dämpfen schwere Reizerscheinungen an Atemwegen, am Auge eitrige Entzündung.	Abtupfen evtl. Spritzer, mit Puder, Chloramin-T, Lauge, oder 10%ige Sodalösung, Behandlung wie Brandwunden. Bei Zäh-Lost abkratzen mit scharfem Messer, entfernen mit organ. Lösungsmitteln, dann mit Chloramin-T abwaschen, Dexamethasonspray 5 Hübe alle 10 min.	Natriumthiosulfat hochdosiert i.v. (500 mg/kg), um Systemwirkung vorzubeugen (bis 20 min nach Vergiftung). Corticosteroide (am besten Dexamethason) 1-3 g am 1.Tag.
LSD toxische Wirkung ab 3 mg, Wirkungseintritt nach 20 min, Wirkungsdauer etwa 7 Std, bes. gefährdet sind Kinder	Pupillenerweiterung, Herzjagen, hoher Blutdruck, heiße Haut, Kältegefühl, Zittern, Erbrechen, Schwindel, Gefäßkrämpfe, Blutdruckab-	Beruhigend reden, in gewohnter Umgebung lassen, aufpassen, evtl. beatmen.	Keine i.v.-Spritzen (Spritzensucht!), sedieren mit 50 mg Doxepin oral oder mit 10-30 mg Diazepam oral. Im Notfall Doxepin i.m.

Vergiftungsmöglichkeiten	Symptome	Sofortmaßnahmen	Klinik
	fall mit kalten Extremitäten, Atemlähmung, optische und akustische Wahnvorstellungen, Angst.		
Luftverbesserer s. Alkohol, Ammonium (verb., quart.)	Koma, Schock.	Kohle, beatmen.	
Lungenkampfstoffe s. Phosgen, Chlorpikrin, Chlor, Diphosgen, Cadmium-Oxyd-Rauch, Geruch nach faulem Heu. Nebelkerzen in geschlossenen Räumen und Unterständen	Reizung im Bereich der Lungenbläschen →Schleimbildung, erschwerte Atmung, Schleimblasen, z.T. blutig vor dem Mund, Sauerstoffmangel, deshalb Zyanose.	Ruhig lagern, warmhalten, in Decken einhüllen, vorher vergiftete Kleidung entfernen. Frische Luft atmen lassen, evtl. angereichert mit Sauerstoff, sofort Dexamethasonspray (5 Hübe alle 10 min) einatmen lassen.	Sedieren (Diazepam i.m.), hochdosiert Cortison, Lungenödemtherapie (PEEP-Beatmung).
Mäusegiftweizen s. Zinkphosphid, Cumarin, Thallium	Lungenödem, Blutungen, Haarausfall u.a.	Erbrechen, Kohle, Giftasservierung.	Magenspülung, Antidote!
Magnesium	Brechdurchfall, Narkose, Lähmung des Atemzentrums, Schock, nach Einatmen Fieber.	Erbrechen, viel trinken, evtl. beatmen, Ruhe, Wärme.	Magenspülung, Antidot Physostigmin i.v., Hämodialyse!
Magnesiumsulfat früher Abführmittel, s. Magnesium	Bewußtlosigkeit, Atemlähmung.	Erbrechen, Kohle, beatmen.	Magenspülung, Plasmaexpander.
Malathion s. Phosphorsäureester	u.a. Miosis, Koma.	Erbrechen, Kohle, Haut u. Augen spülen, beatmen.	Magenspülung, hochdosiert Atropin, Obidoxim, Natriumbikarbonat.
Mancozeb nur in Extremfällen giftig, s. Thiocarbomate		Erbrechen, Haut u. Augen spülen.	Magenspülung, Plasmaexpander.

Vergiftungsmöglichkeiten	Symptome	Sofortmaßnahmen	Klinik
Mangan			
s. Säuren	Brauner Schorf, Brechdurchfall, Magen-Darm-Blutung, Lungenentzündung.	Viel trinken, Kohle.	Magenspülung, 10 ml 10%iges Natriumthiosulfat und 20 ml 20% Calciumgluconat i.v., DMPS.
Marcumar einmalige Aufnahme harmlos, s. Cumarine	Unstillbare Blutungen.	Viel trinken und erbrechen lassen, Kohle, Natriumsulfat, Vitamin K (1 Amp. oder 40 Tropfen trinken lassen).	Keine i.m. Injektion! 6 stündl. oral (20 mg), bei schweren Blutungen Frischbluttransfusion.
MCPA, MCPB, Mecoprop s. Phenoxycarbonsäuren		Kohle, Haut u. Augen spülen.	Magenspülung, Plasmaexpander.
Medinoterbacetat s. Dinitrophenolderivate	ZNS-, Lungen- und Leberstörung.	PEG 400, Kohle.	Magenspülung, Organkontrolle.
Mehltaumittel Dedemorph	Augen- und Hautreizung.	Augen u. Haut spülen.	
Mennige (Zinnoberrot) s. Quecksilber, relativ ungiftig		Erbrechen, Kohle.	
Menthol s. Ätherische Öle	Bei Säuglingen Krämpfe.	Haut spülen, beatmen.	Diazepam.
Mephenesin s. Curare	Atemlähmung.	Beatmen.	
Meprobamat tödl. Dosis ab 10 g, s. Psychopharmaka	u.a. weite Pupillen, Koma.	Kohle, beatmen.	Magenspülung, Antidot Physostigmin.
Mercaptane Geruchswarnstoff für Erdgasleitung, Derivat des Schwefelwasserstoffes, tränen- und nasenreizend in geringster Konzentration, s. Reizgase, Schwefelwasserstoff	Wie bei Reizgas u. Blausäure starke örtliche Reizwirkung, Übelkeit, Schwindel, Erbrechen, Krämpfe, Bewußtlosigkeit, Schock, Atemlähmung, Lungenödem.	Frischluft, Sauerstoffbeatmung, Dexamethasonspray (5 Hübe alle 10 min), Haut und Augen spülen. Antidot!	Wie H_2S oder HCN Reaktion mit Cytochromoxidase, deshalb 4-DMAP (250 mg/Amp) i.v., alle 2 Std. ½ Amp. 3 × wiederholen. Therapie eines Lungenödems, Plasmaexpander.

Vergiftungsmöglichkeiten	Symptome	Sofortmaßnahmen	Klinik
Mercaptodimethur s. Carbamate	u. a. enge Pupillen, Koma.	Erbrechen, Kohle, Haut u. Augen spülen, beatmen.	Magenspülung, hochdosiert Atropin, Natriumbikarbonat.
Mescalin Rauschdauer 2–5 Std	Bei vollem Magen zuerst Erbrechen, Pupillenerweiterung, gesteigerte Reflexe, Zittern, kalte Extremitäten, Schock, Atemlähmung, Rauschzustand mit intensiven plastischen und farbigen Visionen, Angst, Depression.	Beruhigend reden, aufpassen, evtl. beatmen.	Bei Erbrechen Triflupromazin, evtl. sedieren mit Doxepin oder Diazepam.
Meta-Brennstoff-Tabletten s. Metaldehyd	ZNS-Störung.	Erbrechen, Kohle.	Magenspülung.
Metaldehyd Meta, Trockenbrennstoff, tödl. Dosis 4 g, Kinder 2 g (= 1 Tabl.). Schweres Krampfgift, s. dort, Aldehyde, Methanol	Anfangs Übelkeit, Erbrechen, dann im Verlauf von 1 bis mehreren Std Reflexsteigerung, epileptische oder tetanische Krämpfe, beginnend mit Trismus, Zungenbiß, allgemein tonischen Krämpfen, zuletzt Opisthotonus, Atemstillstand.	Erbrechen, möglichst vorher und nachher Natriumbikarbonatlösung 2%ig trinken lassen, Natriumsulfat.	Magenspülung, bei Krämpfen Diazepam i. v. Giftausscheidung beschleunigen mit Bikarbonat, Plasmaexpander, Hämodialyse.
Metallcarbonyle Eisenpentacarbonyl, Nickelcarbonyl	Nach Einatmung kommt es ca. ½ Std später (Latenzzeit) zum Lungenödem, Schock.	Sofort Dexamethasonspray inhalieren (5 Hübe alle 10 min), Kohle.	Magenspülung, Behandlung des Lungenödems, Sauerstoffbeatmung.
Metallputzmittel s. Laugen (Ammoniak), Glykole, Lösungsmittel (Benzin, Terpentinöl, Tetrachlorkohlenstoff), Säuren (Öl-, Oxal-, Schwefelsäure)	Örtl. Verätzung, Narkose.	pH-Bestimmung (Lauge oder Säure), viel trinken.	Plasmaexpander, Ösophagoskopie.

Vergiftungsmöglichkeiten	Symptome	Sofortmaßnahmen	Klinik
Metallvergiftung s. einzelne Metalle, meist Laugen- oder Säurenwirkung als Spätfolgen meist Schäden des Nervensystems, der Leber und der Nieren vor allem Capillarschädigung	Örtliche Gewebsschäden, Brechdurchfall, Darmkrämpfe, evtl. Krämpfe, Atemnot, Atemstillstand, Herzrhythmusstörungen, Allergie, Kehlkopfschwellung, Schock, Lungenentzündung, nach einigen Std Metalldampffieber, Schüttelfrost, Übelkeit, Erbrechen, Muskel- u. Gelenkschmerzen, Rückbildung in 12-24 Std ohne Schaden.	Dexamethasonspray, sofort viel trinken lassen, Kohle (10 g), 2 Eßl. Natriumsulfat, Vergifteten an frische Luft bringen, Haut (mit PEG 400) und Augen kräftig spülen, mit Lactulose Durchfall erzeugen, evtl. beatmen, Schockprophylaxe.	Sofortige Antidottherapie, s. bei den einzelnen Metallen, Lungenödem-Prophylaxe, bzw. Therapie. Diazepam bei Krämpfen, Antihistaminicum (Cortison), Plasmaexpander, in schweren Fällen sofort Hämodialyse!
Metam nur in Extremfällen giftig, s. Thiocarbomate		Erbrechen, Kohle, Haut u. Augen spülen.	Magenspülung, Plasmaexpander.
Methadon tödl. Dosis geschluckt ab 100 mg s. Opiate	u. a. enge Pupillen, Koma.	Beatmen.	Antidot Naloxon.
Methämoglobinbildner (Anilin, Aminophenole [DMAP], Sulfonamide), gefährlich vor allem bei Säugling, Kleinkind, wegen noch nicht voll wirksamer Methämoglobinreduktase	Zyanose (aschfahl) der Haut, Lippen, Zungengrund, Kopfschmerzen, Hemmnot, Blutdruckabfall, Erregungszustände, dann Bewußtlosigkeit.	Frischluft, Sauerstoff, Kohle, Augen und Haut spülen.	Magenspülung, Toluidinblau 2 mg/kg i. v., Plasmaersatz.
Methanol (Methylalkohol) Holzgeist, Giftigkeit abhängig vom Füllungszustand des Magens, wird vermindert durch vorherige Ethylalkoholeinnahme, tödl. Dosis 5-200 ml	Starke örtliche Reizwirkung auf die Schleimhäute, häufig erst nach einer beschwerdefreien Zeit bis zu 24 Std Schwindel, Schwächegefühl, Kopfschmerzen, Übelkeit, Erbrechen, Leibschmerzen, Nebelsehen, Atemnot,	Bei Verdacht sofort erbrechen lassen, dann Ethylalkohol trinken lassen (1 ml 50%ig pro kg KG), Ruhe, Dunkelheit, Wärme.	Weiterhin 2-3 Liter Bier geben, evtl. i. v. Ethylalkohol, Natriumbikarbonat (250 ml einer 7,5%igen Lösung bis zu 2 ×) als Infusion pro Tag, um undissoziierten Anteil der Ameisensäure im Blut zu senken, der durch Blut/Hirn-

Vergiftungsmöglichkeiten	Symptome	Sofortmaßnahmen	Klinik
	Blutdruckabfall, Erregungszustände, Krämpfe, Bewußtlosigkeit, Erblindung, Hirn- und Lungenödem.		schranke geht und für Erblindung verantwortlich ist. Dazu Folsäure i.v. (Folsan) 10 mg/kg tägl., um Methanol zu eliminieren (5 Tage lang). Dialyse!
Methaqualon tödl. Dosis ab 15 g, zusammen mit Alkohol bei geringsten Dosen Atemstillstand bzw. ungleiche Pupillen! s. Schlafmittel	Erregung, Krämpfe, Atemdepression, Schock.	Kohle, beatmen, Schockprophylaxe.	Magenspülung, Plasmaexpander, forcierte Diurese mäßig wirksam, Dialyse.
Methidathion s. Phosphorsäureester	u.a. enge Pupillen.	Erbrechen, Kohle, Haut u. Augen spülen, beatmen.	Magenspülung, hochdosiert Atropin, Obidoxim, Natriumbikarbonat.
Methomyl s. Carbamate	u.a. enge Pupillen, Koma.	Erbrechen, Haut u. Augen spülen, beatmen.	Magenspülung, hochdosiert Atropin, Natriumbikarbonat.
Methylalkohol s. Methanol	ZNS-Gift.	Sofort erbrechen, Alkohol (Schnaps) trinken.	Magenspülung.
Methylenchlorid tödl. Dosis 18 ml, s. Chloroform	Lungenödem, ZNS-Schäden.	Haut u. Augen spülen, PEG 400, Dexamethasonspray.	Magenspülung, PEEP-Beatmung.
Methylhalogenide	Nach langer, beschwerdefreier Zeit Kopfschmerzen, Schwindel, Übelkeit, Erbrechen, Sehstörungen, Erregung, Krämpfe, Schock, Bewußtlosigkeit, Lungenödem, Dampf erzeugt Erfrierung auf der Haut.	Sofort Frischluft, Dexamethasonspray (5 Hübe alle 10 min), Kleider entfernen (Selbstschutz), Haut (z.B. mit 5%iger Natriumbikarbonatlösung) und Augen spülen, Schockvorsorge, Ruhe, Wärme, Haut wie bei Verbrennung behandeln.	Magenspülung, bei Krämpfen Diazepam i.v., Therapie des Lungenödems (PEEP-Beatmung).

Vergiftungsmöglichkeiten	Symptome	Sofortmaßnahmen	Klinik
Methylmercaptan wie Schwefelwasserstoff ein starkes Reizgas	wie Reizgas und Blausäure.	Dexamethasonspray alle 5 min 10 Hübe, Augen spülen, PEG 400 (Haut).	4-DMAP (250 mg, 1 Amp.) i.v. alle 2 Std, ½ Amp. 3 × wiederholen, kein Na-Thiosulfat!
Methyprylon tödl. Dosis ab 5 g, s. Schlafmittel	Erregung, Krämpfe, Koma, Schock.	Kohle, beatmen.	Magenspülung, Plasmaexpander, Dialyse.
Mevinphos s. Phosphorsäureester	u.a. enge Pupillen, Koma.	Erbrechen, Kohle, Haut u. Augen spülen, beatmen.	Magenspülung, hochdosiert Kohle, Obidoxim, Natriumbikarbonat.
Mineralöl s. Halogenkohlenwasserstoffe, Petroleum, Glykole (Trikresylphosphat), Heizöl, Schlucken kleiner Mengen relativ ungiftig. Bei starkem Erhitzen von Ölen und Fetten entsteht Acrolein (s. dort)	Magen-Darmreizung, Bewußtseinstrübung, nach Aspiration: Pneumonie, nach Inhalation von Acrolein bei erhitztem Fett: Bronchitis, Bronchopneumonie.	Sofort erbrechen (Kopf tief, Gefahr des Eindringens in die Luftröhre), Kohle.	Bei Dämpfen mit Hustenreiz sofort Dexamethasonspray inhalieren (5 Hübe alle 10 min). Chirurgische Drainage bei Verletzungen, Magenspülung, bei größerer Menge Kohle; Haut PEG 400. Bei Bronchitis: Antibiotica.
Möbelpflegemittel s. Ätherische Öle, Laugen (Ammoniak), Lösungsmittel (Benzin), Methylalkohol	Lokale Verätzung, Koma, Atemlähmung.	Kohle, Haut PEG 400.	Giftauskunft, evtl. Magenspülung.
Molybdänsalze Karbonyl s. Nickelcarbonyl	Leber- und Nierenfunktionsstörung.	Erbrechen, Kohle.	Organkontrolle.
Monocrotophos s. Phosphorsäureester	u.a. enge Pupillen, Koma.	Erbrechen, Kohle, Haut u. Augen spülen, beatmen.	Magenspülung, hochdosiert Atropin, Obidoxim, Natriumbikarbonat.
Morfamquat s. Dipyridinium hochgiftig!	Lokale Verätzung, nach Latenz von 7 Tagen Tod an Lungenfibrose.	Sofort Erbrechen, Kohle, Dexamethasonspray.	Magenspülung, Hämoperfusion.

Vergiftungsmöglich-keiten	Symptome	Sofortmaßnahmen	Klinik
Morphin tödl. Dosis geschluckt ab 100 mg, s. Opiate	u. a. enge Pupillen, Koma.	Beatmen.	Antidot Naloxon.
Mottenkugeln s. (Dichlor-)Benzol, Hautresorption! Milch fördert Resorption. Früher Naphthalin (s. dort)	Örtl. Reizung, Erregung, Blut-, Nerven-, Leber-, Nierenschädigung.	Viel trinken und erbrechen lassen, keine Milch, Kohle.	Magenspülung.
Mundwasser in Extremfällen, s. Ätherische Öle, Alkohol, Glycerin	Gastroenteritis, Atemdepression.	Kohle, beatmen.	
Muscarin in Fliegenpilz, Pantherpilz	Entweder Mydriasis oder Miosis, Erregung, Rausch, Krämpfe, Atemlähmung, Koma.	Erbrechen, Kohle, beatmen.	Magenspülung, Kohle, je nach Symptomatik entweder Atropin od. Physostigmin als Antidot.
Muscheln Miesmuscheln und Austern, s. Lebensmittelvergiftung, s. Gonyaulax, s. Saxitoxin, meist Allergien auf Muscheleiweiß	Übelkeit, Erbrechen, Durchfälle, juckende Ausschläge, Atemlähmuing, Parästhesien.	Erbrechen auslösen, Kohle, beatmen.	Evtl. beatmen.
Muskatnuß Myristicin, tödl. Dosis: 2 Nüsse (Kind), Wirkdauer 10–30 min	Übelkeit, Magenschmerzen, starke Kopfschmerzen, Mundtrockenheit, Herzjagen, Zittern, Halluzinationen, Angst, Atemlähmung.	Künstl. Beatmung, erbrechen lassen, Kohle.	Doxepin, Monitorkontrolle.
Muskelentspannungs-Mittel s. Curare, Meprobamat	Atemlähmung.	Beatmen.	Plasmaexpander.
Mutterkornalkaloide tödl. Dosis ab 5 g, Dihydergot, Hydergin, Gynergen, Cafergot, Ergotren, Methergin,	Erregungszustände, Angst, Kopfschmerzen, Schwindel, Erbrechen, Durchfall,	Sofortiges Erbrechen, anschließend 100 ml einer burgunderroten Kali-	Plasmaexpander, Diazepam bei Krämpfen, Magenspülung mit Kaliumpermanganat-

Vergiftungsmöglichkeiten	Symptome	Sofortmaßnahmen	Klinik
Deseril retard, Yohimbin	Atemnot, Blutdruckanstieg, Sehstörungen, Krämpfe, anfangs Herzjagen, später Pulsabfall, Schock, Gefäßkrämpfe, Harnsperre.	umpermanganatlösung trinken lassen, Temperatur messen, Kohlegabe.	lösung bei großer Giftmenge, Blasenkatheter, bei Gefäßkrämpfen Nitrolingual.
Myrrhe s. Harze		Lutrol E 400.	
Nachtschatten, schwarzer s. Atropin, Nitrat. Genuß unreifer Beeren kann für Kinder tödlich sein	u. a. weite Pupillen, Herzrhythmusstörungen, Koma.	Erbrechen, Kohle, beatmen.	Magenspülung, Antidot Physostigmin.
Nagelhautentferner s. (Aliphatische) Amine, Laugen (Natrium- u. Kaliumhydroxid)	Örtliche Verätzung.	Viel trinken, Haut und Augen spülen.	Giftauskunft.
Nagellack s. (Dibutyl)phthalat, Kampfer, Lösungsmittel (Aceton)	ZNS-Störung.	Viel trinken, Haut und Augen spülen.	Organkontrolle.
Nagellackentferner s. Lösungsmittel, Öle	ZNS-Störung.	Kohle, PEG 400.	
Nahrungsmittelvergiftung s. Lebensmittelvergiftung	Brechdurchfall.	Erbrechen, Kohle.	Triflupromazin, Elektrolytsubstitution.
Naphthalin tödl. Dosis ab 2 g, Mottenpulver, s. Benzol	Aschfahle braune Haut u. Schleimhaut (Methämoglobin).	Kohle, PEG 400, beatmen.	Antidot Toluidinblau.
Naphthol s. Phenol	Leber-, ZNS-Schaden.	Viel trinken, PEG 400.	Plasmaexpander.
α-Naphthylthioharnstoff Rattengift	Brechdurchfall, Lungenödem, Haarwachstumsstörungen.	Erbrechen, Kohle, Dexamethasonspray.	Magenspülung, Natriumthiosulfat, i. v.
Narkosegase s. Ether	Atemstillstand.	Beatmen.	Monitorkontrolle.

Vergiftungsmöglichkeiten	Symptome	Sofortmaßnahmen	Klinik
Nasen-Rachen-Reizstoffe Diphenylarsinchlorid (CLARC I, DA, Sternite). Diphenylcyanarsin (CLARC II, DC), Diphenylaminchlorarsin (ADAMSIT, DM), CS (s. Chemische Kampfstoffe)	Nach 1–5 min Nasenreiz, unstillbarer Niesreiz, Schädigung der oberen Atemwege (Rachenreiz), später Kopfdruck, Schmerzen unter dem Brustbein, Husten, Ohrendruck, Kiefer- u. Zahnschmerzen, Hautreizung, teilweise Angst, Benommenheit, unsicherer Gang, Ohnmacht, stärkste Wirkung nach 6–12 min, Wirkungsdauer 2–4 (–6) Std.	Entfernen aus der Atmosphäre, Kleider entfernen, beruhigen, Hustenmittel, frische Luft atmen lassen, Dexamethasonspray (5 Hübe alle 10 min), Augen und Haut spülen, beatmen.	Therapie eines Lungenödems und der Arsenvergiftung (Antidot DMPS).
Nasentropfen s. Ephedrin	Erregung.	Beatmen.	
Natriumchlorat s. Chlor		Dexamethasonspray.	
Natriumtrichloracetat s. Säuren (Chlorierte Carbonsäuren)	Lokale Verätzung, Schock.	Haut und Augen spülen.	Plasmaexpander.
Nebelkerzen s. Zinkchlorid	Lungenödem.	Dexamethasonspray.	PEEP-Beatmung.
Nebel, künstl. (Phosphoroxyde) s. Phosphorsäure	Lungenödem, nach Latenzzeit.	Haut (mit PEG 400) u. Augen reinigen, Dexamethasonspray.	PEEP-Beatmung.
Neostigmin tödl. Dosis geschluckt 60 mg, i.m. 10 mg, i.v. noch giftiger s. Acetylcholin	u.a. Miosis, Krämpfe, Lungenödem, Koma.	Erbrechen, Kohle, Schockprophylaxe.	Magenspülung, Antidot Atropin, Natriumbikarbonat.
Nervenkampfstoffe Tabun, Sarin, V- bzw. VX, Soman, s. E 605-Vergiftung, Phosphorsäureester	u.a. Miosis, Krämpfe, Lungenödem, Koma.	Haut u. Augen reinigen.	Antidote Atropin, Obidoxim, Natriumbikarbonat.

Vergiftungsmöglichkeiten	Symptome	Sofortmaßnahmen	Klinik
Nesselstoffe s. Pfefferstoffe	Hautreizung, Lungenödem.	Dexamethasonspray.	Analgetika.
Nickel	Schwerer Brechdurchfall, Allergie, Schock.	Viel trinken und erbrechen lassen. Schockprophylaxe.	Magenspülung, Plasmaexpander.
Nickelcarbonyl Antiklopfmittel, farblose Flüssigkeit	Nach Inhalation der Gase: Übelkeit, Schwindel, Kopfschmerzen, nach einiger Zeit (bis 3 Tage): Atemnot, blaue Lippen, schneller Puls, Erbrechen, Krämpfe, Erregungszustände, Atemlähmung, Lungenödem.	O_2-Beatmung, äußerst schonender Transport auch scheinbar gesunder Patienten, Dexamethasonspray.	PEEP-Beatmung, DMPS.
Nikotin tödl. Dosis ab 40 mg (½ Zigarre, 4 Zigaretten, 8 g Schnupfpulver) für Erwachsene, Kinder ¼! Deshalb auch Kippen von Zigaretten gefährlich! Auch Goldregen, Färberginster, deutscher Ginster, Stechginster, s. Tabak	Schwindel, Übelkeit, schmerzhafte, blutige Brechdurchfälle, Kopfschmerzen, Schweißausbrüche, Atemnot, Sehstörungen, Erregung, Krämpfe, Herzrhythmusstörungen, Schock, Nierenversagen, Atemlähmung.	Sofort viel (z.B. Kaliumpermanganatlösung) trinken und erbrechen lassen. Kohle, Natriumsulfat, Haut und Augen spülen, Frischluft, Schockvorsorge (Ruhe, Wärme).	Bei Pflanzenteilen unbedingt noch Magenspülung (mit Kaliumpermanganat), bei Krämpfen Biperiden oder Diazepam. Forcierte Diurese!
Nikotinsäure	Hautrötung, Hitzewallungen, Fieber, Schock, Erregung, Bewußtlosigkeit, Allergie.	Sofort viel trinken und erbrechen lassen. Kohle, Natriumsulfat, Schockvorsorge.	Plasmaexpandergabe, bei Allergie Antihistaminika (Doxepin, Cortison).
Nitrat, Nitrit Medikamente gegen Herzkranzgefäßverengung (Nitroglycerin), aufgekochter Spinat. Verstärkung durch Alkohol	Schwindel, Kopfschmerzen, Erbrechen, anfangs Hautrötung, später graubraune Haut, blaue Schleimhäute, Herzjagen, Blutdruckabfall, kalte Extremitäten, Krämpfe, Erregungszustände, Bewußtlosigkeit.	Schockvorsorge (Beine hochlagern), beatmen.	Plasmaexpander, bei Krämpfen Diazepam i.v., Toluidinblau (5 ml der 3%igen Lösung i.v.) 2 mg/kg.

Vergiftungsmöglichkeiten	Symptome	Sofortmaßnahmen	Klinik
Nitrile Cyanide und organische Verbindungen, s. Blausäure	u. a. hellrotes Gesicht, Erregung, Koma.	Erbrechen, bei Bewußtlosigkeit u. Atemstillstand sofort Antidote!	Magenspülung, sofort 4-DMAP (3 mg/kg) i. v., dann Natriumthiosulfat.
Nitrobenzol Lösungsmittel, Photoreagens, Insektenvertilgungsmittel. Riecht nach Bittermandeln	Atemnot, starkes Erbrechen, Darmkrämpfe, blutige Durchfälle, nach einiger Zeit (Stunden bis Tage): Kopfschmerzen, Schwindel, Gangstörungen, blau-graue Extremitäten, Herzjagen, kalte Extremitäten, epileptische Krämpfe, blutiger Urin, Erregungszustände, Wahnvorstellungen, Leberversagen.	Frischluft, O_2-Beatmung, Haut spülen (PEG 400).	Magenspülung, Kohle, bei Zyanose sofort Toluidinblau 2 mg/kg i. v. (3%ig 5 ml), Wiederholung nach 3 Std, Plasmaexpandergabe, Organkontrolle (Leber!).
Nitrobenzole, substituierte wenig giftig, Methämoglobinbildner bei extrem hoher Dosierung	Nach einer symptomfreien Zeit von einer bis mehreren Std Erbrechen, Darmkoliken, Atemnot, Herzrhythmusstörungen, Schock, blaue Lippen (Methämoglobinämie).	Augen und Haut spülen, benetzte Kleider entfernen, viel trinken und erbrechen lassen, Kohle, Natriumsulfat.	Natriumbikarbonatsubstitution, bei Methämoglobinämie Toluidinblau (2 mg/kg K.G.) i. v.
Nitroglyzerin (Natriumnitrit)	Schock, Atemlähmung.	Giftentfernung, Kohle.	Plasmaexpander.
Nitrolack(-Verdünner) genau so giftig wie andere Lacke (s. dort) s. Ether, Karbonsäureester	ZNS-Störung.	PEG 400, Kohle.	Giftauskunft!
Nitrose-Gase Gemisch verschiedener Stickstoffoxide, bräunliches Gas, wird frei beim Verbrennen von Düngemitteln,	Schleimhautreizung, Kopfschmerzen, Übelkeit, evtl. Kehlkopfschwellung, einige Std bis 2 Tage beschwer-	s. Gasvergiftung, Reizgase, Frischluft, Sauerstoffbeatmung, Wärme, äußerst schonender Trans-	Lungenödemtherapie (Furosemid, PEEP-Beatmung, Cortison, Herzglykoside), bei Methämoglobinämie

Vergiftungsmöglichkeiten	Symptome	Sofortmaßnahmen	Klinik
Kunststoffen	defrei, dann Atemnot, Atemlähmung, Schock, Lungenödem.	port in die Klinik. Dexamethasonspray (5 Hübe alle 10 min).	Toluidinblau (2 mg/kg i.v.).
N-Lost s. Stickstofflost, Nitrogenmustard, geruchlos, Geranien-Geruch bei Verunreinigung	Ähnlich wie S-Lost wirksam, aber schwächer, Blasen fließen nicht zusammen, Heilung nach ca. 14 Tagen.	s. Lost, Haut (mit PEG 400) u. Augen sofort spülen.	s. Lost, Natriumthiosulfat i.v. (500 mg/kg).
Novocain s. Procain		Erbrechen, Unterbindung.	Plasmaexpander.
Obst, gespritztes s. Phosporsäureester	u.a. Miosis, Gastroenteritis.	Erbrechen, Kohle.	Magenspülung, Antidot Atropin.
Öl Erdöl, Heizöl, Rohöl, Naphtha, s. Benzin	Pneumonie, ZNS-Störung.	Kohle.	Magenspülung.
Ölofenreiniger s. Glykole, Kupfer, Alkohol	u.a. Koma, Gastroenteritis.	Kohle, beatmen.	Magenspülung, Giftauskunft.
Omethoat s. Phosphorsäureester	u.a. Miosis, Koma.	Erbrechen, Kohle, Haut u. Augen spülen, beatmen.	Magenspülung, hochdosiert Atropin, Obidoxim, Natriumbikarbonat.
Opiate Morphin, Codein, Opium, Heroin, synthetische Opiate (Dolantin, Dilaudid, Cliradon, Eukodal, Polamidon, u.a.), Apomorphin, Lorfan	Enge Pupillen, langsamer Puls, langsame Atmung, epileptische Krämpfe, Harnverhalten, Darmlähmung, Übelkeit, Erbrechen, Untertemperatur, Lungenwassersucht, blaue Lippen, Atemlähmung, Hautblässe.	Sofort künstliche Beatmung, nach Schlucken des Gifts, erbrechen lassen, Kohle- u. Natriumsulfatgabe. Schocklagerung, evtl. Herzmassage.	Sofort Naloxon (0,4 mg i.v., Wiederholung in 10-20 min Abständen), Therapie eines anaphylakt. Hirnödems (Kopfschmerzen, Somnolenz, motorische und psychische Unruhe, Desorientiertheit, Pyramidenzeichen, Meningitis), Furosemid i.v. und 40 mg Dexamethason i.v.
Opium tödl. Dosis 2-3 g, s. Opiate	Enge Pupillen, Koma.	Beatmen.	Antidot Naloxon.

Vergiftungsmöglichkeiten	Symptome	Sofortmaßnahmen	Klinik
Osmium(-tetroxid) Glühlampenindustrie, stechender Geruch der Dämpfe	Lungenödem, Bindehautentzündung, Schnupfen.	Milch trinken, Dexamethasonspray.	Magenspülung.
Osmiumsäure s. Salzsäure	Örtl. Verätzung.	Viel trinken lassen.	Plasmaexpander, Ösophagoskopie.
Ostereierfarben ungiftig			
Oxalsäure Fleckentfernungs-, Bleich- u. Putzmittel, Entroster, Kleesalz, Rhabarber, Sauerampfer, tödl. Dosis ab 5 g, Calciumoxalatbildung im Körper	Örtl. Verätzung, heftige Magenschmerzen, Erbrechen (schwarze Massen), Schock, tetanische Krämpfe, Hämolyse, Nierenversagen, Leberschädigung, Herz-Kreislauf-Versagen.	Viel trinken lassen, Schockvorsorge.	Plasmaersatz, Ösophagoskopie, Hämodialyse!
Oxycadon tödl. Dosis geschluckt ab 100 mg, s. Opiate	u. a. Miosis, Atemstillstand.	Beatmen.	Antidot Naloxon.
Ozon starkes Oxydationsmittel, Desinfektionsmittel, entsteht beim Schweißen, bei UV-Bestrahlung, verunreinigt durch Nitrose-Gase (s. dort)	Schleimhautreizung, Übelkeit, Brechreiz, Kopfschmerzen, Schwindel, Atemnot, Untertemperatur, Lungenwassersucht, Krämpfe.	Ruhe, Wärme, Frischluft, Dexamethasonspray (5 Hübe alle 10 min).	Therapie eines Lungenödems (Furosemid, PEEP-Beatmung, Cortison), Sauerstoffbeatmung.
Pantherpilz (Amanita pantherina) s. Muscarin	Weite Pupillen, Koma.	Kohle, beatmen.	evtl. Antidot Physostigmin.
Papageienfisch s. Ciguatera-Toxin			
Papaverin	Blutdruckabfall, Herzrhythmusstörungen, Atemnot, Krämpfe, Lähmungen, Bewußtlosigkeit, Schock.	Sofort viel trinken und erbrechen lassen, Kohle, Natriumsulfat, Schockvorsorge, beatmen.	Plasmaexpander, Diazepam bei Krämpfen.
Paracetamol	Gastroenteritis, nach Latenz Leberversagen.	Erbrechen, Kohle.	Sofort Antidot Acetylcystein.

Vergiftungsmöglichkeiten	Symptome	Sofortmaßnahmen	Klinik
Paradichlorbenzol s. Halogenkohlenwasserstoffe	ZNS-, Leberschäden.	Kohle.	Magenspülung, Organkontrolle.
Paraquat s. Dipyridinum	Örtl. Verätzung, nach Latenz Lungenfibrose.	Sofort Haut spülen, erbrechen, Kohle, Dexamethasonspray.	Sofort Hämoperfusion.
Parathion E 605, s. Phosphorsäureester	u.a. Miosis, Koma.	Sofort Erbrechen, Kohle, Haut reinigen, beatmen.	Magenspülung.
Parfüm s. Ätherische Öle, Alkohole, Lösungsmittel		PEG 400.	
PCB (Polychlorierte Biphenyle) (Lebergift) s. Halogenkohlenwasserstoffe, in Transformatoren z.B. von Neonröhren. Beißender Geruch (giftig) beim Verbrennen. Fettlöslich, Anreicherung in der Nahrungskette (Umweltgift)	ZNS- und Leberschäden, akut: Lungenödem. Spätschäden: Immunschäden, Abwehrschwäche.	Erbrechen, Kohlegabe, Dexamethasonspray (5 Hübe alle 10 min).	Organ-Spätkontrolle.
Pelletierin s. Coniin		Erbrechen, Kohle.	Magenspülung.
Penicillin s. Antibiotika	Allerg. Hautausschlag.	Einnahme beenden, Kohle.	Plasmaexpander, Cortison.
Pentachlorphenol s. Wohngifte			
Perazin s. Phenothiazine	u.a. weite Pupillen, Koma.	Kohle.	Magenspülung, Antidot Physostigmin.
Perchlorethylen Fleckenwasser	ZNS- und Leberschäden.	Kohle, beatmen.	Magenspülung, forcierte Abatmung.
Peroxyde Bleichmittel, Feuerwerkskörper, Sprengmittel s. Wasserstoffperoxid	Örtl. Verätzung.	Kohle.	Plasmaexpander.

Vergiftungsmöglichkeiten	Symptome	Sofortmaßnahmen	Klinik
Perphenazin s. Phenothiazine	u.a. weite Pupillen, Koma.	Kohle.	Magenspülung, Antidot Physostigmin.
Perubalsam enthält ungiftiges Harz und Benzylbenzoat (s. Ester der Carbonsäuren), das sehr giftig ist	Bewußtlosigkeit, Lungenödem.	Nach Einnahme großer Mengen wie bei Alkoholvergiftung, Dexamethasonspray.	Magenspülung, Organkontrolle.
Petermännchen (Trachinus) in flachem Wasser vorkommend, 15–45 cm lang, wühlt sich im Sand ein, aus dem nur die Rückenflosse mit beweglichem Giftstachel hervorragt. Watende werden an Füßen, Fischer und Angler an Händen gestochen	Sofort nach dem Stich heftige Schmerzen, die bis 24 Std anhalten. Starke Schwellung und Blutfärbung an Einstichstelle. Später Atemstörungen, Angstgefühl, starkes Schwitzen, kleiner, langsamer Puls, Delirien, Krämpfe, Kollaps.	Wie Kreuzotterbiß, sehr warmes Wasser aufträufeln, da Protein-reiches Gift durch heißes Wasser zerstört wird.	Plasmaersatz, Cortison, Antiserum liegt nicht vor, Tetanusprophylaxe, Alkoholumschläge.
Pethidin tödl. Dosis geschluckt ab 1 g, s. Opiate	u.a. enge Pupillen, Atemstillstand.	Beatmen.	Antidot Naloxon.
Petroleum tödl. Dosis 250 ml	Magen-Darmreizung, Bewußtseinstrübung, Pneumonie nach Aspiration.	Kohle.	Magenspülung, nur bei großen Mengen.
Pfefferstoffe Capsaicin, tierische und pflanzliche Nesselstoffe (Histamin, Acetylcholin, 5-Hydroxytryptamin, Vanillylamine, N-Methyl-Tryptamine)	Nach Hautverletzung starkes Jucken und Brennen mit Rötung und Schwellung. Nach Einatmen ähnliche Reaktionen in Lungenbläschen und Bronchien.	Dexamethasonspray inhalieren (5 Hübe alle 10 min), Haut und Augen spülen.	Schmerzmittel.
Pfeiffrösche (Leptodactyline) s. Cocoi-Gift			

Vergiftungsmöglich-keiten	Symptome	Sofortmaßnahmen	Klinik
Pflanzen, giftige allgem. s. Ätherische Öle	Brechdurchfall, Kreislaufstörungen, Krämpfe, Atemlähmung, Schock.	Erbrechen, Kohle, beatmen, Schockprophylaxe, Herzmassage, Haut und Augen spülen.	Magenspülung, Kohle, Plasmaexpander, Diazepam bei Krämpfen, Kochsalz(Kalium-)infusion mit Triflupromazin. Antidot Physostigmin bei weiten Pupillen und trockener Haut.

Adonis (Frühlings-), s. Digitalis
Akazie (falsche) (Robina pseudoacacia) – Phasin (Toxalbumin)
Alpenveilchen (Cyclamen europaeum), s. Saponine
Alraune (Mandragora atropa), s. Atropin, Hyoscyamin (Rinde, Früchte, Samen)
Andromeda-Arten, s. Aconitin
Aronstab (gefleckter) (Arum macalatum), s. Saponine, Blausäure
Besenginster (gemeiner) (Sarothamus scoparius), s. Alkaloide
Betelnuß (tödl. Dosis 50 mg), s. Acetylcholin
Bilsenkraut (Hyoscyamus), s. Atropin
Bingelkraut (Mercurialis), s. Blausäure, Saponine
Bittersüßer Nachtschatten (für Kinder 30–40 Beeren tödlich), (Solanum Dulcamara), s. Atropin
Blasenstrauch (gelber) (Colutea arborescens), s. Bitterstoffe
Blaugrüne Binse (Juncus inflexis), s. Blausäure
Bocksdorn (Lucius barbarum), s. Atropin
Bohnen, Bucheckern (Fagus, silvatica), s. Phasin (Toxalbumin)
Buchsbaum (Buxus semper virens), s. Krampfgifte
Buchweizen (Fagopyrum esculentum) – Photosensibilisatoren
Buschwindröschen (Anemone, nemorosa), s. Protoanemonin
Ceder (Juniperus), s. Ätherische Öle
Christrose (Helleborus niger), s. Digitalis, Saponine
Dreizackgewächse (Junca ginaleae), s. Blausäure
Efeu (gemeiner) (Hedera Helix), s. Ätherische Öle (Beeren!)
Eibe (Taxus baccata) – Alkaloid (Taxin)
Einbeere (vierblättrige) (Paris quadrifolia), s. Saponine
Eisenhut-Arten (Aconitium), s. Aconitin
Erbsenstrauch (Caragana arborescens), s. Acetylcholin (Cytisin)
Essigbaum (Rhus typhina), s. Abführmittel
Farn (Aspidium filix) (Wurzeln), s. Ätherische Öle
Faulbaum (Rinde) (Rhamnus framirula), s. Abführmittel
Feuerbohne (Phaseolus coccineus), s. Phasin (Toxalbumin) (rohe Samen und Hülsen)
Fingerhut (roter) (Digitalea purpurea), s. Digitalis
Flohknöterich (Polygonum purpurea), s. Abführmittel, Lebergift
Germer, weicher (Veratrum album), s. Veratrumalkaloide
Giftsumach (Rhus toxicodendron), s. Aconitin (Hautreizung)
Ginster (Genista), s. Cytisin
Glyzinie (Wistaria sinesis), s. Ätherische Öle, Glykosid
Goldlack (Cheiranthus Cheiri), s. Digitalis, Abführmittel
Goldregen (Cytisis laburum), s. Cytisin

Vergiftungsmöglich-keiten	Symptome	Sofort-maßnahmen	Klinik

Gottesgnadenkraut (Gratiola officinalis), s. Glykosid
Granatapfelbaum, s. Coniin
Hahnenfuß-Arten (Ranuncula), s. Prontoanemonin
Heckenkirsche (Lonicera xyloyteum), s. Bitterstoff (Beeren)
Hederich-Arten (Raphanus raphanistrum), s. Senföle, s. Blausäure
Heracleum-Arten, s. Saponine
Herbstzeitlose (Colchicum autumiale), s. Colchicin
Holunder (Sambucus, canadensis), s. Ätherische Öle (unreife Beeren)
Hundspetersilie (Aethusa cynapium), s. Coniin
Jasmin (gelber) (Gelsemium, semper virens), s. Atropin
Judenkirsche (Physalis alkekengi), s. Bitterstoff
Kälberkropf, s. Atropin, Antidot Physostigmin
Kartoffel (unreif) (Tuberosis solanum), s. Atropin (Solanin) Antidot Physostigmin
Kastanie (Aesculus hippocastanum), s. Saponine
Klee (Trifolium) (Weiß-, Rot-, Schwedischer), s. Blausäure, Saponine
Kokkelskörner (2–3 g tödl.), s. Krampfgifte
Koloquinten (Citrullus colocynthidis), s. Abführmittel
Kreuzdorn (Rhamnus catharticus), s. Abführmittel
Kreuzkraut (Senicio vulgaris), s. Mutterkornalkaloide
Kronwicke (bunte) (Coronilla caria), s. Digitalis
Küchenschelle (Anemona pulsatilla), s. Protoanemonin
Kuhschelle-Arten (Pulsatilla), s. Digitalis, Saponine
Lebensbaum (Thuja-Arten), s. Krampfgifte, Ätherische Öle
Leinsamen (Linum), s. Blausäure
Liguster (Ligustrum), s. Ätherische Öle (Hautreizung!)
Maiglöckchen (Convallaria majalis), s. Digitalis
Mauerpfeffer (Sedum acre), s. Solanin, Atropin
Mistel (Viscum album), s. Viscotoxin
Nachtschatten (Solanum nigrum und dulca mara), unreife Beeren für Kind tödlich, s. Atropin
Narzisse (Narcissus pseudon.), (gelbe, Wald-) in großen Mengen, Lyeorin (Alkaloid)
Nickendes Perlgras (Melica nutans), s. Blausäure
Nieswurz (weiß) (Veratrum album), s. Digitalis, Saponine = Germes
Nieswurz (schwarz) (Helleborus niger), s. Digitalis, Saponine = Christrose
Oleander (Nerium oleander), s. Digitalis, Ätherische Öle
Perückenstrauch (Cotinus coggyria Scop), s. Hydrochinone, organ. Säuren
Pfaffenhütchen (Euonymus), s. Digitalis, Ätherische Öle
Rhabarber (Rhizoma rhei), s. Abführmittel, Oxalsäure
Rhododendron-Arten, s. Aconitin (Blätter, Blüten)
Rittersporn-Arten (Delphinium), s. Aconitin
Rosmarinheide (Andromeda polifolia), s. Aconitin
Sadebaum (Iuniperus sabina), s. Ätherische Öle
Salbei (Salvia officinalis), s. Krampfgifte
Salomonsiegel (Beeren) (Polygonatum adoratum), s. Digitalis
Sauerampfer (Rumec, acetosa), s. Oxalsäure (Calciumgabe!)
Seidelbast (Dapne-mecereum) (wenig Beeren giftig), s. Ätherische Öle, organ. Säuren
Sennesblätter, s. Abführmittel
Sumpfporst (Ledum palustre), s. Ätherische Öle
Stechapfel (Datura stramonium) (gemeiner), s. Atropin (Antidot Physostigmin)
Stechhülsen (Ilex aquifolium), Beeren f. Kinder tödlich, s. Ätherische Öle, Coffein, Saponine

Vergiftungsmöglich-keiten	Symptome	Sofortmaßnahmen	Klinik

Stechpalme (Ilex aquifolium), s. Ätherische Öle (Beeren)
Schafgarbe (Achilea millefolium), s. Blausäure
Schierling (Conium imaculatum), s. Coniin
Schierling (gefleckter) (Conium maculatum) (Samen, Wurzeln!), s. Coniin
Schlaf-Mohn (Papaver somniferum), s. Opiate
Schlangenkraut (Calla palustris), s. Saponine, Blausäure
Schneeball (Viburnum), s. Ätherische Öle, Glycosid
Schneebeere (Symphoricarpus albus), s. Saponine (Hautreizung)
Schöllkraut (Cheliponium majus), s. Papaverin
Schöterich (bleicher) (Erysimum crepidifolium), s. Digitalis
Schwalbwurz (Cynanchum vincetoxicum), s. Digitalis, Saponine
Thuja, s. Krampfgift, Ätherische Öle, Lebergift
Tollkirsche (Atropa belladonnae) tödl. Dosis 3–5 für Kinder, Antidot Physostigmin
Vogelbeere (Sorbus ancuparia), s. Abführmittel (viele Beeren)
Wald-Geißblatt (Lonicera periclymenum) (Beeren), s. Saponine, Phenole
Waldrebe (Clematis), s. Protoanemonin
Wasserschierling (Cicuta virosa), s. Krampfgifte
Wasserschwaden (Glycera maxima), s. Blausäure
Wasserschwertlilie (Iris pseudacorus), s. Ätherische Öle
Wein (wilder) (Parthenocissus quinquefolia), s. Abführmittel
Wermut (Artemisa), s. Krampfgifte
Wicken-Arten (Vicia), s. Blausäure
Windengewächs (tropische) (Concolvulaceae), s. LSD
Wolfskraut (Aristolochia dematitis), s. Ätherische Öle, Aristolochiasäure (Karz.?)
Wunderbaum (Ricinus communis) Samen (Blätter) sehr giftig, s. Abführmittel
Zaunrübe (Bryonia dioica), tödl. Dosis 15 f. Kinder, Erw. 40, s. Glycosid
Zwergholunder (Sambucus ebulus), s. Blausäure, Ätherische Öle
Zwergmispel (Cotoneaster integerrima), s. Blausäure

Pflanzengifte

	u.a. ZNS- und Leberschäden.	Sofort erbrechen, Kohle.	Magenspülung, Giftnachweis!

Pflanzenschutzmittel
s. Schädlingsbekämpfungsmittel

	u.a. Miosis, Koma.	Sofort erbrechen, Kohle, beatmen.	Magenspülung, Antidot Atropin, Natriumbikarbonat.

Phenacetin
tödl. Dosis ab 5 g

	ZNS-, Nieren-, Blutbildschäden.	Erbrechen, Kohle.	Magenspülung, Organkontrolle.

Phenkapton
s. Phosphorsäureester

	u.a. Miosis, Koma.	Erbrechen, Kohle, Haut u. Augen spülen, beatmen.	Magenspülung, hochdosiert Atropin, Obidoxim, Natriumbikarbonat.

Vergiftungsmöglichkeiten	Symptome	Sofortmaßnahmen	Klinik
Phenmedipham s. Carbamate	u. a. Miosis, Koma.	Erbrechen, Kohle, Haut u. Augen spülen, beatmen.	Magenspülung, hochdosiert Atropin, Natriumbikarbonat.
Phenol Desinfektions-, Pflanzenschutz- und Konservierungsmittel; in Farb-, Spreng- u. Kunststoffen, Pharmaka, Karbolsäure, Kresol. Tödl. Dosis ab 1 g, durch die Haut ab 10 g	Anfangs weißer, später rot-brauner Schorf, anfangs örtlich starke Schmerzen, später Unempfindlichkeit, Verätzungen, Speichelfluß, Benommenheit, Kopfschmerzen, Ohrensausen, Erregungszustände, Krämpfe, Temperatursenkung, langsamer Puls, Atemnot, Schock, Nierenversagen, typischer Geruch der Atemluft, Tod in wenigen Minuten möglich.	Sofort Speiseöl oder Eiermilch trinken und erbrechen, Kohle, benetzte Kleider entfernen, Haut und Augen mit PEG 400 und Wasser spülen (s. Laugen), O_2-Beatmung, kein Alkohol.	Magenspülung, Zusatz von PEG 400, Kohle und Natriumsulfat instillieren, Plasmaexpander, Diazepam bei Krämpfen, Analgetica, Stenoseprophylaxe mit Cortison (s. Laugen), Hämodialyse, evtl. Toluidinblau bei Methämoglobinämie, Azidosetherapie mit Natriumbikarbonat.
Phenolphthalein s. Phenol	Örtl. Verätzung, Niereninsuffizienz.	Kohle, PEG 400.	Magenspülung.
Phenothiazine s. Psychopharmaka, s. Schlafmittel	Trotz schwerer Vergiftung oft noch ansprechbar, unruhig, Krampfneigung, unregelmäßiger Puls (Herzrhythmusstörungen), schneller Puls, Pupillen oft weit, Haut warm, später Bewußtlosigkeit, Herzstillstand, Atemlähmung.	Erbrechen nur frühzeitig möglich (wegen Lähmung des Brechzentrums), Kohle, Atemwege freihalten.	Antidot Physostigmin, Magenspülung, Plasmaexpander, EKG, bei Krämpfen Physostigmin.
Phenoxycarbonsäuren	Kopfschmerzen, Schwäche, Übelkeit, Erbrechen, Durchfälle, nach einiger Zeit Schmerzen und Taubheitsgefühl und Lähmungen in Armen und Beinen: bei großer Dosis Bewußtlosig-	Sofort PEG 400 trinken lassen, Kohle, benetzte Kleider entfernen. Haut mit Wasser und Seife (oder PEG 400) waschen, Pulskontrolle, Schockprophylaxe, Augen spülen.	Sofort Magenspülung nach Intubation. Therapie des Lungenödems (Furosemid, Cortison, Herzglykoside), Plasmaexpander, Antiarrhythmika (Lidocain).

Vergiftungsmöglichkeiten	Symptome	Sofortmaßnahmen	Klinik
	keit, Lungen- u. Hirnödem, Herzrhythmusstörungen, Herzversagen.		
Phenylbutazon s. Pyrazolon	Allergie, Blutbildschäden.	Erbrechen, Kohle.	Magenspülung, Blutbildkontrolle.
Phenylendiamin s. Anilin	ZNS-Schäden.	Erbrechen, Kohle.	Antidot Toluidinblau.
Phorate s. Phosphorsäureester	u.a. Miosis, Koma.	Erbrechen, Kohle, Haut u. Augen spülen, beatmen.	Magenspülung, hochdosiert Atropin, Obidoxim, Natriumbikarbonat.
Phosalone s. Phosphorsäureester	u.a. Miosis, Koma.	Sofort erbrechen, Haut u. Augen spülen, beatmen.	Magenspülung, hochdosiert Atropin, Obidoxim, Natriumbikarbonat.
Phosgen in geringster Konzentration tödl. (50 ppm in wenigen min), Geruch nach faulem Heu, wird bei Kunststoffbränden frei	Nach mehrstündiger beschwerdefreier Zeit Atemnot, quälender Husten, Schaumbildung, z.B. blutig, Beschwerden nehmen bis etwa 8 Std zu und klingen bei Überleben langsam ab. Lange Zeit danach quälender Husten mit Schmerzen unter dem Brustbein, blutiger Auswurf, blaue Lippen, Schock.	Bei geringstem Verdacht sofort Dexamethasonspray (5 Hübe alle 10 min) einatmen lassen, sofort äußerste Ruhe und Flachlagerung, Wärme, benetzte Kleider ausziehen, Haut mit PEG 400 abwaschen. Sauerstoffangereicherte Luft atmen lassen.	Bei Verdacht sofort Prophylase mit Dexamethason (5 Hübe alle 10 min), Cortison i.v., später Therapie (PEEP-Beatmung u.a.) des Lungenödems, Plasmaersatzpräparat infundieren, Natriumbikarbonatzufuhr zur Therapie der Azidose. PEEP-Beatmung.
Phosphamidon s. Phosphorsäureester	u.a. Miosis, Koma.	Erbrechen, Kohle, Haut u. Augen spülen, beatmen.	Magenspülung, hochdosiert Atropin, Obidoxim, Natriumbikarbonat.
Phosphate	Chronisch: Hyperkinese bei Kleinkindern.		
Phosphide durch Feuchtigkeit wird Phosphorwasserstoff (s. dort) frei	u.a. Lungenödem, Schock.	Frischluft, Schockvorbeugung, Dexamethasonspray.	Plasmaexpander, Hämodialyse.

Vergiftungsmöglichkeiten	Symptome	Sofortmaßnahmen	Klinik
Phosphin = Phosphorwasserstoff (s. dort)	u.a. Lungenödem, Schock.	Frischluft, Dexamethasonspray, Schockvorbeugung.	Plasmaexpander, Hämodialyse.
Phosphor, roter gilt als relativ ungiftig		Erbrechen, Kohle.	
Phosphor, schwarzer gilt als relativ ungiftig		Erbrechen, Kohle.	
Phosphor, weißer tödl. Dosis ab 0,05 g. Giftaufnahme auch durch die Haut	(Blutige) Brechdurchfälle, Schock, nach kurzer Besserung erneut auftretend, Gelbsucht, Leberschmerzen, Blutungsneigung, Erregungszustände, Krämpfe, Benommenheit, Nieren- u. Leberversagen.	Viel trinken lassen, Erbrechen, Natriumsulfatgabe, beatmen, Haut sofort (mit PEG 400) abwaschen.	Magenspülung mit 1%iger Kupfersulfatlösung oder 0,1%iger Kaliumpermanganatlösung, PEG 400, Natriumsulfat, Plasmaexpander, Vitamin K, Analgetika, Haut wie bei Verbrennungen behandeln.
Phosphorhalogenide(-chloride) s. Chlor		Dexamethasonspray.	
Phosphorige Säure gilt als relativ ungiftig	Verätzung.	Viel trinken.	
Phosphoroxide s. Phosphorsäure	Starke lokale Verätzung.	Viel trinken, Schockvorsorge.	Plasmaersatz, Ösophagoskopie.
Phosphorsäureester Pflanzenschutz-u. Schädlingsbekämpfungsmittel, Kampfstoffe, Lösungsmittel, Weichmacher. Tödl. Giftwirkung auch über Lunge, Auge und Haut! (z.B. E 605 und Nervenkampfstoffe)	Sofort vermehrter Speichel-, Tränen- und Schweißfluß, extrem enge Pupillen, Kopfschmerzen, Übelkeit, Erbrechen, Durchfall, langsamer Puls, Blutdruckabfall, Atemnot, Angst, Erregung, fibrilläre Zuckungen, Krämpfe, Lähmungen, später weite Pupillen, Herzjagen, hoher Blutdruck, Tod.	Sofort viel trinken und erbrechen lassen (Vorsicht, nicht mit Erbrochenem in Berührung kommen, Gummihandschuhe), viel Kohle, sofort benetzte Kleider entfernen, Haut mit PEG 400 oder 5%iger Natriumbikarbonatlösung oder Wasser und Seife spülen. Augen mit viel Wasser oder 3%iger Natriumbikarbonatlösung spü-	Sofort 2-10-50 mg Atropin i.v., Wiederholung nach 10 min, bis Atmung normalisiert, Krämpfe verschwunden und Pupillen mittelweit (Vorherrschen der Atropinwirkung), Sauerstoffbeatmung, Obidoxim (3-4 mg/kg i.v.) nur wenn Vergiftung nicht älter als 6 Std ist, 1-2mal Wiederholung nach jeweils 2 Std möglich. Dann Magenspülung mit

Vergiftungsmöglichkeiten	Symptome	Sofortmaßnahmen	Klinik
		len. Beatmen, Ruhe, Dunkelheit, Wärme. Atropin i.m.!	5%iger Natriumbikarbonatlösung, noch vor Klinikeinweisung! Bei Krämpfen Curarisierung (Suxamethonium) oder Diazepam.
Phosphorsäure 25%ig, s. Säuren	Örtl. Verätzung.	Viel trinken.	Plasmaersatz, Ösophagoskopie.
Phosphorsulfide s. Schwefelwasserstoffe	Innere Erstickung.	Giftentfernung, beatmen.	Antidot 4-DMAP.
Phosphorwasserstoff = Phosphin, sehr giftiges Gas, riecht nach Knoblauch, s. Reizgase	Kopfschmerzen, Schwindel, Brechdurchfall, Schock, Atemnot, Krämpfe, Lungenödem, Leber- u. Nierenversagen.	Frischluft, Sauerstoff, flach lagern, Giftentfernung. Dexamethasonspray (5 Hübe alle 10 min).	Plasmaexpander, Bikarbonatinfusion, Vitamin K, Hämodialyse!
Photo s. Foto			
Photo-Fixierbad geringe Laugenzusätze, Tenside, Natriumthiosulfat, kaum Giftwirkung zu erwarten	Magen-Darm-Reizung.	Kein Erbrechen nötig, Kohle.	
Photoentwickler s. Anilin (Aminophenole, Hydrazin, Phenylendiamin), Brom, Chrom, Laugen, Formalin (Paraformaldehyd), Phenol (Hydrochinon), Rhodanide, Säuren	s. Methämoglobinbildner, Zyanose, Atemnot, Schock, örtl. Verätzung.	Sofort viel trinken und erbrechen lassen, Kohlegabe, beatmen, pH-Bestimmung, Giftauskunft.	Magenspülung, evtl. nach Intubation, Plasmaexpander, bei Methämoglobinämie Toluidinblau (2 mg/kg KG i.v.).
Phoxim s. Phosphorsäureester	u.a. Miosis, Koma.	Erbrechen, Kohle, Haut u. Augen spülen, beatmen.	Magenspülung, hochdosiert Atropin, Obidoxim, Natriumbikarbonat.
Phthalate s. Phthalsäure	Örtl. Verätzung.	Viel trinken, Haut u. Augen spülen.	Plasmaersatz, Ösophagoskopie.
Phthalocyanine Farbstoffe, gelten als relativ ungiftig	Farbige Tränen, Urin.	Kohle, Haut u. Augen spülen.	

Vergiftungsmöglich-keiten	Symptome	Sofort-maßnahmen	Klinik
Phthalsäure Weichmacher	Örtliche Verätzung, Übelkeit, Brechdurchfall, nach Einatmen Asthma.	Haut mit PEG 400 oder Wasser und Seife, Augen und Mund mit Wasser spülen, Frischluft. Nach Trinken sofort viel Milch.	Augenarzt! Plasmaersatz, Ösophagoskopie.
Physostigmin tödl. Dosis ab 10 mg, Acetylcholinesterasehemmer	Schweißneigung, Speichelfluß, Hautblässe, enge Pupillen, langsamer Puls, Erbrechen, Durchfall, Koliken, Schock, Herzstillstand, Krämpfe.	Sofort viel trinken u. erbrechen lassen, nach Verschlucken des Giftes, Kohle, Natriumsulfat, Schockprophylaxe, Herzmassage.	Magenspülung, EKG, sofort Antidot Atropin (1-2 mg i.v. oder i.m.) laufend wiederholen, Plasmaexpandergabe.
Picloram	Nur örtliche Haut- u. Schleimhautreizung.	Mit Wasser abspülen, Kohle.	
Picrotoxin tödl. Dosis ab 20 mg, s. Krampfgifte	Krämpfe, Atemdepression.	Kohle, Beatmen.	Magenspülung nach Intubation, Plasmaersatz.
Pilocarpin tödl. Dosis geschluckt 60 mg, i.m. und i.v., noch giftiger, s. Acetylcholin	Starke Schweißbildung.	Erbrechen, Kohle.	Magenspülung, Antidot Atropin.
Pilze die gefährlichsten Pilzgifte sind die des Knollenblätterpilzes und der Lorchel, die beide eine beschwerdefreie Zeit von über 5 Std haben (12-24-36 Std). Alle eßbaren Pilze (Steinpilze!) können durch langes Lagern (über 24 Std) und durch Aufwärmen giftig werden! s. Fliegenpilz s. Pantherpilz	Heftiges Erbrechen, Durchfall, Übelkeit, Sehstörungen, Herzrhythmusstörungen, Atemnot, Schock.	Bei geringstem Verdacht alle möglichen Pilzesser sofort erbrechen lassen, anschließend Kohlegabe (10 g) und Natriumsulfatlösung (2 Eßl. in Wasser gelöst) eingeben. 2stündlich 1 Eßlöffel Lactulose, um Durchfall zu erzeugen. Pilzreste mitbringen.	Sofortige Magenspülung, Kohle- u. Natriumsulfatgabe, Plasmaexpander, evtl. Antiemetikum Triflupromazin, Kalium-Substitution, Leberschutzstoffe (Lactulose, Humatin). Bei Verdacht auf Knollenblätterpilzvergiftung sofort Penicillininfusion 1 Mill/kg/KG/die 3 Tage lang, Hämoperfusion. Leberschutzstoffe.

Vergiftungsmöglichkeiten	Symptome	Sofortmaßnahmen	Klinik
Pindon Indandion, s. Cumarine	Blutungen.	Giftentfernung, Kohle.	Vitamin K.
Plastikreiniger s. Alkohol, Tenside	Unterzucker, Koma.	Coca-Cola, beatmen.	Vitalkontrolle.
Platin	Allergie bzw. Asthma nach Inhalation von Staub oder Dampf; Lungenkrebs!	Beatmen.	Antihistaminika.
Podophyllin tödl. Dosis ab 0,3 g, s. Abführmittel, zur Warzenentfernung 20% Lösung (tödl. Dosis 10 ml), Giftwirkung auch durch die Haut	Schleimhautverätzung.	Haut u. Augen spülen, Kohle, beatmen.	Magenspülung, Plasmaersatz.
Polizei-Gas s. Tränengas, CS-Gas, s. Reizgas	Tränenfluß, Augenschmerzen, Atemnot, Lungenödem, Hautbrennen, Ekzem.	Augen offenhalten, nicht reiben, Haut u. Augen sofort mit Wasser ausgiebig spülen. Dexamethasonspray.	Isogutt od. 3%ige Natriumbikarbonatlösung zum Spülen der Augen verwenden, Augenarzt. Locacorten-Schaum.
Polsterreinigungsmittel s. Teppichreinigungsmittel (Tenside, Alkohol)	Atemnot, Lungenödem bei Aspiration.	Kohle, kein Erbrechen.	Giftauskunft.
Polyglykol s. Glykol	Brechdurchfall, Schock, Atemlähmung.	Erbrechen, Kohle, beatmen, Dexamethasonspray.	Magenspülung, Dialyse.
Polyphosphate nur chronisch giftig	Brechdurchfall nach Verschlucken möglich, Hyperkinese.	Kohle, Natriumsulfat.	
Pottasche = Kaliumcarbonat, s. Laugen	Verätzung, Schock.	Viel trinken, Schockvorsorge.	Plasmaersatz, Ösophagoskopie.
Procain tödl. Dosis 30 mg/kg i.m.	Speichelfluß, Übelkeit, Erbrechen, Schweißneigung,	Sofort viel trinken, Giftentfernung durch Erbrechen,	Magenspülung mit Kaliumpermanganat (1%ig), Diazepam i.v.

Vergiftungsmöglichkeiten	Symptome	Sofortmaßnahmen	Klinik
	Schwindel, Erregung, Krämpfe, Herzrhythmusstörungen, Schock, Bewußtlosigkeit, Atemlähmung, Asthma, Allergie.	Kohle, Natriumsulfat. Spülung von Haut und Schleimhäuten, nach Injektion Unterbindung der Extremität, Herzmassage, beatmen.	bei Krämpfen, bei anaphylaktischem Schock Adrenalin und Plasmaexpandergabe, Cortison, Calcium, bei Methämoglobinämie Toluidinblau (2 mg/kg i.v.).
Profenamin s. Phenothiazine	u.a. weite Pupillen, Koma.	Schockprophylaxe, beatmen, Kohle.	Magenspülung, Antidot Physostigmin.
Promazin s. Phenothiazine	u.a. weite Pupillen, Koma.	Schockprophylaxe, beatmen, Kohle.	Magenspülung, Antidot Physostigmin.
Promecarb s. Carbamate	u.a. Miosis, Koma.	Erbrechen, Kohle, beatmen.	Magenspülung, hochdosiert Atropin.
Promethazin s. Phenothiazine	u.a. weite Pupillen, Koma.	Schockprophylaxe, beatmen, Kohle.	Magenspülung, Antidot Physostigmin.
Propachlor Anilinderivat	Haut- und Schleimhautentzündung.	Haut sofort mit Wasser und Seife abwaschen, Augen spülen, PEG 400.	Magenspülung, Antidot Toluidinblau.
Propham s. Carbamate	u.a. enge Pupillen, Koma.	Erbrechen, Kohle, beatmen.	Magenspülung, hochdosiert Atropin.
Propoxur s. Carbamate	u.a. enge Pupillen, Koma.	Erbrechen, Kohle.	Magenspülung, hochdosiert Atropin.
Prothipendyl s. Phenothiazine	u.a. weite Pupillen, Koma.	Beatmen, Kohlegabe.	Magenspülung, Antidot Physostigmin.
Psychokampfstoffe s. LSD, Benzilate	u.a. Erregung, Halluzinationen.	Kohle, beruhigen.	Doxepin, evtl. Antidot Physostigmin.
Psychopharmaka Wirkung wie Schlafmittel (s. dort) oder Aufputschmittel (s. dort). Steigerung der Wirkung durch Alkohol oder Betäubungsmittel, Kinder sind	Pulsjagen, weite Pupillen, trockene Schleimhäute, Schwitzen, Müdigkeit, Erregung, Verwirrtheitszustände, Harnverhalten, Schiefhals, Zungenschlund-	Sofort viel trinken und erbrechen (bes. bei Kindern!). Horizontallagerung, Kohle und Natriumsulfat geben, beatmen, evtl. Herz-	Antidot Physostigmin, Plasmaexpander, Magenspülung, bei Krämpfen kein Diazepam sondern Physostigmin oder Barbiturate.

Vergiftungsmöglichkeiten	Symptome	Sofortmaßnahmen	Klinik
sehr empfindlich, akute Herzschäden	krämpfe, Verstopfung, niedriger Blutdruck, Herzrhythmusstörungen, Herzschwäche, epileptische Krämpfe, hohe Temperatur, Allergie, Atemlähmung, Bewußtlosigkeit, Schock, evtl. rascher Tod im Herzversagen.	massage, Zungenschlundkrämpfe sind harmlos. Auslösen von Erbrechen nur vor Wirkungseintritt.	
Pyramidon s. Pyrazalon	Allergie, Blut- und Nierenschäden.	Erbrechen, Kohlegabe.	Magenspülung, Plasmaexpander.
Pyranocumarin s. Cumarine	Blutungen.	Erbrechen, Kohlegabe.	Magenspülung, Vitamin K.
Pyrazolone Aminophenazon-Pyramidon (tödl. Dosis ab 5 g). Phenylbutazon. In Verbindung mit Alkohol gefährlich!	Brechdurchfall, Erregung, Krämpfe, Schock, Atemlähmung, Allergie, blutiger Urin.	Viel trinken und erbrechen lassen. Kein Erbrechen, falls der Vergiftete schon krampft. Kohle und Natriumsulfat. Kein Tee oder Kaffee. Beatmen. Schockprophylaxe.	Magenspülung, Diazepam i.v. bei Krämpfen, Plasmaexpander, Vitamin K bei Blutungen.
Pyrethrum Insektenpulver, geschluckt wenig giftig, tödl. Dosis 1–2 g/kg KG	Bindehautreizung, Bronchialasthma, Brechdurchfall, Kopfschmerzen, Schwindel, Schock, Atemlähmung.	Sofort viel trinken und erbrechen lassen. Kohle, Natriumsulfat. Haut und Augen spülen, beatmen.	Plasmaexpander, Magenspülung.
Pyridin Lösungsmittel	Örtliche Haut- u. Schleimhautreizung, Hustenreiz, Erbrechen, Atemnot, (blutiges) Lungenödem, Bewußtlosigkeit, Schock.	Sofort Erbrechen, Kohle, Natriumsulfat, beatmen, Haut und Augen spülen, Dexamethasonspray.	Magenspülung, PEG 400, Plasmaersatz, Therapie eines Lungenödems.
Pyridostigmin s. Acetylcholin	u.a. enge Pupillen, Koma.	Erbrechen, Kohle.	Magenspülung, Antidot Atropin.
Pyrithyldion tödl. Dosis ab 6 g, s. Schlafmittel	u.a. Schock, Krämpfe, Koma.	Kohle, beatmen.	Magenspülung, Plasmaersatz, Dialyse.

Vergiftungsmöglichkeiten	Symptome	Sofortmaßnahmen	Klinik
Pyrogallol s. Phenol	u. a. Verätzung, Nierenschaden.	Viel trinken, PEG 400.	Magenspülung, Dialyse.
Quallen, Aktinien Meeresschnecken	Lokale Schmerzen, allergische Hautreaktion, Blasenbildung, Krampf der Atemmuskulatur, Schock.	20%ige Anaesthesin-Salbe, beatmen, Antihistamin-Gel, z. B. Soventol Gel.	Cortison i.v., Doxepin oder Diazepam i.v., Plasmaexpander.
Quartäre Ammoniumverbindungen (Kodan, Zephirol), s. Ammonium	Laugenwirkung, Hämolyse.	Kohle, PEG 400.	Nierenfunktion überwachen.
Quecksilber Sublimat ($HgCl_2$): tödl. Dosis ab 0,2 g. Einatmen der Dämpfe sehr giftig (Zerspringen einer Lampe. Abbrennen von Pharaoschlangen). Geschluckt erst ab ca.10 ml gefährlich. Metallisches Quecksilber oral kaum Giftwirkung	Grauweißer, blutiger Schorf, Erbrechen, schleimig-blutige Durchfälle, Speichelfluß, Metallgeschmack, Harnsperre, Schock, Herzjagen, Fieber, Kehlkopfschwellung, Erregungszustände, Zittern, Sprach-, Seh-, Schluck- u. Hörstörungen, Krämpfe.	Sofort viel trinken, erbrechen (s. Metalle). Metallisches Quecksilber mit Mercurisorb binden.	Sofort DMPS (Dimaval) i.v. und oral. Magenspülung mit Milch, Plasmaexpander, Hämodialyse!
Quintozen s. Nitrobenzole, substituierte	Zyanose, Schock.	Erbrechen, Kohle, beatmen.	Magenspülung, Antidot Toluidinblau.
Rachen-Reizstoffe s. Nasen-Rachen-Reizstoffe	Lokale Reizung, Lungenödem!	Haut und Augen spülen, Dexamethasonspray.	
Radioaktive Stoffe s. ionisierende Strahlen	Schock, Anämie.	Schockprophylaxe, Haut spülen.	Calcium-EDTA, Kaliumjodid.
Rasierseife(creme) Natrium- u. Kaliumseifen, Glycerin (s. dort)	Gastroenteritis.	Kohle.	
Rasierwasser Alkohol, Äther, Öle, Säuren, Phenole, Kampfer	Gastroenteritis, Koma.	Erbrechen, Kohle.	

Vergiftungsmöglichkeiten	Symptome	Sofortmaßnahmen	Klinik
Ratten- und Mäusegift s. Arsenik, Thallium, Zinkphosphid, Cumarine, α-Naphthylthioharnstoff	u.a. Schock, Lungenödem, Blutungen.	Erbrechen, Kohle.	Magenspülung, Giftauskunft.
Rauch s. Kohlenmonoxid, Blausäure, Reizgase	Erregung, Koma, Lungenödem.	Frischluft, Dexamethasonspray.	Sauerstoff-Beatmung, Natriumthiosulfat.
Raupen, Schmetterlinge	Örtliche Schmerzen, allergische Hautreaktion, Augenbindehautentzündung.	Haare entfernen, Augen mit Wasser spülen.	Cortison i.v., Augensalbe, Antihistaminika-Gel.
Reinigungsmittel s. Waschmittel			
Reisetabletten Bonamine, Vomex A, s. juckreizstillende Mittel	weite Pupillen, Koma.	Kohle, beatmen.	Magenspülung, Antidot Physostigmin.
Reizgase	Schleimhautreizung, Husten, Heiserkeit, Atemnot, blaue Lippen, Kehlkopfkrampf, Ersticken, Lungenödem (evtl. nach tagelanger symptomfreier Latenzzeit).	Vorsicht vor Selbstvergiftung des Retters (Anseilen, Atemschutzmaske), Frischluft, Dexamethasonspray (alle 10 min 5 Hübe einatmen), flach lagern, Ruhe, Wärme, Haut und Augen spülen, schonender Transport.	Therapie eines Lungenödems: PEEP-Beatmung nach Intubation, Cortison i.v., Furosemid, Herzglykoside.
Reserpin s. Psychopharmaka, Hochdruckmittel	Schock, Herzrhythmusstörungen.	Kohle, beatmen.	Magenspülung, Monitorkontrolle.
Resorcin s. Phenol	Örtl. Verätzung.	Viel trinken, Haut u. Augen spülen.	Magenspülung.
Rhodandinitrobenzol s. Nitrobenzole, substituierte	Zyanose, ZNS-Symptomatik.	Erbrechen, Kohle.	Magenspülung, Antidot Toluidinblau.
Rhodanide	Brechdurchfall, Erregung, Stumpfsinn, Krämpfe, Schock.	Viel trinken und erbrechen lassen, Schockprophylaxe.	Magenspülung, Diazepam i.v. bei Krämpfen.

Vergiftungsmöglichkeiten	Symptome	Sofortmaßnahmen	Klinik
Rizin In den Schalen der Rizinsamen (Preßrückstand). Tox. Protein, 20 Samen f. Erwachsene und 3-6 Samen f. Kinder tödl.	Oral: Brechdurchfall, Krämpfe, Anurie, hämorrhag. Gastroenteritis. Parenteral: Hämolyse, lokale Nekrose. Tod durch Nephritis, Lebernekrose, Vasomotorenlähmung.	Gift entfernen (Kohle), lokale Nekrose ausschneiden.	Plasmaersatz, Organkontrolle.
Rizinusöl s. Abführmittel (Ricinoleinsäure). Öl ausgepreßt aus Rizin-Samen	Heftige Durchfälle, Schock.	Kohle, Schockvorsorge.	Magenspülung, Kaliumsubstitution, Plasmaersatz.
Rohrfrei u. Rohrreiniger s. starke Laugen (Ätznatron, Natriumnitrat, Salpeter), bis 30% Natriumnitrat	Lokale Verätzung, blutig-schleimiges Erbrechen, Schock.	Viel trinken lassen.	Plasmaersatz, Oesophagoskopie, Toluidinblau.
Rosenspritzmittel s. Thiocarbamate			
Rostschutz- u. Entfernungsmittel s. Antimon(chlorid), Hydroxylamin(hydrochlorid), (Natrium) Nitrit (weiße Tabl.), Säuren, Laugen, Lösungsmittel, Mineralöl, Flußsäure	Besonders bei Kleinkindern Blaufärbung der Haut, Schock, Atemlähmung, lokale Verätzung.	Beatmen, sofort viel trinken lassen. pH-Bestimmung, evtl. erbrechen lassen, Kohle.	Plasmaexpander, evtl. Toluidinblau, Zusammensetzung erfragen! Evtl. Magenspülung.
Rotenon Extrakt, geschluckt kaum giftig, tödl. Dosis 0,3 g/kg KG, s. Halogenwasserstoffe	Erbrechen, Atemnot, Zittern, Krämpfe, Atemlähmung.	Sofort viel trinken und erbrechen lassen, Kohle, beatmen.	Magenspülung, Diazepam i.v. bei Krämpfen, künstl. Beatmung.
Rußentferner s. Säuren, Kupfer, Zink	Örtl. Verätzung, Schock.	Viel trinken lassen, Kohle.	Natriumthiosulfat i.v., Plasmaexpander, forcierte Diurese, Hämodialyse!
Saatbeizmittel s. Quecksilber, Chlor-Kohlenwasserstoffe (Lindan)	Kopfschmerzen, Erregung, Verwirrtheit.	Erbrechen, Kohle.	DMPS bei Quecksilber, Giftauskunft!
Safran tödl. Dosis 5-10 g, s. Ätherische Öle	Erregung, Krämpfe.	Kohle, beatmen.	Magenspülung, Valium b. Krämpfen.

Vergiftungsmöglichkeiten	Symptome	Sofortmaßnahmen	Klinik
Sagrotan s. Phenol			
Salicylsäure Aspirin, tödl. Dosis ab 10 g, enthalten in vielen antirheumatischen Mischpräparaten und Schmerzmitteln, Hühneraugenmitteln; Wintergrün, tödl. Dosis 2–5 g	Brechreiz (blutiges Erbrechen), Durchfall, Schwindel, Kopfschmerzen, Ohrensausen, Schweißausbruch, Atemnot, verstärkte Atmung, Krämpfe, Herzrhythmusstörungen, Blutdruckabfall, Schleimhautblutungen, Schock, Bewußtlosigkeit, Untertemperatur oder Fieber.	Sofort Erbrechen auslösen, Kohle. Viel trinken lassen, evtl. beatmen. Schockprophylaxe, Temperatur messen und normalisieren (Schutz vor Unterkühlung oder Überwärme).	Möglichst nicht sedieren (Atemstillstand, Alkalose), Magenspülung und Kohleninstillation, Bikarbonat-Infusion, evtl. Plasmaexpander, Kontrolle der Nierenausscheidung, Hämodialyse! Vitamin K bzw. PPSB bei Bedarf.
Salmiakgeist s. Ammoniak	Laugen-Verätzung.	Dexamethasonspray, Haut und Augen spülen.	Ösophagoskopie.
Salpetersäure rohe 65%ig, tödl. Dosis 5–10 ml (s. Säuren)	Gelber Ätzschorf.	Dexamethasonspray, Haut und Augen spülen.	Plasmaexpander, Ösophagoskopie.
Salzsäure 33%ig, tödl. Dosis 5–20 ml (s. Säuren)	Weißer Ätzschorf.	Dexamethasonspray, Haut und Augen spülen.	Plasmaexpander, Ösophagoskopie.
Saponine s. Seife	Örtl. Reizwirkung an Schleimhäuten, Blasenbildung, Blutung, Brechdurchfall.	Kohle.	Magenspülung, Nierenfunktion.
Sarin s. Phosphorsäureester	u. a. enge Pupillen, Koma.	Erbrechen, Kohle, beatmen.	Magenspülung, hochdosiert Atropin, Obidoxim, Natriumbikarbonat.
Sauerstoff Gas, Einatmen reinen Sauerstoffs 5 Std ungefährlich, bei Überdruck (z. B. 3–4 atü) nach 30 min lebensgefährlich	Langsamer Puls, Blässe, Lippenzittern, Schweißausbruch, Übelkeit, Herzklopfen, Erregung, Schläfrigkeit, Seh-, Hör- und Gleichgewichtsstörun-	Ruhe, Wärme, Frischluft, Dexamethasonspray (5 Hübe alle 10 min).	Diazepam bei Krämpfen, Therapie eines Lungenödems (PEEP-Beatmung, Furosemid, Herzglykoside).

Vergiftungsmöglich-keiten	Symptome	Sofort-maßnahmen	Klinik
	gen, Erbrechen, Atemnot, Krämpfe, Lungenwassersucht.		
Säuren s. unter Säure-Namen	Örtliche Verätzung, typischer Ätzschorf, blutiges Erbrechen, Durchfall, Schmerzen, Schock, Atemlähmung, blutiger Urin.	Sofort viel Wasser trinken lassen! Haut und Augen mit viel Wasser spülen. Herzmassage bei Herzstillstand, beatmen. Schockprophylaxe. Gegen Schmerzen Metamizol bzw. Morphin, verschüttete Säure mit Pyracidosorb binden, Haut bei Verätzungen Grad I und II mit Locacorten-Schaum einreiben.	Plasmaexpander, Mageninhalt absaugen. Bei zusätzlicher Inhalation Prophylaxe gegen ein Lungenödem (Dexamethasonspray, 5 Hübe alle 10 min), 250 mg Cortison i.v., stündl. 100 mg nachspritzen, Morphin i.v. als Analgetikum und Antitussivum, Furosemid i.v., Herzglykoside, blutiger oder unblutiger Aderlaß. Azidosetherapie mit Natriumbikarbonat, (Cortison zur Prophylaxe einer Ösophagusstenose, alkalisierende Diurese, Hämodialyse bei Hämolyse, Infusionstherapie wie bei Verbrennungen, bei Hautverätzung), Infektionsprophylaxe (Tetanus). Sofortige Ösophagoskopie, evtl. Gastrektomie.
Saxitoxin toxikologisch Ähnlichkeit mit Tetrodotoxin (s. dort), 1 mg soll für den Menschen tödl. sein. Gift von Muscheln (Gonyaulax-Arten), „paralytic shellfish poisoning"	Zuerst Kribbeln, Brennen und taubes Gefühl an der Zunge und Lippen, manchmal über das ganze Gesicht oder auch an Fingern und Zehen. Unkoordinierte Bewegungen, Ataxie, Sprechschwierigkeiten, Schwindel, Schwäche, Kopfschmerz, Muskelschwäche, Atemlähmung.	Erbrechen lassen, Kohle, beatmen.	Evtl. Beatmung, wie bei Curare, Plasmaexpander.

Vergiftungsmöglichkeiten	Symptome	Sofortmaßnahmen	Klinik
Schädlingsbekämpfungsmittel sehr giftige Phosphorsäureester, Carbamate, chlorierte Kohlenwasserstoffe	u. a. enge Pupillen, Koma, Atemlähmung.	Sofort erbrechen, Kohle, Haut und Augen spülen, Schockprophylaxe, künstl. Beatmung, Herzmassage.	Zusammensetzung erfragen, vor Klinikeinweisung Magenspülung bei Phosphorsäureestern, Carbamaten.
Scheibenwaschanlage s. Ethylenglykol, Methanol	ZNS-Schäden.	Sofort viel trinken lassen, erbrechen, Kohle, beatmen.	Plasmaexpander, Magenspülung, forcierte Diurese, Dialyse!
Scherkopfbad s. Methanol, Alkohol			
Scheuerpulver (Lauge)	Lungenreizung beim Einatmen.	Dexamethasonspray.	
Schlafmittel Barbiturate, barbitursäurefreie (Bromide, Paraldehyd, Ureide, Gluthetimid, Methaqualon) Narkotika, Wirkung gefährlich durch gleichzeitige Alkoholeinnahme	Übelkeit, Erbrechen, ungeordnete Bewegungen, Erregungszustände, tiefer Schlaf, reagiert nicht auf Schmerzreize, Reflexe nicht auslösbar, Krämpfe, anfangs enge und reaktionsträge Pupillen. Atmung oberflächlich, Zurückfallen des Zungengrundes, Verlegung der Atemwege, Erstickung (Erbrochenes), Atemlähmung, flacher, schneller Puls, Blutdruckabfall, Untertemperatur, Fieber bei Lungenentzündung, Lungenödem, Haut aschgrau bis bräunlich, Ödeme, Blutungen, Aufliegestellen, Tod tritt nach 2–4 Tagen an Atemlähmung oder früher durch Erstickung ein.	Seitliche Schocklagerung, Mund von Erbrochenem reinigen, künstl. Beatmung (möglichst mit O_2), Wärme, noch Ansprechbare erbrechen lassen, Kohlegabe.	Sofort Plasmaexpander, Intubation (Aspirationsprophylaxe). Atropininjektion (2 Amp. à 0,5 mg i.m.). Wiederholte Magenspülung mit PEG 400 und Kohle-Na-Sulfat-Instillation 6-stdl. Gabe von Emetika kontraindiziert! (Lähmung des Brechzentrums durch Schlafmittel!) Natriumbikarbonat 250 ml 8,4%ig i.v. zur Urinalkalisierung.

Vergiftungsmöglichkeiten	Symptome	Sofortmaßnahmen	Klinik
Schlangen			
Elapidae (Kobras, Kraits, Migrurus)	Neurotoxisch (Erbrechen, Sehstörungen, Krämpfe, Lähmungen), kardiotoxisch, örtl. Schwellung, unterschiedl. Schmerzen, Tod durch Atemlähmung.	Beatmen, Schockprophylaxe, Ruhigstellung d. betroffenen Extremität.	Schlangengiftserum (Behringwerke od. Butantan), hochdosiert am sichersten wirksam, z. B. Polyvalent „Europa", „Nordafrika", „Zentralafrika", „Vorderer u. Mittlerer Orient", „Mittelu. Südamerika", „Kobra", Plasmaexpander, Cortison i. v., kein Calcium, kein Digitalis, Tetanusimpfung.
Crotalidae (Crotalus, Bothrops, Lacheris)	Örtl. starke Schmerzen, die in Gefühllosigkeit übergehen, Nekrose, neurotoxisch, gerinnungsstörend.	wie Elapidae.	wie Elapidae. Chirurgische Wundversorgung, Verbandaluene, Kontrolle der Blutgerinnung.
Hydrophiidae (Seeschlangen)	Biß praktisch schmerzfrei, keine örtl. Reaktionen. Myotoxisch (motorische Störungen, Bewegungsunfähigkeit, Muskelschmerzen), Atemlähmung bei vollem Bewußtsein.	wie Elapidae.	wie Elapidae.
Viperidae (Aspiaviper, Landviper, Landotter, Kreuzotter), Sandviper, auch in Gewässern des Mittelmeerraumes schwimmend	Lebensgefährlich nur bei Kindern. Biß sehr schmerzhaft, stechend, Schwellung, Gewebszerstörung, Hämorrhagie, Nekrose, gerinnungsstörend, kardiovaskulärer Schock (Übelkeit, Erbrechen).	Kein Abbinden, Ausschneiden od. gar Ausbrennen! Ruhigstellung, Schockprophylaxe.	Plasmaersatz, Bißstelle ruhig lagern, Tetanus-Prophylaxe, Antiserum „Europa" nur in schweren Fällen nach vorherigem konjuctivalem Allergie-Test.
Schmerzmittel s. Opiate, Salicylsäure, Anilinderivate, Pyrazolone; enthalten in vielem Mischpräparaten wie Spalt-Tabletten, Optalidon, Baralgin, Treupel, Thomapyrin u. ä., verstärken Alkoholeinwirkung, tödl. Dosis ab 5 g	Erregungszustände, epileptische Krämpfe, Zittern, Brechdurchfall blaue Lippen, Schock, Herz-Kreislaufversagen, Atemlähmung, Lungenödem.	Erbrechen, Kohlegabe, künstl. Beatmung, Schockprophylaxe, Selbstmörder überwachen.	Magenspülung, bei Krämpfen Diazepam, Alkalisierung mit Natriumbikarbonat, Beatmung, Monitorkontrolle.

Vergiftungsmöglichkeiten	Symptome	Sofortmaßnahmen	Klinik
Schmierfette 80% Mineralöle, Rest Seifen	Pneumonie.	Kohle, PEG 400.	Antibiotika.
Schmiermittel s. Halogenkohlenwasserstoffe, Mineralöle, Phosphorsäureester (extrem selten)	ZNS-Schäden.	PEG 400, Kohle.	Magenspülung, bei extremer Miosis Therapie wie bei Phosphorsäureestern.
Schmierseife Kaliseife, giftiger als Seife (s. dort), s. Kalium	Örtl. Verätzung.	PEG 400, Augen und Haut spülen.	
Schnecken in warmen Meeren und Aquarien (z. B. Kugelschnecke, Conus-Arten), Giftapparat produziert Giftsekret, das Tetramethylammoniumhydroxyd enthält (s. Curare)	ZNS-Störung (Atemdepression).	Kohlegabe, beatmen.	Intubation u. Beatmung.
Schneckenkorn s. Metaldehyd	Lokale und ZNS-Reizung.	Kohle, entgiften, beatmen.	Magenspülung, Organkontrolle.
Schnupfenmittel s. Kreislaufmittel	Normale Dosierung: trockene Schleimhäute, Unruhe, Herzklopfen. Überdosierung: Blässe, Schwitzen, Angstgefühl, Blutdruckabfall, kalte Extremitäten, Atemnot, blaue Lippen, Herzjagen, Lungenödem, Harnsperre.	Flach hinlegen, zudecken, Frischluft, evtl. beatmen, beruhigen, Kohle.	Magenspülung, Antidot Physostigmin.
Schuhpflegemittel s. Benzin, Glykole, Halogenkohlenwasserstoffe, Trichlorethylen, Alkohol, Terpentinöl, Farbstoff, Etherische Öle (Terpentinöl), Titanoxid, Giftauskunft	ZNS-, Leber- und Nierenstörungen, Lungenödem.	PEG 400, Kohle, beatmen, Dexamethasonspray.	Magenspülung, nach Intubation, Plasmaexpander, Antidot Toluidinblau.

Vergiftungsmöglichkeiten	Symptome	Sofortmaßnahmen	Klinik
Schwefel sublimierter kann durch Arsen (s. dort) oder Selen (s. dort) verunreinigt sein. Gefällter Schwefel = Schwefelmilch: tödl. Dosis ab 12 g, s. Schwefelwasserstoff	Durchfall, durch Schwefelwasserstoff Zyanose, innere Erstickung.	Kohle, beatmen mit Sauerstoff, Dexamethasonspray.	In Extremfällen Antidot 4-DMAP.
Schwefeldioxid s. Reizgase	Schmerzhafte örtliche Haut- u. Schleimhautreizung, Husten, Heiserkeit, Atemnot, blaue Lippen, Kehlkopfkrampf, Ersticken, Lungenödem.	Haut und Augen sofort spülen. Dexamethasonspray (alle 10 min 5 Hübe einatmen), Sauerstoffbeatmung, flach lagern, Ruhe, Wärme, schonender Transport.	Therapie eines Lungenödems: Cortison i.v., PEEP-Beatmung, Furosemid, Herzglykoside, Intubation, Vorsicht bei Opiaten (Atemdepression).
Schwefelkohlenstoff riecht nach faulen Rettichen, leicht entzündbar	Schleimhautreizung, Rötung des Gesichts, Erregungszustand, Bewußtlosigkeit, Atemlähmung.	Dexamethasonspray, Frischluft, Sauerstoffbeatmung, Haut u. Augen spülen.	Plasmaexpander.
Schwefelsäure 98%ig tödl. Dosis: 1-5 ml (s. Säuren)	Schwarzer Ätzschorf, örtl. Verätzung.	Viel trinken, Schockvorsorge.	Plasmaexpander, Ösophagoskopie.
Schwefelwasserstoff Gas in Kloaken, riecht nach faulen Eiern (s. Gasvergiftung)	Schleimhautreizung, Kopfschmerzen, Schwindel, Durchfälle, Atemnot, Herzjagen, Krämpfe, Lähmungen, Atemlähmung, Bewußtlosigkeit, Lungenödem.	Vorsicht bei der Bergung (Selbstschutz!), Frischluft, Sauerstoffbeatmung, Dexamethasonspray, Antidot!	Sofort 1 Amp. DMAP (250 ml) i.v. (3 mg/kg), dann alle 2 Std ½ Amp. 3 × wiederholt i.v., Cortison, Furosemid.
Scillirosid s. Digitalis	Brennen im Mund und Rachen, Brechreiz, Speichelfluß, Erbrechen, schmerzhafte Durchfälle, Krämpfe, Herzrhythmusstörungen (Kammerflimmern).	Sofort viel trinken und erbrechen lassen. Kohle.	Magenspülung, sofortige Kalium-Infusion, kein Herzglykosid! Bei Herzrhythmusstörungen Lidocain oder Atropin.

Vergiftungsmöglich-keiten	Symptome	Sofortmaßnahmen	Klinik
Scopolamin s. Atropin	u.a. Mydriasis.	Erbrechen, Kohle, beatmen.	Antidot Physostigmin.
Secalealkaloide s. Mutterkornalkaloide		Erbrechen, Kohle.	Magenspülung.
Seebarsch s. Ciguatera-Toxin			
Seeigel (Echinoidea) Toxine in Genitaldrüsen, durch Stachel verabreicht	Giftig in Fortpflanzungszeit. Örtliche Schmerzen, allergische Erscheinungen.	Stachel entfernen, Cortison.	Tetanusprophylaxe.
Seewespe (Chironex Fl). Das gefährlichste giftige Meerestier. Tod in Sek. bis Min. nach Berührung mit Tentakeln möglich	Kardiotoxisch (akutes Herzversagen), Bluthochdruck, Zungenödem, giftig ist der Schleim der Tentakeln.	Schleim inaktivieren (mit Alkohol, 10% Formalin, Salmiakgeist, aber auch Zucker, Salz, Öl, trockenen Sand). Substanzen antrocknen lassen, bevor Schleim bzw. Tentakeln mit Messerrücken abgeschabt werden. Kein frisches Wasser, kein nasser Sand.	Schockbehandlung, Calciumgluconat i.v., Tetanus.
Seife Feinseife, Natrium- u. Kaliumsalze, Zusätze von Soda, Pottasche, Alkalisilikate	(Blutige) Brechdurchfälle, Gefahr des Einatmens von Schaum mit Kehlkopfkrampf und Lungenödem, Schleimhautverätzung und Lungenentzündung, Augenschädigung (Hornhaut, Bindehaut).	Atemwege freihalten, viel Wasser, Kohle trinken lassen, kein Erbrechen, Haut und Augen gründlich spülen, beatmen.	Therapie eines Lungenödems, Plasmaexpander, Hämodialyse!
Selen s. Säuren, Schuppenmittel, Schädlingsbekämpfungsmittel	Knoblauchgeruch, örtliche Reizerscheinungen, Brechdurchfall, Atemnot, Lungenödem, Krämpfe, Schock.	Milch oder PEG 400 trinken, Augen und Haut mit 10%iger Natriumthiosulfatlösung spülen.	Magenspülung, Plasmaexpander, s. Reizgase.

Vergiftungsmöglichkeiten	Symptome	Sofortmaßnahmen	Klinik
Senf s. Ätherische Öle (Senföle), leichte Säuren (Weinessig), s. Blausäure (Thiocyanat)	Lungenödem, Hautschädigung (Auge!).	Kohle, Natriumsulfat, Haut u. Augen spülen (PEG 400).	Lungenödemtherapie (PEEP-Beatmung, Furosemid, Cortison, Herzglykoside), forcierte Diurese!
Senföle	Örtliche Wärmebildung, Blasen, Nekrosen, Brechdurchfall, Lungenödem, Schock.	Augen und Haut spülen, nach Verschlucken Kohle, bei Inhalation Dexamethasonspray.	Magenspülung PEG 400, Plasmaexpander.
Silber abgesehen von Silbernitrat (tödl. Dosis ab 10 g) kaum giftig, s. Metall	Anfangs weiße, unter Lichteinfluß schwarze Haut (oberflächliche Hautverätzung), kolikartige Durchfälle, Atemstillstand.	Sofort Kochsalzlösung trinken, erbrechen, evtl. Eiermilch nachtrinken, beatmen.	Magenspülung mit 2%iger NaCl-Lösung.
Silberanreibemittel s. Blausäure	Innere Erstickung.	Erbrechen.	Antidot 4-DMAP.
Silbernitrat tödl. Dosis 10 g, Höllensteinstift, s. Silber	Örtl. Verätzung, Schock.	Viel trinken, Augen und Haut spülen.	Plasmaersatz, Ösophagoskopie.
Silberputzmittel (Silberbad) s. Benzin, Cadmium, Cyanide (!), s. Blausäure, Laugen, Säuren, Reizgase	Bei rosigem Gesicht und Atemlähmung, Krämpfen, Cyanidvergiftung, sonst örtliche Verätzung, Schock, Lungenödem.	Kohle, Giftauskunft, sofort Erbrechen, Dexamethasonspray.	Bei Verdacht auf Blausäurevergiftung sofort 250 mg 4-DMAP i.v., anschließend mit 100 ml 10%ig Natriumthiosulfat i.v., Magenspülung mit frisch zubereiteter burgunderroter Kaliumpermanganatlösung.
Silicium-Silikate s. Laugen (Wasserglas), Säuren (Halogenide), Anorganische Verbindungen ungiftig	Örtliche Schleimhautreizung, evtl. Krämpfe, Narkose.	Viel trinken, beatmen.	
Silofutteransäuerung s. Ameisensäure	Örtl. Verätzung.	Augen und Haut spülen.	

Vergiftungsmöglichkeiten	Symptome	Sofortmaßnahmen	Klinik
Silogase s. Kohlendioxid	Koma.	Vorsicht beim Retten, Sauerstoff.	Intubation, Sauerstoffbeatmung.
Skiwachs Gemisch aus Harz, Toluol, Wachs, Fett, Öl, Talg, Holzteer, Paraffin, Graphit, Metallpulver (Aluminium), relativ ungiftig	Magen-Darm-Reizung.	Nur nach großen eingenommenen Mengen Kohle.	
Skorpione	Extrem starke Schmerzen an d. Stichstelle, die sich langsam ausbreiten. Tod durch Atemlähmung in ca. 20 Std.	Schockprophylaxe, beatmen.	Plasmaexpander, Cortison, Antiserum (5-10 Amp.) nach Allergietest.
Soda s. Natriumkarbonat, s. (schwache) Lauge	Örtl. Reizung.	Augen spülen.	
Solanin s. Atropin	Mydriasis, Koma.	Erbrechen, Kohle.	Antidot Physostigmin.
Sol. Castellani s. Resorcin (10,0) Phenol (5,0) Aceton (5,0)	Schleimhautreizung.	Kohle, Augen und Schleimhäute spülen.	Ösophagoskopie.
Soman s. Phosphorsäureester	Miosis, Koma.	Sofort Erbrechen, Kohle, Haut u. Augen spülen, beatmen.	Magenspülung, hochdosiert Atropin, Obidoxim, Natriumbikarbonat.
Sonnenschutzmittel Aminobenzoesäure, Dihydroxycumarin, relativ ungiftig	Durchfall, örtl. Reizung.	Haut u. Augen spülen, Erbrechen, Kohle.	
Spartein s. Coniin	Krämpfe, Herzrhythmusstörungen.	Erbrechen, Kohle, beatmen.	Magenspülung, Monitorkontrolle.
Spinnen s. Giftspinne	Schmerzen, Atemlähmung, Schock.	Schockprophylaxe, beatmen.	Plasmaexpander, Cortison.
Spiritus s. Alkohole	Koma.	Schockprophylaxe, beatmen.	Magenspülung, Physostigmin.

Vergiftungsmöglich-keiten	Symptome	Sofort-maßnahmen	Klinik
Spray-Treibmittel s. Halogenkohlenwasserstoffe, Lachgas kaum giftig, in Extremfällen s. Reizgase	Lungenödem, Anoxie.	Dexamethasonspray, beatmen.	PEEP-Beatmung.
Stachelrochen (Pasyatidae) Ø 10 cm bis 4 m lang, lebt in Küstennähe halb verdeckt im Sand. Giftstachel = 4–30 cm lang	Die Gewebshülle des Stachels mit Widerhaken gibt in der Wunde das Toxin frei. Intensive Schmerzen auch nach Herausziehen des Stachels, die 6–48 Std andauern können. Schwäche, Übelkeit, Angstgefühle, Kollaps, Krämpfe, Lähmungen.	Nach Entfernen des Stachels auch toxinhaltigen Gewebsschaft (Wunde) ausspülen (auch mit Seewasser) mit sehr warmem Wasser.	Wunde gründlich reinigen, desinfizieren, nähen, Glied hochlagern, Tetanus-Schutz, Antibiotika.
Stadtgas ungiftiges Methangas, früher Kohlenmonoxid	Anoxie, Hirnödem.	Frischluft.	Frischluft-, Sauerstoff-Beatmung, Hes 10%.
Steinfische (Sunanceja) mit kurzen, dicken Giftstacheln mit Verdickung im oberen Drittel (Drüse). Liegen sehr träge im Sand vergraben	Sofortige Schmerzen, Übelkeit bis Bewußtlosigkeit, Verlangsamung der Herzfrequenz (unter 50), Atembeschwerden, oft tödlich durch Lähmungen.	Heißes Wasser auf Wunde träufeln, Wunde gründlich ausspülen.	Wunddesinfektion, Antibiotika, Tetanus.
Steinpflegemittel s. Tetrachlorkohlenstoff, Ätznatron, s. Laugen	Verätzung, Leberschaden.	Viel trinken lassen.	Giftauskunft, Ösophagoskopie.
Stickstoffdioxid Stickstofftrioxid, Stickstofftetroxid, s. Nitrose-Gase	Lungenödem nach Latenzzeit.	Dexamethasonspray, Frischluft, Ruhe.	PEEP-Beatmung.
Stickstoffhalogenide s. Nitrose-Gase	Lungenödem nach Latenzzeit.	Dexamethasonspray, Frischluft, Ruhe.	PEEP-Beatmung.
Stickstoff-(N)-Lost s. N-Lost	Blasen.	Haut sofort spülen.	Natriumthiosulfat i.v., Organkontrolle!

Vergiftungsmöglichkeiten	Symptome	Sofortmaßnahmen	Klinik
Stickstoffmonoxid s. Nitrose-Gase	Lungenödem nach Latenzzeit.	Dexamethasonspray, Frischluft, Ruhe.	PEEP-Beatmung.
Stiefelspray s. Methylenchlorid, Benzin	Lungenödem, ZNS-Schäden.	Dexamethasonspray.	Organkontrolle.
Streichholz s. Antimon(-pentasulfid, schwedisch), Kaliumchlorat, ungiftiger roter Phosphor, Thallium(nitrat), Kaliumchlorat, Schwefel	Methämoglobinämie, Atemnot, Tachycardie, Erbrechen, Durchfall, Schock.	Sofort viel trinken und erbrechen lassen, Kohle, Natriumsulfat. Haut gründlich spülen.	Magenspülung, bei Methämoglobinämie Toluidinblau (2 mg/kg KG i.v.), nur bei Kleinkindern.
Streusalz (Kochsalz mit Eisenoxid vergällt), s. Kochsalz	Koma nach Latenz. (Tödl. Dosis 1 g/kg KG).	Erbrechen, viel Wasser trinken.	Dialyse.
Strontium geschluckt nur die Wirkung des Anions giftig: s. Laugen, s. auch Barium, Schwefelwasserstoff	s. Barium.	Erbrechen, Natriumsulfat, Haut mit (Lutrol) Wasser spülen.	Magenspülung, Blutbildkontrolle.
Strychnin Brechnuß	Starke Erregung, Ziehen in der Kiefer- u. Nackenmuskulatur, Zittern, generalisierte epileptische Krampfanfälle mit Nackensteifigkeit, gestreckte Extremitäten, sehr schmerzhaft bei voll erhaltenem Bewußtsein, Kiefersperre, Atemnot, blaue Lippen. Tod durch Ersticken oder im Herz-Kreislaufversagen (Erschöpfung).	Sofort erbrechen lassen, Kohle, dann irgendein starkes Beruhigungsmittel (Schlafmittel) eingeben, Ruhe, dunkles Zimmer.	Sedieren mit Diazepam oder Barbituraten i.v., Intubation, künstl. Beatmung.
Styrol Dämpfe giftig	Örtl. Reizung, ZNS-Störung.	Haut u. Augen reinigen, Frischluft.	Organkontrolle.

Vergiftungsmöglichkeiten	Symptome	Sofortmaßnahmen	Klinik
Sublimat Quecksilber(II)-chlorid, tödl. Dosis ab 0,2 g, s. Quecksilber	Örtl. Verätzung, ZNS-Schaden, Schock.	Sofort viel trinken, erbrechen.	Magenspülung, DMPS hochdosiert.
Sulfide nur nach Aufnahme extrem großer Mengen, s. Schwefelwasserstoff	Innere Erstickung.	Dexamethasonspray.	Antidot 4-DMAP.
Sulfite Entfärber, Konservierungsmittel, Freiwerden von H_2SO_3! s. Säuren	Schleimhautreizung, Übelkeit, Magenschmerzen, Brechdurchfall.	Viel trinken lassen.	Ösophagoskopie.
Sulfonamide s. Antibiotika, Antidiabetica	Bei Zyanose Methämoglobinämie, Allergie.	Kohle.	Evtl. Toluidinblau.
Sulfotepp s. Phosphorsäureester	u.a. enge Pupillen, Koma.	Sofort Erbrechen, Kohle, Haut u. Augen spülen, beatmen.	Magenspülung, hochdosiert Atropin, Obidoxim, Natriumbikarbonat.
Suxamethonium s. Curare	Atemlähmung.	Künstl. Beatmung.	Azidoseausgleich.
Sympathikolytika s. Hochdruckmittel	Schock, Herzrhythmusstörungen.	Kohle, Schocklagerung.	Atropin bei Bradykardie.
2,4,5-T s. Phenoxycarbonsäuren, Dioxin	Örtl. Reizung, ZNS-Schaden.	Haut u. Augen spülen.	Magenspülung, Organkontrolle.
Tabak (Nikotin) ebenso Lobelin, tödl. Dosis: 40 mg, d.h. ½ Zigarre, 4 Zigaretten, 8 g Schnupfpulver, bei Kindern etwa ¼ der Dosis. Bei Verbrennen entsteht Blausäure, die in Kippen angereichert ist (Gefahr für Kleinkinder!)	Erbrechen, Schwindel, Gesichtsblässe, Kopfschmerzen, Übelkeit, Koliken, Durchfall, Schweißausbrüche, Sehstörungen, Erregungszustände, Wahnvorstellungen, Zittern, epileptische Krämpfe, anfangs langsamer Puls, dann Herzjagen mit unregelmäßigem Herzschlag, dann	Nach Verschlucken sofortiges Erbrechen, Kohle-Natriumsulfat, Haut auch spülen, beatmen.	Bei Krämpfen Diazepam i.v., Plasmaexpander, Magenspülung (an Ort und Stelle) EKG-Überwachung, Lidocain bei Kammertachykardie, Atropin bei Bradykardie.

Vergiftungsmöglichkeiten	Symptome	Sofortmaßnahmen	Klinik
	Pulsabfall, Schock, kalte Extremitäten, Atemlähmung.		
Tabun s. Phosphorsäureester Cyanid-haltig	u.a. Miosis, Koma.	Sofort Erbrechen, Kohle, Haut u. Augen spülen Lutrol.	Magenspülung, hochdosiert Atropin, Obidoxim, 4-DMAP.
Taschenlampenbatterie s. Quecksilber, s. Lithium	Örtl. Verätzung, ZNS-Schaden.	Sofort viel trinken, Kartoffelbrei essen lassen.	Röntgenkontrolle, Plasmaexpander, Antidot DMPS, evtl. operative Entfernung.
TCA Natriumtrichloracetat, s. Säuren (chlorierte Carbonsäuren)	Örtl. Verätzung.	Viel trinken lassen.	Plasmaexpander.
TCDD (Tetrachlordibenzodioxin) wasserunlöslich, fettlöslich	Chlorakne, später Leberschädigung, Immunschaden, Krebs.	Kleider entfernen, Haut gründlich mit Seife oder PEG 400 waschen, Erbrechen bei geschlucktem Gift, Kohle.	Magen spülen, später tgl. enterohep. Kreislauf mit Kohle oder Paraffinöl (langfristig) unterbrechen.
Teenazen s. Nitrobenzole, substituierte	ZNS-, Leberschaden.	Haut u. Augen spülen, PEG 400.	Magenspülung, Organkontrolle.
Teerentferner s. Benzin, Halogenkohlenwasserstoffe (Chlorbenzol), Perchlorethylen	ZNS-, Leberschädigung, Krebs.	Frischluft, Kohle, kein Erbrechen, PEG 400.	Organkontrolle.
Teerfarbstoffe Triphenylmethan. Lösungen relativ ungiftig, da Konzentration sehr niedrig. Ausnahme: Karbolfuchsin und Phenolphthalein (s. Phenol), gefährlicher sind feste Stoffe	Nur nach festen Stoffen Brechdurchfall zu erwarten.	Trotz intensiver Farbeinwirkung am Patienten nach Trinken von Lösungen nur Kohle und Natriumsulfat eingeben, nur nach extrem großen Mengen und bei festen Stoffen viel trinken und erbrechen lassen. Keine Milch, kein Alkohol!	

Vergiftungsmöglichkeiten	Symptome	Sofortmaßnahmen	Klinik
Tellur wie Selen, s. Säuren, Hautresorption!	Magen-Darm-Reizung, blaue Lippen, Atemstillstand, Schock, Leber-, Nierenschädigung.	Milch trinken, erbrechen, Natriumsulfat, Kohle, Haut spülen PEG 400.	Plasmaexpander, DMPS.
Temulin (Taumelloch)	Taumeln, Krämpfe, Lähmungen, Schock, Atemlähmung.	Sofort viel trinken und erbrechen lassen, Kohle, Natriumsulfat, beatmen.	Sofort Magenspülung mit Kaliumpermanganatlösung, Plasmaexpander, Diazepam i.v. bei Krämpfen.
Tenside s. Seifen, Waschmittel	Aspiration von Schaumblasen.	Kein Erbrechen, Kohle.	Therapie des Lungenödems.
Teppich- u. Polsterreinigungsmittel s. Alkohol, Tenside, Spray-Treibgas, relativ ungiftig	Koma, Aspiration.	Kohle, kein Erbrechen, beatmen!	Giftauskunft.
Terpentinersatz Dekalin, Tetralin, s. Benzol (jedoch viel ungiftiger!)	ZNS-Schaden.	Sofort PEG 400, Haut u. Augen spülen.	Magenspülung, Organkontrolle.
Terpentinöl tödl. Dosis ab 60 ml, s. Ätherische Öle	Haut-, Augen-, Lungenreizung, Rausch, Nierenschädigung.	Haut (mit PEG 400) u. Augen reinigen, Kohle.	Magenspülung, Organkontrolle.
Tetanus-Toxin 0,2–0,3 mg für den Menschen tödlich, s. Strychnin	Krämpfe, Atemlähmung.	Künstl. Beatmung.	Tetanus-Immunglobulin, Antibiotika, Relaxierung.
Tetrachlorethylen s. Halogenkohlenwasserstoffe	ZNS-, Leberschaden.	Kohle, beatmen.	Organkontrolle.
Tetrachlordiphenylethan, TDE s. Halogenkohlenwasserstoffe	ZNS-, Leberschaden.	Kohle, beatmen.	Organkontrolle.
Tetrachlorkohlenstoff s. Chloroform: Tödl. Dosis 2-4 ml! Nachweis in Ausatemluft	Zunächst narkotische Erscheinungen, nach 1–2 Tagen Leber- und Nierenschäden.	Sofort Kohle, PEG 400.	Magenspülung, forcierte Abatmung mit CO_2.

Vergiftungsmöglich-keiten	Symptome	Sofort-maßnahmen	Klinik
Tetrachlorvinfos s. Phosphorsäureester	u.a. enge Pupillen, Koma.	Sofort Erbrechen, Kohle, Haut u. Augen spülen, beatmen.	Magenspülung, hochdosiert Atropin, Obidoxim, Natriumbikarbonat.
Tetracyclin s. Antibiotika	Allergie, ZNS-Schaden.	Erbrechen, Kohle.	Cortison.
Tetradifon s. Halogenkohlenwasserstoffe	ZNS-Schaden.	PEG 400, Dexamethasonspray.	Sedieren, Organkontrolle.
Tetramethylammoniumhydroxid in den Giftsekreten einiger Schnecken (Kugelschnecken, Conusarten), s. Curare	Atemlähmung.	Haut und Augen spülen, beatmen.	Antidot Physostigmin.
Tetramethylthiuramdisulfid	Brechdurchfall, Lähmungen, Schock.	Erbrechen, Kohle.	Magenspülung, Plasmaexpander.
Tetrasul s. Halogenkohlenwasserstoffe	ZNS-Schaden.	Dexamethasonspray, Kohle.	Organkontrolle.
Tetrodotoxin Gift des Kugelfisches (Tetrodon), Fugufisch, kommt vorzugsweise im Eierstock und in der Leber des Weibchens und in Hoden vor, in geringer Menge in der Muskulatur	Nach 5-30 Minuten Sensibilitätsstörungen der Lippen und der Zunge, Erbrechen, Untertemperatur, Kreislaufkollaps, Lähmung der Skelett- u. Atemmuskulatur, Bewegungsunfähigkeit bei erhaltenem Bewußtsein, Tod in 6-24 Std.	Sofort erbrechen lassen, Kohle, Natriumsulfat, Schockprophylaxe.	Beatmung nach Intubation.
Textilfarbstoffe meist ungiftig	Allergie.	Giftauskunft einholen.	Cortison.
Textilreinigungsmittel s. Alkohol, Benzin	Koma.	Beatmen.	Giftauskunft.

Vergiftungsmöglichkeiten	Symptome	Sofortmaßnahmen	Klinik
Thallium Rattengift (Zeliokörner u. -paste), Feuerwerkskörper	Brechreiz, schwere Verstopfung, nach 2–4tägiger Latenzzeit Durst, Nervenschmerzen (bes. der Beine), Überempfindlichkeit der ganzen Haut, Gefäßkrämpfe (Brust und Bauch), Schlaflosigkeit, Sehstörungen, Blutdruck- und Pulsanstieg, Harnsperre, Krämpfe, Lähmungen, Atemlähmung.	Sofort erbrechen, Natriumsulfatgabe, mit Lactulose Durchfall erzeugen.	Sofort Magenspülung mit 1%iger Natriumthiosulfatlösung oder mit schwarzem Tee, Natriumsulfat, Kohle, Berliner Blau, forcierte Diarrhoe durch Lactulose, Hämodialyse, forcierte Diurese. Atropin und Buscopan bei kolikartigen Schmerzen.
Thebacon tödl. Dosis geschluckt ab 100 mg, s. Opiate	u. a. enge Pupillen, Koma.	Beatmen, Kohle.	Antidot Naloxon.
Theophyllin s. Coffein	Erregung, Koma.	Kohle, beatmen.	Plasmaexpander.
Thiazinaminium s. Phenothiazine	u. a. weite Pupillen, Koma.	Kohle, beatmen.	Magenspülung, Antidot Physostigmin.
Thiocarbamate und Thiourethane wenig giftig. Bei gleichzeitigem Alkoholgenuß Acetaldehydsyndrom	Übelkeit, Brechdurchfall, Hautrötung, Hitzegefühl, Müdigkeit, Apathie, Atemluft riecht nach Schwefelwasserstoff, Schock, Erregung, Temperatursenkung, aufsteigende Lähmungen, Atemlähmung.	Haut und Schleimhäute sowie Augen spülen, viel trinken und dann erbrechen lassen, Kohle, Natriumsulfat. Kein Alkohol.	Magenspülung, Plasmaexpander, Diazepam i. v. bei Erregung.
Thioglykolate s. Schwefelwasserstoff			
Thiophenol s. Mercaptane		Dexamethasonspray, Haut und Augen spülen.	Plasmaexpander.
Thioridazin s. Phenothiazine	u. a. weite Pupillen.	Kohle, beatmen.	Magenspülung, Antidot Physostigmin.

Vergiftungsmöglichkeiten	Symptome	Sofortmaßnahmen	Klinik
Thrombose- u. Emboliemittel (z. B. Herzinfarkt) s. Heparin, Marcumar	Blutungen.	Kohle.	Gerinnung!
Thymianöl s. Ätherische Öle	ZNS-Störung.	Erbrechen, Kohle, Haut und Augen spülen, beatmen.	Magenspülung.
Thymol s. Phenol	ZNS-Störung.	Kohle, erbrechen.	Magenspülung.
Tinten blau und schwarz ungiftig (Eisensulfat, Gallensäure, Gerbsäure, Salzsäure); rot: 1 ml/kg KG gefährlich (Eosin); grün, violett: Anilinfarben (Naphthalin)	Magen-Darm-Reizung, Methämoglobinämie.	Nur wenn eine große Menge geschluckt wurde, Kohle und Natriumsulfat nachgeben. Beatmen.	Antidot Toluidinblau.
Tintenstift s. Anilin (Methyl-, Gentianaviolett), Teerfarbstoffe (Triphenylmethan)	Nekrose (bes. im Auge und im Magen), Allergie. Zyanose bei Methämoglobinämie!	Ähnlich wie bei Laugen oder Säuren (s. dort), viel trinken lassen, Kohle, Natriumsulfat, Augen spülen, Augenarzt.	pH-Bestimmung (Lauge/Säure), Magenspülung, Toluidinblau i.v. bei Methämoglobinämie (2 mg/kg).
Titan s. Reizgase (Fluorwasserstoff), Säuren	Örtliche Hautschäden, Atemnot, Husten, Übelkeit, blaue Lippen, Lungenödem.	Erbrechen, Haut vorsichtig mit Watte abtupfen, dann gründlich spülen, Augen spülen, beatmen, Schockprophylaxe, Dexamethasonspray.	Magenspülung, Kohle- u. Natriumsulfatgabe, Therapie eines Lungenödems (PEEP-Beatmung, Furosemid, Cortison).
Toilettenreinigungsmittel s. Säuren (Natriumhydrogensulfat, Salzsäure)	Örtl. Verätzung, Lungenödem nach Latenzzeit.	Sofort viel trinken lassen, Dexamethasonspray.	Plasmaexpander, Ösophagoskopie, PEEP-Beatmung.
Toluol s. Benzol	ZNS-Schädigung.	PEG 400, Kohle, beatmen.	Magenspülung, Plasmaexpander, Organkontrolle.
Topfreiniger s. Säuren			

Vergiftungsmöglichkeiten	Symptome	Sofortmaßnahmen	Klinik
Tränengas enthält CS-Gas oder Chloracetophenon in Sprühdosen oder Sprühpistolen zum Selbstschutz der Frauen	Sofortiges Brennen und Stechen in den Augen mit starkem Tränenfluß. Atemnot, Lungenödem, Angst, tox. Hautekzem nach Latenzzeit.	Kleider entfernen, Augen öffnen, auswaschen und gegen den Wind schauen, weit aufreißen, Haut spülen. Bei Husten alle 10 min 5 Hübe Dexamethasonspray; Cortison lokal.	Mit Isogutt od. 3%iger Natriumbikarbonatlösung, Augen spülen, Augenarzt! PEEP-Beatmung.
Treibgas von Sprays relativ ungiftig, bei Erwärmung jedoch Phosgenbildung möglich, s. Reizgasvergiftung, Phosgen, Halogenkohlenwasserstoff	Schleimhautreizung, symptomfreies Intervall von 3-8 Std, dann Atemnot, blaue Lippen, Lungenödem.	Auch anscheinend Gesunde hinlegen lassen, warm zudecken, Dexamethasonspray, 5 Hübe alle 10 min.	Lungenödemtherapie bei Reizgasvergiftung: PEEP-Beatmung, Furosemid, Cortison.
Triallat	u.a. Koma.	Erbrechen, Kohle, Haut u. Augen spülen, beatmen.	Magenspülung.
Triamphos s. Phosphorsäureester	u.a. enge Pupillen, Koma.	Erbrechen, Kohle, Haut u. Augen spülen, beatmen.	Magenspülung, hochdosiert Atropin, Obidoxim, Natriumbikarbonat.
Tributylzinn Holzschutzmittel	Lungenödem, neurotoxisch.	Frischluft, Dexamethasonspray.	DMPS, Acetylcystein.
Trichlorethylen Tri, nicht brennbar, Dräger-Gasspürgerät	Schleimhautreizung, Schwindel, Erbrechen, Rausch, Benommenheit, Erregung, Narkose, Atemlähmung, Kammerflimmern.	s. Gasvergiftung, Frischluft, Sauerstoffbeatmung, Herzmassage.	Plasmaexpanderpräparat, Cortison, forcierte Abatmung mit CO_2. Kein Adrenalin!
Trichlorbenzoesäure gilt als relativ ungiftig	Leichte örtl. Verätzung.	Viel trinken lassen.	
Trichloronat s. Phosphorsäureester	u.a. enge Pupillen, Koma.	Erbrechen, Kohle, Haut u. Augen spülen, beatmen.	Magenspülung, hochdosiert Atropin, Obidoxim, Natriumbikarbonat.

Vergiftungsmöglichkeiten	Symptome	Sofortmaßnahmen	Klinik
Trichlorphos s. Phosphorsäureester	u. a. enge Pupillen, Koma.	Erbrechen, Kohle, Haut u. Augen spülen, beatmen.	Magenspülung, hochdosiert Atropin, Obidoxim, Natriumbikarbonat.
Trichlortrinitrobenzol s. Nitrobenzole, substituierte	ZNS-Schädigung, Methämoglobinämie.	Haut u. Augen spülen, Erbrechen, Kohle.	Plasmaexpander, Antidot Toluidinblau.
Tridemorph s. Lösungsmittel	Örtliche Haut- u. Schleimhautreizung, Durchfälle.	Haut (mit PEG 400) u. Augen spülen, Paraffinöl.	Magenspülung.
Trifluperazin s. Phenothiazine	u. a. weite Pupillen, Koma.	Kohle, beatmen.	Magenspülung, Antidot Physostigmin.
Trikresylphosphat tödl. Dosis 1,5 g (Phosphorsäureester)	Zunächst weitgehend beschwerdefrei, Übelkeit, Brechdurchfall, nach Tagen schmerzhafte Nervenentzündung mit Lähmungen.	Sofort Erbrechen, Kohle, Natriumsulfat, Haut (mit PEG 400) und Augen gründlich spülen, Frischluft.	Sofort Magenspülung.
Triphosgen s. Phosgen	Lungenödem nach Latenz.	Dexamethasonspray.	u. a. PEEP-Beatmung.
Trockenbatterie s. Quecksilber	ZNS-Schaden.		DMPS, Röntgen.
Trockenbrennstoff Hexamethylentetramin (Esbit), Metaldehyd, Reizgase. Beim Verbrennen von Esbit wird unter Sauerstoffmangel Blausäure frei!	Husten, Lungenödem, Anoxie, innere Erstickung.	Frischluft, beatmen, nach Verschlucken viel trinken und erbrechen lassen, bei hellroter Haut Blausäure-Antidot!	Magenspülung mit 2%iger Natriumbikarbonatlösung oder Kaliumpermanganatlösung, beatmen; bei Esbit sofortige Antidottherapie (s. Blausäure) mit 1 Amp. 4-DMAP und 100 ml 10%iges Natriumthiosulfat i. v. Metaldehyd - sofort Hämodialyse.
Trockenmittel s. Laugen (Kaliumhydroxid, Kaliumcarbonat, Siliciumdioxid)	Leichte örtliche Verätzung.	Viel trinken lassen.	Plasmaexpander.

Vergiftungsmöglich-keiten	Symptome	Sofort-maßnahmen	Klinik
Trockenshampoon s. Alkohol (Isopropyl-alkohol); früher Methanol, Tetrachlorkohlenstoff, sehr giftig!	Koma, evtl. ZNS- und Leberschäden.	Frischluft, beatmen, sofort viel trinken lassen, erbrechen, Kohle, Natriumsulfat.	Magenspülung, forcierte Diurese, Hämodialyse! Organkontrolle.
Türreinigungsmittel s. Laugen Bor(säure), Tenside, Phosphate	Örtl. Verätzung, bei Erbrechen Aspiration.	Erbrechen verhindern (Bonbon lutschen), Kohle.	Ösophagoskopie.
Unden s. Carbamate	u.a. enge Pupillen, Koma.	Sofort Erbrechen! Kohle, Haut und Augen spülen, beatmen.	Magenspülung, hochdosiert Atropin, Natriumbikarbonat.
Unkrautvertilgungsmittel s. Herbizide, Paraquat. Giftauskunft!	Evtl. Tod nach Latenz an Lungenfibrose.	Sofort Erbrechen, Kohle, Haut und Augen spülen, Dexamethasonspray.	Magenspülung, Kohle, Hämoperfusion.
Unterbodenschutz s. Benzin	Koma, Pneumonie.	Beatmen, Kohle.	Antibiotika.
Uran s. Reizgase	Örtliche Hautschäden, Magen-Darm-Beschwerden, Lungenwassersucht, Nierenversagen (Azidose), Atemlähmung, Schock, Anämie.	Milch trinken, erbrechen (s. Metalle), beatmen, Haut und Augen spülen, Dexamethasonspray.	Natriumbikarbonat, Prophylaxe eines Lungenödems s. Reizgase, Hämodialyse (forcierte alkalisierende Diurese). DMPS als Antidot.
Ureide tödl. Dosis ab 15 g, s. Schlafmittel S. 192	Koma, Atemlähmung.	Erbrechen, Kohle, beatmen.	Magenspülung, mit PEG 400, Kohle, forc. Diurese, Hämodialyse.
Valium Benzodiazepin	Koma, Atemlähmung.	Erbrechen, Kohle, beatmen.	Magenspülung, Antidot Flumazenil.
Vamidothion s. Phosphorsäureester	u.a. enge Pupillen, Koma.	Erbrechen, Kohle, Haut u. Augen spülen, beatmen.	Magenspülung, hochdosiert Atropin, Obidoxim, Natriumbikarbonat.

Vergiftungsmöglichkeiten	Symptome	Sofortmaßnahmen	Klinik
Vanadium	Übelkeit, Brechdurchfall, Atemnot, Krämpfe, Lungenentzündung nach Einatmen.	Kohle, Frischluft, beatmen.	Calcium-EDTA oder DMPS, PEG 400.
Vanillin s. Anilin	Methämoglobinämie.	Erbrechen, Kohle.	Antidot Toluidinblau.
Veratrumalkaloide s. Aconitin	ZNS-Störung.	Erbrechen, Kohle.	Magenspülung, Plasmaexpander.
Vitamin A bei einmaliger Aufnahme nur nach extrem großen Dosen (ab 100000 E pro KG) giftig	Übelkeit, Erbrechen, Schwindel, Kopfschmerzen, Schleimhautblutungen, Erregung, später Benommenheit, Herzrhythmusstörungen.	Sofort Erbrechen, Gabe von PEG 400 (3 ml/kg) bei Blutungen, Vitamin K-Tropfen (20 Tropfen) schlucken lassen.	Kein Herzglykosid wegen Hyperkalziämie! Therapie von Herzrhythmusstörungen, Dialyse.
Vitamin B	Nur nach extremen Dosen bzw. nach i.v.-Injektion und bei Kindern, Krämpfe und Schock, Allergie.	Erbrechen, Kohle, Schockprophylaxe.	Plasmaexpander, Diazepam bei Krämpfen.
Vitamin D	Übelkeit, Erbrechen, Durst, Schweißneigung, Müdigkeit, Harnflut, Blutdrucksteigerung, Schock.	Sofort Erbrechen auslösen, Kohle, Schockvorsorge.	Plasmaexpander, Elektrolytsubstitution.
Vitamin K-Antagonisten Indandione, s. Cumarine	Blutungen.	Erbrechen, Kohle.	Vitamin K.
V-Stoffe (VX) s. Phosphorsäureester	u.a. Miosis, Krämpfe, Koma.	Erbrechen, Kohle, Haut u. Augen spülen, beatmen.	Magenspülung, hochdosiert Atropin, Obidoxim, Natriumbikarbonat.
Wachse feste: relativ ungiftig, flüssige: s. Lösungsmittel	ZNS-Schäden.	Haut (PEG 400) u. Augen spülen, beatmen!	Plasmaexpander, Organkontrolle.

Vergiftungsmöglich-keiten	Symptome	Sofort-maßnahmen	Klinik
Wachsmalstifte nur Rot und Orange giftig, s. Anilin	Evtl. Zyanose, ZNS-Schädigung.	Erbrechen, Kohle, Haut u. Augen spülen, Kohle.	Magenspülung, Antidot Toluidinblau bei Zyanose.
Wäschetinte s. Anilin, Silbernitrat	Methämoglobinämie, örtliche Verätzung.	Haut u. Augen spülen, Erbrechen, Kohle.	Bei Methämoglobinämie Toluidinblau (2 mg/kg KG) i.v.
Waffenöl s. Benzin, Alkohol, Trichlorethylen, Halogenkohlenwasserstoff	ZNS-Depression.	Haut u. Augen spülen, Erbrechen, Kohle.	Giftauskunft.
Warfarin s. Cumarine	Blutungen.	Erbrechen, Kohle.	Vitamin K.
Waschmaschinen-Enthärtungs- und Spülmittel s. Polyphosphate	chronisch: ZNS.	Kohle, Natriumsulfat.	Phosphatbestimmung.
Waschmittel s. Polyphosphate, Tenside, Quartäre, Ammoniumverbindungen, Zusätze von Bleichmitteln	Geschluckt harmlos, verursacht jedoch Brechreiz, dabei oder beim Einatmen von Staub kann Schaum in die Lunge eindringen, dadurch Kehlkopfkrampf oder Lungenödem, Magen-Darm-Reizung.	Lutschen von Eisstückchen oder Bonbons. Erbrechen verhindern, sofort Kohle (als Entschäumer).	Röntgen-Thorax.
Wasser Trinken unmäßiger Trinkwassermengen (>6 l) oder geringerer Mengen destillierten Wassers kann tödlich sein! (Kinder)	Müdigkeit, Schwäche, Übelkeit, Erbrechen, Kopfschmerzen, Teilnahmslosigkeit, Erregung, Zittern, Verwirrtheit, Krämpfe, Sprachlähmung, einseitige Lähmung (wie bei Schlaganfall, Babinski positiv), Bewußtlosigkeit, blutiger Urin, schnelle oberflächliche Atmung.	Bei Verdacht sofortiger Stop der Wasserzufuhr, wiederholt 1 Glas Wasser, in dem 1 Eßl. Kochsalz gelöst ist, trinken lassen.	Nur bei Bewußtlosen Injektion einer hochprozentigen NaCl-Lösung, sonst Plasmaexpander, Elektrolytsubstitution (Na, K, Cl).

Vergiftungsmöglichkeiten	Symptome	Sofortmaßnahmen	Klinik
Wasserenthärter EDTA nur Spuren, Phosphate, s. Oxalsäure	Örtliche Reizung.	Kohle.	
Wassergas 50% Kohlenmonoxid (s. dort)	Anoxie, Hirnödem.	Künstl. Beatmung.	Sauerstoff, Hes 10%.
Wasserstoffperoxid 3–36%ige Lösung	Meist harmlose, sich wieder zurückbildende Weißfärbung der Haut (keine Verätzung!), nach Verschlucken großer Mengen Gasembolie.	Haut mit Leitungswasser spülen, nach Trinken des Giftes sofort Milch trinken lassen, kein Erbrechen, Schockprophylaxe (flach lagern, Beine hoch), Sauerstoffbeatmung.	Plasmaexpander.
Wassertreibende Mittel durch einmalige Aufnahme auch großer Mengen keine gefährliche Vergiftung zu erwarten!	Harnflut, ziehende bis kolikartige Schmerzen in den Nieren und ableitenden Harnwegen, Magen-Darm-Beschwerden, Blutdruckabfall, Schwäche (Hyponatriämie), Erregung, Krämpfe (Hypokaliämie), Herzrhythmusstörungen (Hyperkaliämie).	Nur sofort nach Einnahme von Tabletten noch Erbrechen sinnvoll, Kohle, später viel trinken lassen (salzreich, kaliumreich).	EKG schreiben (Zeichen der Hypo- bzw. Hyperkaliämie!), Plasmaexpander, Elektrolytsubstitution, Kontrolle des Säure-Basenhaushalts.
WC-Reiniger s. Laugen (Natriumbikarbonat), Säuren (Natriumbisulfat), Polyglykol, Tenside	Örtl. Verätzung, Schock, Nierenschädigung, Lungenödem.	Sofort viel trinken lassen, Dexamethasonspray, beatmen.	pH-Bestimmung (Lauge/Säure), Plasmaexpander, PEEP-Beatmung.
Weberfische s. Petermännchen			
Weichmacher s. Phthalsäure, Ester, Clophen, Phosphorsäureester (Disflamoll)	Örtl. Verätzung, Lungenödem, evtl. Miosis, Koma.	Viel trinken, Haut u. Augen spülen, beatmen.	Magenspülung, Plasmaersatz.
Weichspüler s. Waschmittel	Gefahr der Aspiration.	Kohle, kein Erbrechen.	

Vergiftungsmöglich-keiten	Symptome	Sofort-maßnahmen	Klinik
Weinsäure meist harmlos, tödl. Dosis ab 20 g, s. Säuren	Gering schleimhaut-ätzend.	Viel trinken lassen.	
Wespen s. Insekten	Allergie, Schock.	Kalte Umschläge.	Cortison, Tetanusimpfung.
Wildlederspray s. Chloroform (Dichlormethan, Trichlorethylen, Methylenchlorid)	Lungenödem, ZNS-Schaden, Gastroenteritis.	Frischluft, Sauerstoff, kein Erbrechen, Kohle, Dexamethasonspray.	Plasmaexpander, forcierte Abatmung.
Wildschutzmittel (Wildverbißmittel) s. Thiocarbamate, Lindan, Xylol, Tenside, Glykol, Terpentinöl, Ammoniak, Tetramethylthiuramidsulfid	ZNS- und Leberschäden, Acetaldehydsyndrom.	Kohle, Natriumsulfat, PEG 400.	Magenspülung, Giftauskunft, Organkontrolle.
Winterspritzmittel s. Dinitrophenol			
Wismut	Brechdurchfall, örtliche Hautschäden, ZNS-Schädigung.	Viel trinken, erbrechen (s. Metalle).	Sofort DMPS, forcierte Diurese!
Wohngifte Formaldehyd, Lindan, Pentachlorphenol u. a. (Dioxin)	Reizung der Schleimhäute, Kopfschmerzen, Depression, Allergie.	Messung im Blut und Urin.	Spanplatten und Holzverkleidung bei positiven Werten entfernen.
Wolfram kaum giftig, Metall ungiftig	Magenbeschwerden.	Viel trinken, erbrechen (s. Metalle).	
Wühlmaustod s. Zinkphosphid, Thallium, Cumarin	ZNS-Schäden, Koma, Lungenödem.	Erbrechen, Kohle, Dexamethasonspray.	Magenspülung, Giftauskunft.
Wurmmittel Gefahr der Überdosierung bei kurzfristiger Wiederholung einer Wurmkur! Gefährlich wegen Hirnschäden, Leberschäden	Heftige Brechdurchfälle, Fieber, Zittern, Krämpfe, Lähmungen, Erblindung, Schwerhörigkeit, Schock, Atemlähmung, Allergie.	Sofort viel trinken und erbrechen lassen und trotz Durchfall 6stündl. 2 Eßl. Natriumsulfat oder Lactulose eingeben, beatmen! Schockvorsorge, Wärme.	Magenspülung, forcierte Diarrhoe aufrechterhalten, evtl. auch mit Mestinon- oder Prostigmin-Injektionen (0,5 mg 2stündl.), Organkontrolle.

Vergiftungsmöglichkeiten	Symptome	Sofortmaßnahmen	Klinik
Xylol s. Benzol	ZNS-Schäden.	Kohle, Haut und Augen spülen, beatmen.	Magenspülung.
Yohimbin s. Mutterkornalkaloide			
Zäh-Lost Lost in klebriger Masse	Verzögerte Hautrötung, Organschäden.	Sofort mit Messer abkratzen, PEG 400, intensiv abspülen!	Natriumthiosulfat i.v. (500 mg/kg) in den ersten 20 min, Organkontrolle.
Zahnpaste s. Ätherische Öle. Bromchlorophen, Fluor, Glycerin, Kaliumchlorat, Magnesium, Bor (Natriumperborat)	Magen-Darm-Störung, Krämpfe. Nur nach großer aufgenommener Menge Giftwirkung zu erwarten.	Nur nach großer Menge viel trinken und erbrechen lassen, Kohle.	Organkontrolle.
Zebrafische (Pterois, Pendrochirus), in Korallenriffen, Giftapparat mit 13 Rücken-, 3 Anal- und 2 Beckenstacheln	Sofort nach Stich intensive brennende Schmerzen, die sich schnell ausbreiten u. so unerträglich werden, daß das Opfer bewußtlos werden kann. Schwäche, Benommenheit, Verlangsamung d. Herzfrequenz (unter 50/min), Temperaturanstieg, Ateminsuffizienz.	Wunde auswaschen mit heißem Wasser, um giftiges temperaturempfindliches Protein zu zerstören. Beatmen.	Wundreinigung, Antibiotika, Tetanus-Prophylaxe, Atropin bei Bradycardie.
Zecken Ixodes ricinus	Örtliche Schmerzen, allergische Hautreaktionen, Infektionskrankheiten: Meningismus, Gelenkbeschwerden.	Öl, Fett oder Wundgel auftragen. Kopf am nächsten Tag herausdrehen.	Antiserum, Nachbeobachtung.
Zedernholzöl s. Ätherische Öle	ZNS-Depression.	Erbrechen, Lutrol in Haut u. Augen spülen, beatmen.	Magenspülung, Plasmaexpander.

Vergiftungsmöglichkeiten	Symptome	Sofortmaßnahmen	Klinik
Zelio s. Thallium	Haarausfall (nach Latenz), ZNS-Symptome.	Erbrechen, Kohle, Haut u. Augen spülen.	Magenspülung, Berliner Blau, forc. Diurese u. Diarrhoe.
Zigare(tten) s. Nikotin, Tabak. Bei Verbrennen des Tabaks entsteht Blausäure, die in Kippen angereichert ist (Gefahr für Kleinkinder!)	Tachykardie, dann Bradykardie, Schock, Herzstillstand.	Sofort Erbrechen, Kohle, Herzmassage.	Plasmaexpander, Magenspülung, bei Blausäure Natriumthiosulfat i. v.
Zineb nur in Extremfällen giftig, s. Thiocarbamate	Magen-Darm-Reizung, ZNS-Sympt., Acetaldehydsyndrom.	Erbrechen, Kohle, kein Alkohol.	Magenspülung.
Zink s. Säuren	Örtliche Schmerzen, Erbrechen, blutiger Durchfall, Schock, Dampffieber, Lungenödem.	Schockprophylaxe, beatmen, Dexamethasonspray, PEG 400.	Magenspülung mit Penicillamin, im Notfall Natriumthiosulfat, Calcium-EDTA, Metamizol bei Fieber.
Zinkchlorid normalerweise ungiftig. Bei Abbrennen von Nebelkerzen unter ungenügendem Luftangebot (in geschlossenen Räumen) entstehen sog. Bergermischungen (Tetrachlorkohlenstoff, Hexachloräthan, Zinkstaub und Zinkoxid)	Zunächst heftige Atembeschwerden, Atemnot, Husten, dann Übelkeit, Erbrechen, Schweißausbrüche, Schmerzen unter dem Brustbein, Brennen in der Kehle, Reizung der sichtbaren Schleimhäute. Danach folgen für einige Tage Fieber, Leukozytose und Lungenveränderungen. Bei tödl. verlaufenden Vergiftungen kommt es innerhalb von Tagen und Wochen unter schwerem Sauerstoffmangel zur Abnahme der Atemoberfläche und zum Tod durch Ersticken.	Entfernen des Vergifteten unter Selbstschutz, Dexamethasonspray (5 Hübe/10 min), schonender Transport (auch bei Wohlbefinden) in die Klinik.	Dexamethasonspray, Penicillamin, Antibiotika, Therapie des Lungenödems: PEEP-Beatmung nach Intubation, Cortison, Furosemid.

Vergiftungsmöglichkeiten	Symptome	Sofortmaßnahmen	Klinik
Zinkphosphid mit Wasser Freisetzung von Phosphorwasserstoff (Knoblauchgeruch), Rattengift	Brechdurchfall, Erregung, Angst, Atemlähmung, Krämpfe, Bewußtlosigkeit, Lungenödem.	Dexamethasonspray, Erbrechen, Kohle, PEG 400, beatmen, Haut u. Augen spülen, beatmen.	Magenspülung, Plasmaexpander, Diazepam bei Krämpfen.
Zinnoberrot Quecksilbersulfid	ZNS-Störung.	Erbrechen, Kohle.	Magenspülung, DMPS.
Zinn s. Säuren, Metall wird nur wenig resorbiert. Nahrung in verzinnten Dosen (20–50 mg/kg). Konz. von 100 bis 200 mg/kg = verdorben, über 250 mg/kg nicht zulässig	Übelkeit, Brechdurchfall, Dampffieber, Lungenwassersucht, Krämpfe, Atemstillstand, örtliche Verbrennungserscheinungen, s. Lebensmittelvergiftung.	Schockprophylaxe, Natriumsulfatgabe, Augen und Haut spülen, örtlich wie Verbrennung, evtl. beatmen.	Magenspülung, Diazepam bei Krämpfen, DMPS.
Zinophos s. Phosphorsäureester	u. a. enge Pupillen, Krämpfe, Koma.	Erbrechen, Kohle, Haut u. Augen spülen, beatmen.	Magenspülung, hochdosiert Atropin, Obidoxim, Natriumbikarbonat.
Ziram nur in Extremfällen giftig, s. Thiocarbamate	Magen-Darm- u. ZNS-Symptome.	Erbrechen, Kohle, kein Alkohol.	Magenspülung, Plasmaersatz.
Zitronensäure tödl. Dosis über 20 g, Citrate untoxisch, s. Säuren	Oberflächlich schleimhautätzend, Krämpfe (Hypokalziämie) s. Säuren.	Viel trinken, Augen und Haut spülen.	Plasmaexpander, Calcium i. v.
Zyanamid s. Cyanamid	Alkoholunverträglichkeit.	Kohle, Haut u. Augen spülen.	Magenspülung, Plasmaersatz.
Zyanide, Zyankali Zyansäure, Zyanursäure Zyanate, Zyanurchlorid	Innere Erstickung: Erregung, Brechreiz, Hyperpnoe, hellrote Haut, Bewußtlosigkeit.	Sofort Erbrechen, Haut u. Augen spülen.	Antidot 4-DMAP (3 mg/kg KG i. v.), Natriumthiosulfat (100 ml 10% i. v.), Magenspülung, Azidoseausgleich.

Vergiftungsmöglich-keiten	Symptome	Sofortmaßnahmen	Klinik
Zyanwasserstoff s. Blausäure			
Zytisin s. Coffein	ZNS-Störung.	Erbrechen, Kohle.	Magenspülung, Plasmaexpander.
Zytostatika s. Krebsmittel	Gastroenteritis, Anämie.	Kohle, Haut spülen.	Triflupromazin, Blutbildkontrolle.